眼视光临床护理学

Clinical Nursing of Ophthalmology and Optometry

主　编　陈燕燕

副主编　施颖辉　黄小琼

编　者（以姓氏笔画为序）

王爱荪　刘茹茹　江龙飞　许晶晶　张赛今　陈　艳

陈华蓉　陈张艳　陈燕燕　金玮玮　施颖辉　黄小琼

人民卫生出版社

图书在版编目（CIP）数据

眼视光临床护理学 / 陈燕燕主编 . —北京 : 人民
卫生出版社 , 2017

ISBN 978-7-117-25699-5

Ⅰ . ①眼⋯　Ⅱ . ①陈⋯　Ⅲ . ①眼病－护理学
Ⅳ . ① R473.77

中国版本图书馆 CIP 数据核字（2017）第 331310 号

人卫智网	www.ipmph.com	医学教育、学术、考试、健康，
		购书智慧智能综合服务平台
人卫官网	www.pmph.com	人卫官方资讯发布平台

眼视光临床护理学

主　　编：陈燕燕
出版发行：人民卫生出版社（中继线 010-59780011）
地　　址：北京市朝阳区潘家园南里 19 号
邮　　编：100021
E - mail: pmph @ pmph.com
购书热线：010-59787592　010-59787584　010-65264830
印　　刷：三河市潮河印业有限公司
经　　销：新华书店
开　　本：850 × 1168　1/32　印张：10.5　插页：1
字　　数：263 千字
版　　次：2018 年 1 月第 1 版　2018 年 1 月第 1 版第 1 次印刷
标准书号：ISBN 978-7-117-25699-5/R・25700
定　　价：45.00 元

打击盗版举报电话：010-59787491　E-mail: WQ @ pmph.com
（凡属印装质量问题请与本社市场营销中心联系退换）

前 言 Preface

　　眼视光学是以保护人眼视觉健康为主要内容的医学学科，是传统眼科学与现代视光学相结合，并结合现代医学、生理光学、应用光学、生物医学工程等知识，构成一门专业性强、涉及面广的医学交叉学科。随着眼视光学发展的日新月异，使得眼视光护理的内涵和服务范畴得到不断拓展和延伸。

　　为适应新形势下眼视光护理发展的需要，满足临床护理教学需要，加快眼科护理人才的培养，我们组织了一支来自临床一线的既有丰富眼科专科护理实践经验，又有较高写作水平的护士长和护理骨干编写队伍，在深入研读国内外大量文献资料基础上，总结与提炼多年的临床护理实践经验，结合眼科的发展和护理学教育改革的需要，编写了《眼视光临床护理学》和《眼科手术护理配合和护理操作》系列丛书。

　　《眼视光临床护理学》分两篇二十七章，包括眼科疾病护理和眼科药物特点与护理两大方面。在原版《眼科护理手册》基础上，传承上一轮教材优点，补充更新学科理论与实践发展新成果，内容上既涵盖传统眼病护理，又有视光学的知识和护理实践技术；既有眼科的常见病护理和技能，又介绍了最新的眼科医疗护理新经验、新知识和新进展，体现了集眼病预防、诊疗、康复和眼保健为一体的全程、全面的医疗护理服务模式。本书编写特点：

　　1. 编写思路是以人的健康为中心，以护理程序为基本框架，体现全人护理理念，渗透护理人文思想，培养学生的整体护理观和临床思维能力。

　　2. 注重内容的知识更新和疾病谱的变化，既包括眼科临床常见病、多发病的护理，又有专科新技术、新理论及相关护理内容。如增加了新的手术护理配合，包括飞秒激光辅助白内障超声乳化吸除并人工晶状体植入术护理配合、鼻内窥镜下眶减压术护理配合等。

　　3. 将眼科常见十大急症单列一个章节，并配有急诊处置流程图，方便临床工作人员在紧急情况时查询。

　　4. 每章节末均配以思维导图形式，将本章疾病临床表现和护理主要内容进行归纳总结，帮助使用者提炼总结，并熟练掌握疾病护理。

　　5. 采取新型编写模式，在护理操作等处设置二维码，使用者扫描该二维码后，即可获得相应操作关键、疑难处的视频等优质数字资源，帮助使用者在移动终端共享与本书配套的优质数字资源，实现纸媒教材与富媒体资源的融合。

　　本书内容力求全面、系统、简明、实用，贴近临床护理，便于眼科临床护理人员、护理管理者、高校护理和医学专业的实习生、眼保健工作者使用与参考，也可作为在职继续教育的参考教材。

　　在编写过程中得到吴荣翰博士、葛丽娜博士、胡旭颐博士、陈午荷博士、涂云海副主任医师、朱双倩副主任医师、叶良副主任医师、许金玲副主任医师、徐肃仲副主任医师、以及许梅萍、孙莉、朱秀影、林佩珍等眼视光医院医师的指导和帮助，谨向他们致以诚挚的谢意！

　　由于学识、水平有限，书中一定存在缺点和不足，恳请广大同行和读者批评指正。

陈燕燕
二〇一七年十一月

目 录 Contents

第一篇　眼科疾病护理

第二篇 眼科药物的特点与护理

第一篇

眼科疾病护理

第一章 眼科护理概论

一、门诊护理工作常规

眼科门诊护理的主要任务是做好开诊前准备，安排患者就诊，协助医师进行检查、治疗，做好健康教育与护理指导等。

1. 诊室环境　注意诊室卫生，做到清洁、整齐、通风，每日开诊前准备好洗手消毒液及擦手毛巾。

2. 诊室物品　检查医疗电脑，并处于工作状态，准备好诊疗桌上的物品：近视力表、无菌荧光素钠溶液（条）、表麻药、散瞳剂、缩瞳剂、抗生素滴眼液、棉签及酒精棉球等。

3. 预检分诊　护士要询问病史后，按病情特点和患者需求选择专科医师。急症患者应随到随诊，年老体残患者优先安排就诊。

4. 视力检查　常规检查中心视力，根据需要检查近视力，并准确记录在病历上。

5. 协助检查　根据医嘱测量眼压、散瞳，以便做眼部检查；指导患者做好各项检查的准备。

6. 健康教育　利用壁报、宣传栏、宣传手册、微信平台、电视等形式，宣传常见眼病防治知识。根据患者病情特点，运用护理知识，给予生活、用药及预防等方面的护理指导，并嘱患者定期门诊随访。

二、门诊治疗室护理管理

1. 进入治疗室必须着装整洁，操作时戴口罩。

2. 保持室内清洁卫生，区分无菌区、污染区，室内每天紫外线消毒。

3. 严格执行操作规程和查对制度，制定常用技术操作规程，如眼部结膜囊冲洗、泪道冲洗、泪道探通、结膜下注射、角膜异物剔除、静脉注射、肌肉注射等。

4. 眼科治疗常用器械、物品、药品等，应分类放置，固定位置，标志清晰。

5. 定期检查急救物品，保持急救车、监护仪、氧气瓶、电动吸引器等处于完好备用状态。毒、麻、限、剧、贵重药品要专柜放置并加锁、专人保管，严格交接班制度。

三、暗室护理管理

暗室是眼科的特殊检查环境，眼部许多精细检查要在暗室进行，室内有许多精密检查仪器，因此加强暗室护理管理非常重要。

1. 保持暗的环境　暗室内地面应不反光、不打滑，墙壁为深灰色或墨绿色，窗户应设置遮光窗帘，以保证室内暗的状态。

2. 室内清洁通风　保持室内空气流通及相对干燥，定期空气消毒。

3. 合理放置仪器　各种仪器合理固定安放，利于检查操作和患者安全。

4. 注意患者安全　患者对暗室环境感觉陌生，给予引导和帮助，以免发生意外。

5. 严格仪器保养　按仪器使用规程做好保养、消毒，镜头、镜片等光学仪器配件，可用擦镜纸或无水乙醇轻拭污渍。

每天下班前，把暗室内各种检查仪器恢复到原位，切断电源，加盖防尘罩，关好水龙头、门窗等。

四、激光室护理管理

激光器的安全使用尤为重要，一方面激光器属于贵重的精密仪器，使用不当会缩短其使用寿命；另一方面激光能量密度很高，对人体皮肤和眼睛容易造成意外伤害。

1. 激光室应有警告标志，无关人员不要随意进出。工作室要关好门窗，安装特殊的玻璃或遮光窗帘，以防激光透出伤人。

2. 激光室墙壁不宜使用反光强的涂料，工作区内应避免放置具有镜面反射的物品。激光操作尽量在暗室内进行，一方面减少激光的反射，另一方面可保持患者瞳孔散大，便于治疗。

3. 激光器应安装锁具，防止非工作人员操作。保证激光器的输出系统正确连接，各种附属设备都处于正常工作状态后，才开始使用激光。激光器使用的间隔中，应将激光器的输出置于"备用（Standby）"位置。

4. 激光器内部有很多精密的光学元件，使用时应防潮、防尘，切忌在激光器上放置饮料或其他液体。使用光纤输出，应注意光纤不要被折断或重压。

5. 注意安全防护 使用激光治疗时，工作人员应戴专用的防护眼罩，或在裂隙灯、间接检眼镜、手术显微镜的光路中插入遮挡激光的滤过镜片。对超过安全阈值的激光，要穿上白色工作服，戴手套，不让激光直射皮肤并防止反射、散射光照射皮肤。激光对工作人员造成意外伤害最多的是眼睛和皮肤，可导致永久性角膜混浊、白内障、视网膜损伤以及皮肤的红斑、丘疹、水泡、炭化和气化等。工作人员应加强安全教育，注意自我保护。

6. 注意防火 激光室必须放置灭火装置。激光治疗过程中，勿将激光对准含酒精的液体、干燥的棉花、敷料等易燃物品照射；手术区不要滴用含酒精的麻醉药（但可以局部注射）；不要使用易燃的麻醉气体。

第二节 眼科患者的护理评估

眼科护理工作的主要对象是眼科患者，根据以人的健康为中心的现代护理观，护理的着眼点不仅仅在"病"，而应当强调"人"，从人的身心、社会、文化的需要出发去考虑患者的健康和护理问题。眼科患者的护理评估是有计划地、系统地搜集资料的过程，是整个护理程序的基础。

在进行眼科患者的护理评估时，应注意眼科患者的基本特征：①症状体征突出：由于眼的结构精细与功能特殊，眼部发生病变时的临床症状、体征突出，如视功能障碍、眼痛、流泪、角膜混浊等；②心理症状明显：由于眼是人体最重要的感觉器官，患眼病时的痛苦感受尤为显著，患者容易产生紧张、焦虑和恐惧心理，如外伤性眼病；③多伴有全身相关病症：有些眼病是全身性疾病的眼部表现或并发症，如糖尿病可引起白内障和视网膜病变（微动脉瘤和出血），高血压动脉硬化可引起眼底出血等。还有不少眼病可引起全身性反应，如急性闭角型青光眼引起恶心、呕吐等消化道反应，眶蜂窝织炎可引起头痛、高热等全身症状。

一、护理病史评估

1. 健康史

（1）疾病史：了解患病的诱因、起始情况和时间、主要症状和体征，包括部位、性质、程度、症状出现和缓解的规律等。

（2）检查治疗情况：以往检查的结果、用药情况和效果，目前治疗情况，包括正在使用药物的种类、剂量和用法，以及特殊的治疗饮食等。还要注意许多药物可引起药物性眼病，如长期滴用皮质类固醇眼液可引起眼压升高，导致皮质类固醇性青光眼，亦可诱发局部的真菌感染；毛果芸香碱眼药水长期应用，可引起变态反应性滤泡性结膜炎等。

2. 生活史

（1）个人史：出生地、生活地、年龄、职业等情况。了解有无去过疫源地、传染病接触史、工作环境等。如急性细菌性结膜炎患者往往有患病家人或同学、朋友的接触史。

（2）生活方式：日常生活的规律性，包括学习或工作、情绪、活动、休息、睡眠、进食和排便等。如剧烈咳嗽、便秘可诱发球结膜下出血。

（3）职业与工作环境：了解工作环境对诊断某些眼病有重要帮助。如有青光眼病史者长时间在暗室环境工作，容易诱发青光眼；接触紫外线者可发生电光性眼炎；长期接触三硝基甲苯者、受红外线照射过多者可导致白内障。

（4）饮食习惯：平时饮食种类、数量，有无特殊喜好，尤其是糖尿病眼病患者更重要。

3. 家族人员健康状况　与遗传有关的眼病在临床上也较为常见，如色盲为X染色体隐性遗传，男性呈显性表现，女性为基因携带者；视网膜色素变性与遗传有关；原发性开角型青光眼有较高的家族发生率。

4. 发病诱因　许多因素可引起眼病的发作，如过度负重或震动可导致视网膜裂孔和视网膜脱离；情绪急剧变化、过度疲劳等可使眼压升高，导致青光眼发作。

二、身心状态评估

（一）心理－社会评估

1. 疾病知识　评估对疾病的原因、性质、过程、治疗、预后、预防、自我护理等方面的了解程度。

2．心理状态　视功能状态对工作、学习和生活影响极大，当视力下降或失明时，患者不能正常工作，甚至失去生活自理能力，因此容易表现为焦虑、失眠、悲观、情绪低落、孤独等心理失衡，护士应及时、准确的评估患者的心理状态，给予相应的心理疏导。

3．社会支持系统　了解家庭的人员组成、经济、文化、教育背景；了解家庭成员对患者所患疾病的认识，给予患者的关怀、支持度；了解亲戚、朋友、同事对患者提供的支持度等。

（二）主要症状和体征

眼病患者的自觉症状通常包括视力障碍、感觉异常和外观异常。

1．视力障碍　表现为视力下降、视野缩小、视物变形（黄斑疾病）、眼前固定或飘动的黑影、看远或看近不清楚、变色、夜盲、单眼或双眼复视等。

（1）视力下降：一般指中心视力。评估时应了解其发展速度、程度及伴随症状。通常分以下几种：①一过性视力丧失：指视力在24小时（通常1小时）内恢复正常，常见于视盘水肿、体位性低血压、视网膜中央动脉痉挛等；②视力突然下降伴有眼痛：常见于急性闭角型青光眼、葡萄膜炎、角膜炎等；③视力突然下降不伴有眼痛：常见于视网膜动脉或静脉阻塞、缺血性视神经病变、视网膜脱离等；④视力逐渐下降不伴有眼痛：常见于白内障、屈光不正、开角型青光眼等；⑤视力下降而眼底正常：常见于球后视神经炎、弱视等。

（2）视野缺损：视野是指眼向正前方固视时所见的空间范围。常见视野缺损有向心性视野缩小（管状视野）和偏盲。前者可见于视网膜色素变性、青光眼等；后者可见于视路病变，对视路疾病定位诊断极为重要。

（3）视物变形：系视物变大或变小或直线变弯、物像失真。常见于黄斑部病变、视网膜脱离、视网膜脉络膜肿瘤、高度近视屈光不正、角膜不规则散光等。

（4）眼前黑影：固定性黑影多见于晶状体混浊，飘动性黑影（飞蚊症）多见于玻璃体病变、视网膜脱离等。

（5）复视：将一个物体视为两个称为复视。双眼复视常见于眼外肌麻痹，单眼复视见于晶状体不全脱位、多瞳症、虹膜根部离断等。

2. 感觉异常　包括眼部刺痛、胀痛、痒、异物感、畏光等。

（1）眼痛：了解疼痛的性质、部位、有无异物感和伴随情况。如颞颅部疼痛常见于三叉神经痛、血管性偏头痛、颅内压增高；眼眶部疼痛可见于青光眼；眼部异物或刺痛见于急性结膜炎、睑结膜结石等。

（2）眼干、痒、烧灼感和异物感：以痒为突出主诉者，多见于春季卡他性结膜炎和过敏性结膜炎。

3. 外观异常　表现为眼部发红、充血、肿胀、分泌物、新生物等。

（1）眼部充血：是眼科患者最常见的症状之一，眼睑皮肤发红、充血可见于各种炎症和过敏性反应等。结膜下出血见于眼外伤、球结膜下注射后，或与全身动脉硬化等有关。

（2）眼睑肿胀和结膜水肿：眼睑皮肤较薄，皮下组织疏松，血管丰富，易于发生水肿、血肿和气肿。①眼睑的炎性水肿多伴有不同程度的眼睑充血；非炎性水肿多无充血，常见于肾炎、心力衰竭、黏液性水肿等全身性疾病；②眼睑血肿，为皮下出血，呈暗红或青紫色皮下肿胀，见于眼部挫伤、眼眶或颅底骨折、出血性紫癜等；③眼睑气肿，为组织肿胀，压之有捻发音，擤鼻时气肿更加明显，见于眶内侧筛板骨折；④球结膜水肿呈透明水疱状，甚至暴露于睑裂外，见于结膜、眼前部组织炎症和眼眶炎症，亦可见于过敏和眼部术后反应等。

（3）眼部分泌物增多：是感染性眼病重要的症状和体征，脓性分泌物提示细菌感染的可能；水样或浆液性的分泌物提示病毒感染；黏稠丝状分泌物提示过敏所致。

（4）眼球突出：角膜顶点超出眶外缘冠状面的距离称为眼球突出度。正常眼球突出度为 12~14mm，一般双侧对称，超过正常范围为眼球突出。单侧性眼球突出可见于眼眶蜂窝织炎、海绵窦栓塞和眶内肿瘤等；双侧性眼球突出可见于甲状腺和垂体前叶功能亢进等。

（5）流泪和溢泪：流泪是指泪液分泌过多，不能完全由正常的泪道排出而从睑裂部流出，多见于眼睑内外翻、倒睫、眼前部组织炎症等引起。溢泪是指泪液分泌正常，但因泪道流出障碍而溢出，常见于泪小点闭塞、泪小点位置异常、泪囊炎、鼻泪管阻塞和先天性鼻泪管下口闭锁等。

三、眼科检查

1. 眼附属器检查　应在良好的照明下，按解剖部位的顺序进行检查，一般是先右后左，先健眼后患眼，从外向内和由前向后，以免遗漏或记录时混淆。

（1）眼睑：观察眼睑皮肤有无充血、水肿、压痛、皮疹、瘢痕、肿物、皮下出血和气肿（皮下气肿可有捻发感）；有无倒睫及是否触及眼球；有无睑裂大小不等、睑缘缺损或位置异常（如内翻或外翻）；有无内眦充血、糜烂、粘连和赘皮；有无睑板弯曲、畸形和局限性结节。

（2）泪器：①泪腺：正常时泪腺不能触及，能触及者为异常，可见于炎症和肿瘤等；②泪小点：注意泪小点有无外翻、狭窄、闭塞；③泪囊：观察泪囊区有无红肿、压痛或瘘管，压迫局部注意有无分泌物自泪小点溢出。

（3）结膜：轻轻分开上下眼睑，嘱被检者向各方向注视，观察球结膜有无充血，再将眼睑向上下翻转，检查睑结膜和穹隆部结膜，观察有无充血、水肿、乳头、滤泡、瘢痕、结石、异物、新生物、睑球粘连等。

注意区分结膜充血、睫状充血和混合性充血（表1-1-1）。

表1-1-1　结膜充血与睫状充血的鉴别

	结膜充血	睫状充血
血管来源	结膜后动静脉	睫状前动静脉
位置	浅	深
充血部位	近穹隆部充血显著	近角膜缘充血显著
颜色	鲜红色	紫红色
形态	血管呈网状、树枝状	血管呈放射状或轮廓不清
移动性	推动球结膜时，血管随之移动	血管不移动
充血原因	结膜疾病	角膜炎、虹膜睫状体炎及青光眼

混合性充血是上述两种类型的充血混合并存，其临床意义同睫状充血。

（4）眼球的检查：观察双侧眼球大小、位置是否对称，角膜是否位于中央，高低是否一致。观察眼球运动时双眼是否对称和同步，有无眼球震颤、斜视，有无眼球突出或内陷，用眼球突出计测量，正常眼球突出度12～14mm，左右眼相差不超过2mm。

（5）眼眶的检查：观察两侧眼眶是否对称，检查有无眼眶压痛及肿块。

2. 眼前节检查　眼前节检查方法：①裂隙灯显微镜检查法：裂隙灯显微镜为眼科极为常用而不可少的检查仪器，用它可在强光下放大10～16

01
裂隙灯检查

倍检查眼前段病变，还可通过加用其他附件做玻璃体、视网膜、眼压和前房深度等检查和激光治疗；②前房角镜检查：前房角镜检查可判断前房角的宽窄与开闭，对青光眼的诊断、分类、治疗及预防都具有重要意义；此外，还可发现房角的其他异常，如新生血管、睫状体劈裂或离断、异物存留、囊肿及青光眼术后改变等。

（1）眼前节检查的部位：

1）角膜：观察角膜的直径大小、透明度、弯曲度、表面光滑度及知觉。如角膜横径＜10mm或＞12.5mm，则分别为小角膜或大角膜。角膜混浊可见于水肿、炎性浸润、溃疡、穿孔、变性、瘢痕、新生血管、赘片和异物等。角膜弯曲度异常可见于圆锥角膜和扁平角膜等。对于微细的角膜病变，应使用放大镜或裂隙灯显微镜检查。

2）角膜完整性检查：可用荧光素钠染色检查法。用无菌荧光素钠滤纸置于下穹隆部结膜上，1～2分钟后观察结果。正常角膜不着色，如角膜上皮损伤、缺损或溃疡，病变区可被染呈黄绿色，与不染色区境界分明。

3）角膜知觉检查：可从消毒的湿棉棒中拉出一束细棉丝，用其尖端从被检者侧面（不要让患者看见）轻轻触及角膜表面，如不引起瞬目或两眼所需触力有明显差别，则表明角膜知觉减退。多见于疱疹病毒所致的角膜炎或三叉神经受损者。

（2）巩膜：观察其色泽（黄染或黑色素）、有无充血、结节、隆起和压痛等。

（3）前房：用电筒斜照法观察前房深度，用聚光手电筒，在距眼部1～2cm处，从颞侧向鼻侧与虹膜面平行照射，鼻侧虹膜全部照亮为深前房，仅照亮至鼻侧虹膜小环部为浅前房，应注意有发生闭角型青光眼的危险。详细的前房检查应在裂隙灯显微镜下进行。

（4）虹膜：注意虹膜的色泽、纹理、虹膜表面是否有新生血管，是否有虹膜震颤。虹膜局部脱色是虹膜萎缩的表现；虹膜发红为新生血管，多见于新生血管性青光眼和绝对期青光眼；纹理消失可见于虹膜水肿、炎症和萎缩。

（5）瞳孔：观察两侧瞳孔是否等大、形圆，位置是否居中，边缘是否整齐。

正常成人瞳孔在弥散自然光线下直径为 2.5～4mm，幼儿及老年者稍小。瞳孔扩大见于外伤、青光眼、药物性散瞳和无光感眼；瞳孔缩小见于强光照射、虹膜睫状体炎和药物性缩瞳；长椭圆形瞳孔见于闭角型青光眼；梨形瞳孔多见于粘连性角膜白斑；梅花形瞳孔可见于虹膜后粘连；瞳孔向上移位见于白内障摘除术后和某些青光眼术后。

检查瞳孔的各种反射对视路及全身性疾病的诊断有着重要的意义。①直接对光反射：指在暗室内用手电筒照射受检眼，该眼瞳孔迅速缩小的反应。直接对光反射消失见于视网膜、视神经、视束或瞳孔反射的神经通路障碍，亦见于动眼神经病变或药物性瞳孔散大；②间接对光反射：指在暗室内用手电筒照射对侧眼，受检眼瞳孔迅速缩小的反应。一眼失明，其直接对光反射消失，但当光照射对侧正常眼时，失明眼的瞳孔可发生间接对光反射，瞳孔缩小；③近反射：又称集合反射。先嘱被检者注视一远方目标，再嘱其立即注视眼前 10～15cm 处目标，此时两眼瞳孔缩小、双眼内聚。眼外伤、睫状肌麻痹和 Adie 瞳孔可出现近反射消失。

（6）晶状体：观察晶状体有无混浊和脱位。晶状体混浊多见于白内障，晶状体脱位多见于外伤性眼病。

3. 眼后段检查　眼后段检查是指借助直接检眼镜、间接检眼镜等工具对眼球后段即玻璃体、脉络膜、视网膜和视盘进行的检查。眼底检查不仅对眼科疾病的诊断及治疗有重要意义，而且为某些全身性疾病的诊断和治疗提供重要线索和依据。

眼后段常用的检查方法：①三面镜检查：应用于玻璃体检查、眼底病的诊断和激光治疗；②检眼镜检查：有直接检眼镜和间接检眼镜。直接检眼镜：通常在暗室自然瞳孔下检查，如瞳孔过小或欲详查眼底各部，可滴快速散瞳剂散大瞳孔，所见眼底为正像，放大约16倍。间接检眼镜：一般需散瞳检查，所见眼底为倒像，放大约4倍，但可见范围大，具有立体感，能比较全面的观察眼底情况。

正常眼底呈橘红色，在视网膜中央偏鼻侧，可见一淡红色略呈椭圆形的视盘，边界清楚，其表面中央有一小漏斗状的凹陷，色泽稍淡，为生理凹陷。视网膜中央动静脉由此分出各支并相伴而行。动脉较细呈鲜红色，静脉较粗呈暗红色。视盘颞侧约2PD（视盘直径）处有一颜色稍暗的无血管区，称为黄斑，其中心有一明亮的反光点，称为中心凹反射。若视盘边界模糊、隆起，应考虑视盘水肿或视神经炎；如色泽苍白为视神经萎缩；如动脉变细或动静脉交叉处静脉中断，则表明小动脉有痉挛或硬化。

4. 视功能检查

（1）视力：即视锐度，指辨别最小物像的能力，反映黄斑中心凹的视觉功能，亦称为中心视力。视力检查分为远视力和近视力检查。检查视力时双眼分别进行，一般为先右后左，先健眼后患眼。非检查眼用遮眼板或手掌遮盖，但不要压迫眼球。如受检者戴镜应先查裸眼视力，再查戴镜视力。嘱被检者辨认E字符缺口方向，用手势表示出该视标的方向，从最大视标开始，自上而下逐行检查，找出被检者的最佳辨认行，将能辨出的最小的视标记录为该眼的远视力。低于0.1的视力检查：患者向前走近视力表，直至看清第1行为止。向前走到视力表前0.5m仍辨认不出0.1大字符的开口方向，及视力小于0.01者，则检查指数。指数视力检查法适用于在1米处不能辨认最大视标者。如果病人在眼前5cm仍不能辨认护士手指数目，则查手动。对于只能辨认手指或手动的病人，应在暗室内进一步检查光感及光定位。学龄前儿童可采用幼儿视力表或简单的图形。

（2）视野：视野是指眼球向前固视时，除看清注视点外，同时所能看到的空间范围。黄斑注视点以外的视力称为视野，亦称周边视力。这种周边视力能辨认周围环境、物体所在的方位和判断物体移动的速度。世界卫生组织规定视野小于10°者，即使视力正常也属于盲。根据检查部位不同，视野检查分中心视野检查和周边视野检查。距注视点30°以内的范围称为中心视野，30°以外为周边视野。根据检查方法不同，分为动态和静态视野检查。常用检查方法有：

1）对比法：检查者与被检者相对而坐，眼位等高，相距约1m。检查右眼时，受检者遮左眼，右眼注视医师的左眼。而医师遮右眼，左眼注视受检者的右眼。检查左眼则相反。检查者伸出手指，置于二人等距离处，在各个方向由外向内移动，嘱被检者发现手指出现时即告之，这样检查者就能以自己的正常视野比较被检者视野的大致情况。此法要求检查者的视野应是正常的，仅作为初步的视野检查。

2）视野计检查法：有弧形视野计法、平面视野计法、Goldmann半球形定量视野计、自动视野计等。

视野的正常范围一般为：上方视野约55°，鼻侧约65°，下方约75°，颞侧约90°。在视野范围内，除生理盲点外出现的任何暗点或缺损均为病理性暗点。

病理性视野改变常见者有：①向心性缩小：可见于青光眼和视网膜色素变性；②不规则局限性周边视野缩小：可见于青光眼、视神经萎缩、视网膜脱离等；③偏盲性缺损：双眼鼻侧或颞侧偏盲，称为异侧性偏盲。如一眼颞侧偏盲，另一眼为鼻侧偏盲，称为同侧偏盲，多见于视交叉以后的病变；④暗点：为视野范围内的岛状缺损。据其所在部位，可分为中心暗点、旁中心暗点和周边暗点。典型的病理性视野改变，可提示视路的功能状况、损害的部位，有助于眼部疾病如青光眼、神经系统病变、黄斑部变病和颅内疾病的诊断和定位。

在进行视野检查前护士要详细解释检查目的意义，特别告知患者检查时要始终保持眼睛注视前方注视点，转动眼球会影响检查结果。

（3）色觉（color vision）：是指人眼辨别各种颜色的能力，反映视网膜视锥细胞的功能之一。视网膜视锥细胞含有红、蓝和绿三种原色的感光色素。如视锥细胞感光色素缺乏，则辨色能力缺陷，即色觉障碍，轻者为色弱，重者为色盲。多为先天性遗传性所致，属性连锁隐性遗传性眼病，也有后天性视网膜、视神经疾病所致者。临床上以红绿色觉障碍最为常见。色觉检查方法甚多，临床上常用者为色盲检查图。

检查注意事项：①检查者视力应＞0.5，屈光不正者应戴矫正眼镜检查；②距离：以0.5m为宜；③照明：自然光线下进行（日光不可直接照到图上），不可用人工光源，因其可影响色觉；④时间：阅读判断时间不超过5秒；⑤先让被检者阅读示教图，以利于理解；⑥结果的判断：据检查图所附说明来判断其色觉障碍的种类和程度。

（4）暗适应（dark adaptation）：当眼睛从强光下进入暗处时，起初一无所见，随后逐渐能看清暗处的物体。眼的这种对光敏感度逐渐增加并达到最佳状态的过程，称为暗适应。正常人最初5分钟的光敏感度提高很快，以后渐慢，8~15分钟时提高又加快，15分钟后又减慢，直到50分钟左右达到稳定的高峰。在5~8分钟处的暗适应曲线上可见转折点，代表视锥细胞暗适应过程的终止，此后完全是视杆细胞的暗适应过程。

暗适应检查可用以观察和诊断各种引起夜盲的疾病，如视网膜色素变性、维生素A缺乏症等。

（5）立体视觉（stereoscopic vision）：也称深度觉，是感知物体立体形状及不同物体相互远近关系的能力，一般以双眼单视为基础，可利用同视机或立体检查图谱进行检查。

（6）对比敏感度：视力检查反映了高对比度（黑白反差明显）时的分辨能力，而日常生活中物体间明暗对比并非如此强烈。对比敏感度检查根据灰度调制曲线的变化制成宽窄、明暗不同的条栅图作为检查表，以反映空间、明暗对比二维频率的形觉功能。

（7）电生理检查：是利用视觉电生理仪测定视网膜受光照射或图形刺激时发生的生物电活动，了解视觉功能，为视觉系统疾病的诊断、预后及疗效评定提供依据。它包括眼电图（EOG）、视网膜电图（ERG）、视觉诱发电位（VEP）。

04
电生理检查

5. 眼压检查　眼压测量对青光眼的诊断及治疗具有重要意义。眼压正常范围为 10~21mmHg（1.3~2.8kPa）。眼压测定法有：

（1）指测法：嘱被检者向下方注视，检查者把双手中指和无名指固定于患者前额，两示指尖放在上睑板上缘皮肤面，两手交替轻压眼球，根据指尖感觉到的波动感，估计眼压的高低，双眼分别进行，互相对比。眼压正常时记录为 T_n，轻度、中度和高度增高分别记为 T_{+1}、T_{+2} 和 T_{+3}，轻度、中度和重度降低分别记为 T_{-1}、T_{-2} 和 T_{-3}。指测法是最简单的估计眼压的方法，仅凭借检查者的手指感觉，主观而不精确。

（2）眼压计测量法：眼压计可分为压陷眼压计和压平眼压计。

1）压陷眼压计：最常用的是 Schiotz 眼压计。被检者低枕平卧，表面麻醉后，举起左手示指作为注视点，使角膜恰在正中位。检查者左手轻轻分开上下眼睑，并分别固定于上下眶缘，不向眼球施加任何压力。右手持眼压计支架，缓缓地将足板垂直放置于角膜中央，先用5.5g砝码，读取指针刻度，如读数＜3，则需更换更重的砝码再量。据读数对照换算表查出眼压值，单位为毫米汞柱（mmHg）。注意每次使用前后用酒精消毒足板，测量后用抗生素眼药滴眼，预防感染。

　　2）压平眼压计：常用的有Goldmann压平眼压计和非接触式压平眼压计。①Goldmann压平眼压计附装在裂隙灯显微镜上，用显微镜观察，坐位测量。方法：用足够力量将角膜压平，固定压平面积，看压平该面积所需力的大小，所需力小者眼压亦小；②非接触式压平眼压计：是目前临床上比较常用的一种测量方法。它利用可控的气体脉冲，将角膜压平到一定面积，通过监测系统感受角膜表面反射的光线，将所需的时间记录下来，换算成眼压值。其优点是避免了通过眼压计引起的交叉感染，并能应用于对表面麻醉剂过敏

05
Goldmann亚
平眼压计眼
压检查

05
眼压检查

的患者；缺点是所测数值不够准确。测量时，患者取坐位，下颌置于仪器下颌托上，前额紧靠额托，睁大被检眼注视仪器内的红色指示点。检查者调整仪器操纵杆，聚焦清晰后按动机器的气体触发器，显示屏上即可出现眼压读数。连续测量3次，取平均值，即为眼压测量值。自动式非接触眼压计只需对焦好即能自动进行眼压测量，最新的仪器还可自动对焦测量。

四、眼科影像学检查

　　近年来眼科影像学检查发展迅速，逐渐成为眼科临床诊断的常用方法。

　　1. 眼超声检查　20世纪80年代超声诊断逐步应用于眼科临床，90年代超声生物显微镜利用高频超声检查眼前节的组

织结构。

（1）A型超声：显示与探测方向一致的一维图像，多用于生物测量，如眼轴测量和角膜厚度测量等。标准化的A型超声可用于眼部疾病的定性诊断。

06
A超

（2）B型超声：显示局部组织的二维切面图像。实时动态扫描可提供病灶的位置、大小、形态及与周围组织的关系，对所探测病变获得直观、实际的印象，为眼后段疾病、眼眶及眶周组织病变、眼外伤等提供诊断信息。

06
B超

（3）彩色超声多普勒成像（CDI）：以血流彩色作为指示，定位、取样及定量分析。可检测眼动脉、视网膜中央动脉、睫状后动脉血流状况以及眼后段、眶内肿瘤等病变。

06
彩色超声

（4）超声生物显微镜（UBM）：利用超高频率超声对眼前部结构进行检查的方法。与B超类似，显示二维切面图像，其穿透力差，仅用于眼前节正常解剖的静态显示和动态活体测量以及眼前节疾病的诊断。

06
超声生物显
微镜UBM

2．眼科计算机图像分析

（1）电子计算机断层扫描（CT）：利用电离射线和计算机的辅助形成多个横断面的影像，为眼内、眼眶肿瘤、眼外伤眶骨骨折、异物等提供诊断信息。

07
干涉光断层
扫描仪OCT

（2）干涉光断层扫描仪（OCT）：利用激光对视网膜断层进行扫描，主要用于黄斑部病变的检查。

（3）磁共振成像（MRI）：利用一定频率的电磁波和计算机的辅助形成断面的图像，多用于眼内、眼眶肿瘤的诊断。

3. 眼底荧光血管造影是将造影剂（能发出荧光的物质）从肘前静脉注入人体，利用特定滤光片的眼底照相机拍摄眼底血管及其灌注的过程。荧光素血管造影（FFA）是以荧光素钠为造影剂，主要反映视网膜血管的情况。吲哚青绿血管造影（ICGA）是以吲哚青绿为造影剂，反映脉络膜血管的情况，有助于发现早期的脉络膜新生血管、渗漏等。

08
眼底荧光血
管造影

│第三节│ 眼科日间手术管理

一、眼科日间手术工作流程

1. 门诊就诊　经主刀医师就诊确认符合日间手术指征。
2. 术前检查　医师开具术前检查单，完成术前检查。
3. 手术评估　手术医师根据检查结果做出初步评估，如患者合并其他疾病，则需相关科室会诊以评估患者手术耐受性。
4. 院前宣教　宣教护士通过多媒体、书面、口头等多种形式，详细介绍日间手术流程、眼部上药方法、术前及术中注意事项等。医师介绍疾病相关知识、人工晶状体选择等。
5. 手术预约　根据主刀医师排程结合患者自身确定合适的手术时间。
6. 入院报到　术日患者按预约的时间办理入院手续，护士对患者进行入院病情评估，测量生命体征、眼压，填写护理记录单，介绍病区环境及入院须知。医师为患者做好各项评估和检查，签署手术知情同意书。
7. 术前准备　遵医嘱予以散瞳、冲洗泪道及结膜囊冲洗等，核对眼别做好手术标识等待手术。

8. 手术及病情观察　接到手术通知由专人护送前往手术室，手术结束后专人护送患者回到日间病房；护士观察病情2小时，如无诉不适，经医师检查患者符合出院标准，开具出院单办理出院手续；如患者不符合出院标准，继续观察治疗。

9. 出院健康教育　对患者进行多形式个性化的出院指导、用药指导、异常症状识别及随访须知等宣教。

10. 电话随访　患者出院后8小时内及出院后1周，护士对出院患者进行电话随访，了解患者术后恢复情况。

11. 术后复查　术后次日患者携带病历及眼药水，在预约时间到指定地点复查。

二、眼科日间手术护理

1. 心理护理　给予心理疏导，缓解紧张情绪，积极配合治疗。

2. 饮食指导　饮食宜清淡，忌烟酒，避免辛辣、刺激性食物，适量食用水果蔬菜保持大便通畅，勿用力排便。

3. 卫生指导　保持眼周卫生，避免揉眼，防止碰伤眼部。

4. 药物指导　遵医嘱正确用药，严密观察有无出现药物的副作用。

5. 活动与卧位指导　注意休息，避免剧烈运动和重体力劳动。选择舒适卧位，如有特殊体位遵医嘱合理摆放好要求体位。

6. 病情观察　监测患者生命体征，严密观察病情变化，注意视力、眼压、血糖、血压等变化，观察术后并发症。

7. 出院指导　告知患者遵医嘱用药，指导患者保持眼部的卫生，注意观察眼部的情况，活动及饮食的注意事项。嘱患者定期复查，如有眼红、眼痛、视力突然下降、分泌物增加、不断流泪等异常现象及时就诊。

第四节　眼科住院患者的护理

一、眼科病房管理

病房是患者治疗、护理和康复的重要场所，病房工作区域包括护士站、医师办公室、治疗室、检查室、无菌室、化药室、术前准备室、病房、储藏室、盥洗室等，做好病房管理，积极营造安全、整洁、舒适和安静的康复环境。

1．环境管理　保持清洁卫生、地面干燥、防滑，室内不准吸烟，加强通风，做到走路轻、关门轻、操作轻、说话轻。眼科患者均有不同程度的视力障碍，物品固定摆放，避免设在通道、空中悬挂等，易碎物品和锐利用品要妥善保管，以免碰撞。卫生间厕所旁设扶手，台阶上贴警示标志，地面铺防滑垫，以防摔倒。医疗区域每日紫外线常规消毒，或根据特殊情况（如感染患者处置）消毒。

2．物品管理

（1）护士站、医师办公室物品管理：办公电脑处于正常工作状态。各种检查单、化验单、治疗单等办公用品齐全，办公文具固定放置，及时补充。

（2）医师检查室物品管理：聚光手电筒、无菌荧光素钠溶液（条）、散瞳及缩瞳剂、遮眼板、表麻药、医用棉签、酒精棉球、快速手消剂、抗生素滴眼液等物品充足。

（3）储藏室、盥洗室管理：储藏室、盥洗室内物品摆放整齐，地面保持干燥，定时通风；被服等物品定期清点，被服及时送洗；洗涤物品（拖把、毛巾）分类放置，晾干备用。

（4）病房物品管理：病房内物品固定摆放整齐，患者出院后检查物品是否完好。

（5）仪器管理：眼压计、裂隙灯、直接及间接检眼镜、视网膜视力检测仪等仪器专人负责管理，定期清洁，如有故障，及时报修，确保处于备用状态。

3. 病房日常工作　根据医嘱进行眼压测量、静脉输液、结膜囊滴药、视网膜视力测量等操作；指导并协助患者做好各项检查以及治疗；根据医嘱以及手术方式做好患者术前准备（泪道冲洗、结膜囊冲洗、剪睫毛等）；加强健康教育，做好患者入院宣教（包括病房环境、住院相关制度等）、围术期健康宣教、出院指导，利用壁报、板报、电视、宣教手册等形式，宣传健康保健知识。

4. 体温测量频次　根据患者具体情况而定：一般患者每日测（记录）体温1次；新患者每日2次，连测（记录）2天；体温不在正常范围的患者，应增加测量（记录）次数。

二、住院患者护理程序

1. 保持病室内环境整洁、安静、通风。

2. 热情接待患者，并进行妥善安置。

3. 按医嘱执行分级护理和术前准备、术后护理。

4. 生命体征监测　常规住院患者及新患者每日至少测（记录）体温2次；体温在37.5℃以上或术后3天内的患者每日测（记录）体温3次；38℃以上每日测（记录）4次；39℃以上者每4小时测（记录）一次。待体温恢复正常2日后，改为每日2次。

5. 严密观察病情变化，做好基础护理和专科护理。

6. 根据医嘱眼部换药，并监测眼压变化。

7. 饮食护理　遵医嘱给予合适饮食，避免刺激性饮食。

8. 做好心理护理，建立良好的护患关系。

9. 生活护理　患者视力过低（小于0.04）或双眼包扎、行动不便者，协助或指导家属照顾患者生活。按等级护理要求经常巡视病房，了解患者的生活起居、饮食、睡眠等情况，做好相应护理。

10．健康教育　向患者介绍病区环境、有关制度、主管的医师和责任护士。督促患者注意休息，指导并协助其安排好生活，做到起居有常。注意用眼卫生，少看电视，少阅书报。做好疾病相关知识、用药、围术期注意事项宣教。出院后交代复查时间。

三、眼科患者手术前护理

1．指导患者完成各种检查，如血常规、尿常规、凝血功能、肝肾功能、HbsAg、HCV、HIV、梅毒抗体，心电图、胸片，眼部A超及B超等。

2．全面评估患者身心情况，了解患者是否有高血压、糖尿病病史及治疗情况，有无局部感染、发热、月经期等。评估眼部情况，了解眼病家族史、视力、眼压、泪道是否通畅、泪囊炎病史等，提出护理诊断与问题，制订护理计划。

3．做好心理护理，建立良好的护患关系，使患者及家属以平稳心态迎接手术。

4．加强健康教育，耐心解释疾病、手术等相关知识。指导患者训练在头部不移动情况下，向各方向转动眼球，以配合手术操作；教会患者手术中运用深呼吸抑制咳嗽反射；术后需采取特殊体位患者（如俯卧位），术前需做好指导和训练。

5．术前准备

（1）术前眼药：术前3天滴用抗生素滴眼液，每天4次。遵医嘱使用术前特殊用药，如散瞳剂、缩瞳剂、甘露醇等。

（2）卫生指导：指导患者做好个人卫生，术前晚洗头、洗澡，更换清洁的内衣裤。

（3）饮食护理：全身麻醉患者术前禁食禁水6小时；局部麻醉术前用餐不宜过饱。

（4）术晨护理：①监测生命体征：监测体温、脉搏、呼吸和血压，如有异常立即通知医师；②术眼护理：确认手术眼别，根据需要完成泪道冲洗、结膜囊冲洗、剪睫毛，并用无菌纱布包扎术眼等，同时做好标识；③物品保管：协助患者取下戒指、耳环、发夹、手表、义齿、义眼、眼镜等物品，更换手术衣裤；④药品准备：遵医嘱执行术前用药，并准备好术中药品等；⑤护送患者：进手术室之前，嘱患者排空大小便，再次检查所有术前准备情况，携带病历、药品及物品，护送患者到手术室。

四、眼科患者手术后护理

1. 安置患者正确、舒适体位　全麻未清醒前取去枕平卧位，头偏一侧，以防窒息。

2. 保护术眼　术眼戴上保护眼罩，避免碰伤，不可用力挤眼、咳嗽等剧烈运动，以免影响创口愈合。

3. 病情观察　注意生命体征及眼部病情变化：①注意观察眼内出血症状。若伤口敷料有渗血，按医嘱给予换药，术后戴上保护眼罩；②监测眼压，注意观察视力变化，观察有无出现眼痛、眼胀、恶心、呕吐等眼压升高症状；③注意观察有无眼部伤口感染症状及眼部分泌物性质。询问和观察眼部及全身情况，监测生命体征。术后感染通常发生于48小时内，如出现术眼剧痛并伴有头痛、恶心、呕吐等症状，应及时报告医师。

4. 对症护理　因麻醉药反应或术中牵拉眼外肌而引起的呕吐，可肌内注射止吐和镇静药；如有疼痛，可酌情给予镇静、止痛剂。

5. 饮食　多食水果和蔬菜，忌烟酒和辛辣刺激饮食，保持大便通畅。如术后3天无大便，遵医嘱给缓泻剂通便，以避免患者过度用腹压而影响创口愈合。

6. 健康教育　指导正确眼部用药、用眼卫生、合理饮食、正确卧位，并指导家属照顾患者生活，注意洗头、洗脸时不要将水溅入伤口，预防感染。术后避免剧烈运动、过度弯腰低头、用力过度等，以免腹压增加。

五、全身麻醉患者护理

1．全面评估　评估患者身心情况，做好全麻术前常规检查。

2．健康教育　耐心解释全麻相关知识及注意事项。

3．饮食指导　告诉患者术前禁食8小时，禁水4小时；小儿禁食6小时，禁水2小时；6个月以下小儿禁奶3小时，禁水2小时。在患者床头显示禁饮禁食标志，并签字确认患者及家属均掌握禁食时间及注意事项。

4．按医嘱执行全麻术前用药。

5．准备好全麻术后床单位及物品：氧气、鼻导管、吸氧面罩、负压吸引器、心电监护仪及无菌手套等。

6．接待全麻术后患者，了解全麻中患者情况，安置患者平卧位，头偏向一侧，注意保持呼吸道通畅，根据需要给氧，连接心电监护。

7．密切观察患者生命体征变化，注意患者苏醒过程中的躁动，做好安全护理。

8．全麻术后按Ⅰ级护理及眼科常规护理。

第五节　眼　保　健

儿童和青少年时期是用眼最多的时候，由于学业负担重，受电视、电脑的诱惑和影响，且青少年时期正是生长发育的加速期，稍不注意就会近视。有数据显示近视发病率小学生为35%～38%，初中生为60%，高中生为70%。而每天使用电脑的上班族，长期注视电脑荧光屏，已经成为视觉疲劳的主要人群。因此做好眼保健是一件迫在眉睫的事。

【护理评估】

评估患者有无出现近视、远视、眯眼等；有无出现视疲劳表现，如眼及眼眶周围疼痛、视物模糊、眼干等。

【护理措施】

1. 看电视电脑时要特别注意保护视力。

（1）电视机的位置和距离：电视机尽可能放置在光线比较柔和的角落，高度要适当，电视机的屏幕中心最好和眼睛处在同一水平线上或稍低一些。看电视时，最好坐在屏幕的正前方，如果坐在旁侧，观察角不应小于45°。电脑高度则最好以屏幕上端位于水平视线向下30°为宜，屏幕可向上略倾斜10°。减少眼角膜的暴露面积，减轻干眼症。

（2）电视机的对比度和房间的亮度：电视机的对比度要合适。建议在室内开一盏瓦数较低、光线比较柔和的小灯泡，有罩的更好，以调节室内的背景亮度，使眼睛不感到疲劳。

2. 读书写字姿势要正确　从小培养正确的写字、读书姿势，要做到"三个一"：手离笔尖一寸、眼离书本一尺、胸离桌边一拳。

3. 用对光源　照明光线的强弱与近视也有明显关系。光线太强会刺激眼睛，太弱会使眼睛疲劳，应该选用稳定性好的光源，如白炽灯、台灯等。照明应位于人眼左前方40～50cm外，这样可以使书面或作业面上没有阴影。最好选用无反光的纸张书写。

4. 培养良好的用眼卫生习惯　避免用眼过度，注意劳逸结合，不要长时间近距离视物。看书学习1小时左右，要让眼睛休息5～10分钟，看看远处的景物，让眼睛肌肉得到锻炼。

5. 做好眼保健操　眼保健操是根据中医学推拿、按摩的理论，通过经络穴位结合医学医疗组合而成。做操时，用手指末端在眼周围相关的穴位上进行自我按摩。通过按摩引起温柔的刺激，增强眼的血液循环，改善神经的营养，消除眼睛的疲劳，增强视功能的作用。做眼保健操时要注意保持双手清洁，双眼轻闭，思想集中，全身肌肉放松，按节拍进行，每天上午、下午各做一次，并坚持不懈。按揉穴位要位置准确，手法适当，不要过分用力，以按揉处有轻微酸胀感为宜。

6. 饮食方面　维生素 A 素有"护眼之神"之称，是预防干眼、视力衰退、夜盲症的良方，以胡萝卜、绿色蔬菜和红枣中含量最多。维生素 B_1 是视觉神经的营养来源之一，以芝麻、大豆、鲜奶、麦芽等食物中含量较丰富。维生素 B_1 不足眼睛容易疲劳，维生素 B_2 不足容易引起角膜炎。维生素 C 是组成晶状体的成分之一，缺乏维生素 C 易患白内障，以青椒、黄瓜、菜花、小白菜、鲜枣、生梨、橘子等含量最高。

7. 多进行球类运动　球类运动特别是快速移动的球类运动，对眼睛也有保健作用。因为在进行球类运动时，双眼必须紧紧盯着穿梭往来、忽远忽近、旋转多变的快速来回物体，眼球内部不断运转，血液循环增强，眼神经机能提高，因而使眼睛的疲劳消除或减轻，起到预防近视的作用。

第六节　视疲劳护理

视疲劳是眼科常见的一种症状，是一种常在用眼后发生的眼部和眼眶周围的感觉模糊但又确实存在的不适感。

【护理评估】

了解患者工作性质、用眼情况、全身健康状况以及有无屈光、眼肌和调节方面的异常。

视疲劳不是独立的疾病，是由于各种原因引起的一组疲劳综合征。常见症状有近距离工作不能持久，出现眼及眼眶周围疼痛、视物模糊、眼睛干涩、流泪等，严重者头痛、恶心、眩晕。与下列因素有关：①眼部因素：近视、远视、结膜角膜炎、泪液分泌减少等；②全身因素如神经官能症；③心理因素；④环境因素：光照不足或过强、注视目标过小过细等。

【治疗要点】

根据引起视疲劳的原因进行针对性治疗。

【护理措施】

1．注意保护眼睛，避免强光、高温刺激，使用能提供明暗对比的柔和灯光，减弱电脑屏幕的光线，降低屏幕的亮度。

2．保证休息，看书、看电视或电脑屏幕不可时间过长，连续用眼1个小时，应让眼充分休息10～15分钟。

3．读书写字、操作电脑保持正确的姿势，书本和眼睛保持约30cm的距离。

4．经常做眼保健操。

5．禁用阿托品类抑制腺体分泌的药物。

6．注意饮食和营养的平衡，平时多吃粗粮、蔬菜、薯类、豆类、核桃枸杞、猪肝、水果等含有维生素、蛋白质和纤维素的食物，间断补充鱼肝油丸等。

7．如干眼症状较重，可经眼科医师同意后适当使用1%甲基纤维素滴眼等。

8．如为屈光不正引起，应嘱患者及时配戴合适的眼镜，以解除眼过度调节引起的视疲劳。

第二章 眼科急症患者
的护理

眼科急症患者常因突然视力下降而就诊，并且常伴有眼部疼痛、外观改变如红肿等，常导致患者脾气急躁，出现怀疑、愤怒等情绪，护士应及时做好急症患者的急救处理，同时做好心理护理。

|第一节| 视网膜动脉阻塞
患者的护理

视网膜动脉阻塞（central retinal artery occlusion，CRAO）是指视网膜中央动脉或其分支阻塞。视网膜中央血管为终末血管，当动脉阻塞后，该血管供应的视网膜营养中断，引起视网膜的功能障碍，如果处理不及时，终将失明。

【护理评估】

了解患者有无高血压、心脏病、动脉硬化病史及血液黏度、血脂、血流动力学指标等。了解患者有无视力一过性丧失，自行恢复的病史；了解患者出现视力障碍的时间、诱因，有无采取治疗措施等。患者主要表现为见表1-2-1：

表1-2-1　视网膜中央动脉主干阻塞与分支阻塞异同点

疾病名称	临床表现	眼底表现	FFA检查显示
视网膜中央动脉主干阻塞（见文末彩图1-2-1）	突然发生一眼无痛性视力急剧下降至指数甚至无光感，患眼瞳孔直接光反射消失，间接光反射存在	视网膜灰白水肿，黄斑区可透见其深面的脉络红色背景，与周围灰白水肿的视网膜形成鲜明的对比，成为"樱桃红"点	阻塞动脉和相应静脉充盈迟缓，严重者无灌注。受累的动静脉血流变细，视网膜循环时间延长
视网膜动脉分支阻塞（见文末彩图1-2-2）	表现为不同程度的视力下降，视野相应区域突然出现阴影	眼底可见部分视网膜灰白水肿	早期动静脉充盈时间延长。阻塞远端静脉渗漏荧光素，管壁及周围组织着染

【辅助检查】

1. 眼底荧光血管造影　显示视网膜阻塞支动脉充盈时间明显延迟或可见视网膜动脉充盈前锋，视网膜循环时间延长，动、静脉血流变细。

2. 视野检查　提示病变范围及程度。

【治疗要点】

急诊处理，迅速降低眼压、吸氧、扩张血管、溶解栓子，尽量使视力恢复到最大限度，同时积极治疗原发病。

1. 降眼压治疗　前房穿刺、眼球按摩等。

2. 药物治疗　①血管扩张剂，如亚硝酸异戊酯、硝酸甘油等；②纤溶制剂，如尿激酶；③改善微循环药物，如银杏达莫注射液、丹参滴丸等；④玻璃体腔内注射抗血管内皮生长因子（VEGF）药物治疗；⑤其他，如口服阿司匹林或活血化瘀药。

【护理措施】

1．药物护理

（1）血管扩张剂：一经确诊，立即吸入亚硝酸异戊酯或舌下含硝酸甘油片；睫状神经节封闭或球后注射乙酰胆碱、妥拉唑啉等药物，可使血管扩张。用药过程中应注意观察药物的副作用，监测血压情况，嘱患者卧床休息。

（2）降眼压药物：口服乙酰唑胺片或使用噻吗洛尔等降眼压眼药水。

（3）纤溶剂：对疑有血栓形成或纤维蛋白原增高的患者可应用纤溶制剂。静脉滴注或缓慢推注尿激酶。治疗时应查纤维蛋白原，如降至200mg/ml以下者应停止使用。

2．降眼压治疗

（1）配合医师行前房穿刺术：解释前房穿刺的目的是迅速降低眼内压，使视网膜动脉扩张，促使栓子被冲到周边小血管中，减少视功能受损范围。

（2）按摩眼球：协助或指导患者按摩眼球，立即降低眼压，改善灌注。先嘱患者闭眼，用手掌鱼际肌放在眼睑上压迫眼球5~10秒，然后立即松开数秒，重复5~10次。

（3）吸氧：吸入95%氧和5%二氧化碳混合气体，可增加脉络膜毛细血管血液的氧含量，从而缓解视网膜缺氧状态。

3．护理要点

（1）观察患者的视力恢复状况，并做好记录。急救期（12小时内）应每1~2小时检查1次，急救期后每天检查2次。视力改变时要及时报告医师做好相应检查和处理。

（2）寻找病因：指导患者进行全身检查，特别注意颈动脉及心血管系统的异常体征，以寻找病因，积极治疗全身疾病，预防对侧眼发病。

（3）患者视力未恢复期间要协助做好生活护理。

（4）视力完全失明或视野某一区域出现遮挡，患者在短时间内很难接受这一现实，护士应主动安慰患者，帮助患者树立战胜疾病的自信心，密切配合治疗。

4．健康教育

（1）指导患者积极治疗动脉硬化、高血压、糖尿病等危害身体健康的慢性疾病，避免情绪紧张、劳累、精神压力过大等。

（2）讲解本病的特点，教会患者预防和自救的方法。告诉患者视网膜动脉阻塞发病后，1小时内阻塞得到缓解，视力可以恢复，超过4小时则很难恢复。因此，一旦出现相关症状，应立即就诊。

【视网膜动脉阻塞患者的护理思维导图】

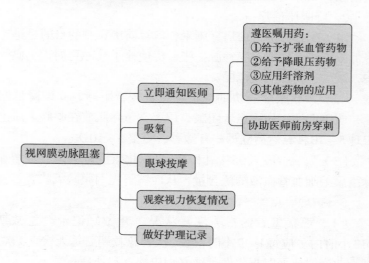

第二节 眼内炎患者的护理

患者眼部外伤或手术后，细菌从伤口或手术切口侵入眼内并繁殖，导致眼内出现感染，常见细菌为葡萄球菌、绿脓杆菌等，是眼球穿通伤常见的并发症。

【护理评估】

了解患者的外伤史及全身情况。病程发展快，患者表现为眼痛、头痛剧烈，刺激症状明显，视力严重下降，甚至无光感。眼睑肿胀，球结膜高度水肿、充血，角膜混浊，眼部伴或不伴分泌物。

【辅助检查】

细菌培养、药敏试验。

【治疗要点】

充分散瞳，局部和全身应用大剂量抗生素和糖皮质激素；根据病情选择玻璃体腔内注药术或玻璃体切割术。

【护理措施】

1. 立即通知医师，做好患者心理护理。

2. 将患者隔离，按接触隔离原则，做好环境、仪器、物品等的消毒隔离。

3. 遵医嘱全身和眼部给药，做好用药护理。

4. 需行玻璃体腔注药术者，协助医师备好药物、载玻片、细菌培养皿等物品，按眼科手术护理常规做好患者术前准备。

5. 需紧急行玻璃体切割加玻璃体腔内注药术者，按医嘱做好术前准备，并准备载玻片、细菌培养皿、术中所用药物等。做好围术期护理。

6. 密切观察患者病情变化 眼部胀痛、视力下降、眼睑肿胀、结膜水肿、充血、分泌物增加，严重者眼前房积脓、玻璃体混浊，应做好护理记录。

7. 如此次感染为医院内感染，做好院内感染监测卡的申报工作。

【眼内炎患者的护理思维导图】

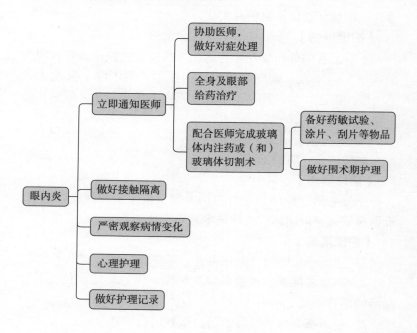

|第三节| 眼球穿通伤患者的护理

眼球穿通伤（perforating injuries of the eye）是指锐器造成眼球壁全层裂开，使眼内容物与外界沟通，可伴或不伴有眼内损伤或内容物脱出。按其损伤部位可分为角膜穿通伤、角巩膜穿通伤和巩膜穿通伤（表1-2-2）。穿通伤的预后和功能恢复主要取决于损伤的严重程度和部位，其次是有无感染和并发症、治疗的及时性和正确性。

表1-2-2 眼球不同部位穿通伤的临床表现

损伤部位	临床表现
角膜穿通伤	单纯性：角膜伤口较小且规则，无眼内容物脱出，常自行闭合，检查时，仅见角膜线状条纹。 复杂性：伤口大且不规则，常有虹膜损伤、脱出及嵌顿，前房变浅，可伴有晶状体破裂及白内障等眼后段损伤。临床表现有明显的眼痛、流泪和视力下降。
角巩膜穿通伤	伤口累及角膜和巩膜，引起虹膜睫状体、晶状体和玻璃体的损伤、脱出，以及眼内出血，伴有明显的眼痛和刺激征，视力明显下降。
巩膜穿通伤	较小的伤口容易被忽略，表面仅见结膜下出血。大的伤口常伴有玻璃体脱出或脉络膜及视网膜等，预后差。

【护理评估】

详细了解患者的致伤过程，包括外伤史、受伤时间、地点、致伤物的大小、形态、性质、刺伤的速度、受伤的部位、污染的程度及有无眼球内异物存留等。根据受伤部位及程度不同，可有不同的症状和体征。

【辅助检查】

1. X线或CT检查 明确眼眶有无骨折和异物，以及异物的位置。

2. 超声波检查 可协助判断眼球壁有无破裂，有无眼内容物脱出，玻璃体有无积血等。

【治疗要点】

眼球穿通伤的适时、恰当处理对预后非常重要，其治疗原则为：初期及时清创缝合伤口，防治伤后感染及并发症的发生，后期针对并发症选择合适的手术。临床治疗可根据不同状况采取不同的治疗措施。

1．伤口处理　角膜伤口≤3mm，无眼内容物嵌顿或脱出，前房存在，可不必缝合，积极抗炎治疗；＞3mm 的伤口或有虹膜组织脱出时，需在显微镜下手术严密缝合，恢复前房。

2．手术治疗　复杂病例采用二步手术，即初期缝合伤口，恢复前房，控制感染；在1～2周内，再行内眼或玻璃体手术。除非眼球不能缝合，否则不做初期眼球摘除。

3．防治感染　常规注射破伤风抗毒素注射液，全身及眼局部应用抗生素糖皮质激素。感染性眼内炎者，可行玻璃体内注射抗生素、玻璃体切割治疗。

【护理措施】

1．心理护理　眼球穿通伤发病突然，患者一时很难接受视力下降，甚至眼球丧失的事实，积极进行心理疏导，给予安慰与鼓励，积极面对现实，密切配合治疗。

2．用药护理　严格遵守无菌操作，按医嘱及时用药，并观察用药后的疗效。非住院患者，教会患者或家属用药的方法及注意事项，同时注意病情变化，如有变化及时来院治疗。

3．病情观察　严密观察眼部症状、眼压、视力、眼局部伤口的病情变化，避免眼内炎的发生。监测眼压变化情况，如眼压高，及时通知医师，并遵医嘱给予降眼压药物，必要时给予镇痛药物。注意外伤眼和健眼视力的变化，一旦健眼发生不明原因的眼部充血、视力下降及眼痛，要警惕交感性眼炎发生。

4．预防感染　常规注射抗破伤风血清，全身及眼局部应用抗生素和糖皮质激素，包扎伤眼，并散瞳。加强患者眼部基础护理，遵守无菌操作原则，预防眼内炎的发生。如果发生感染性眼内炎，应充分散瞳，局部和全身应用大剂量抗生素或糖皮质类激素；玻璃体内注药可以提供有效药物浓度，并抽取房水及玻璃体液做细菌培养和药敏试验；同时做好玻璃体切割手术准备。

5．手术护理　参照眼部手术护理常规及时做好手术前准备。外伤眼手术前禁忌剪睫毛和结膜囊冲洗，防止对眼球增加压力和增加感染风险。术后严格按医嘱给予抗生素治疗等，严格执行各项无菌操作，帮助患者增加自身抵抗力，防止感冒，严防眼内感染的发生。

6．疼痛护理　仔细观察患者对疼痛反应，耐心听取患者疼痛的主诉，解释疼痛的原因，给予支持与安慰，指导放松技巧，必要时给予镇痛药物。

7．健康教育　①指导患者正确滴眼药水的方法，严格遵守无菌操作原则，指导患者养成良好的卫生习惯，不用脏手或不洁手帕揉眼；②指导患者加强锻炼，增强体质；加强营养摄入，多进食富含纤维素、易消化的软食。保持身心健康，避免不良情绪，积极配合治疗；③生活及生产安全教育，注意自我保护，预防眼外伤的发生。

【眼球穿通伤患者的护理思维导图】

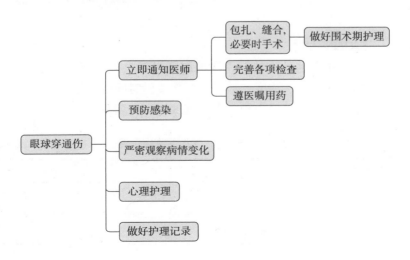

|第四节| 眼化学伤患者的护理

眼化学伤（ocular chemical burns）是指化学物品的溶液、粉尘或气体进入或接触眼部，引起的眼部损伤，也称眼化学性烧伤，临床上以酸或碱烧伤最为常见。常见的致伤酸性物质为硫酸和盐酸，常见的致伤碱性物质为石灰和氢氧化钠。

根据酸碱烧伤后的组织反应，可分为轻、中、重度烧伤。①轻度烧伤：多为弱酸或稀释的弱碱引起，眼睑与结膜轻度充血、水肿，角膜上皮有点状脱落；②中度烧伤：可由强酸或稀释的弱碱引起，眼睑皮肤可起水疱或糜烂，角膜上皮有明显混浊水肿，上皮层完全脱落；③重度烧伤：大多为强碱引起，角膜出现广泛的缺血性坏死，呈灰白色混浊，角膜全层混浊甚至呈瓷白色，角膜基质层溶解，造成角膜溃疡或穿孔。晚期愈合后，常有睑球粘连、假性翼状胬肉、角膜白斑、角巩膜葡萄肿、继发性青光眼、白内障、甚至眼球萎缩等并发症发生。

【护理评估】

了解患者的外伤情况，详细询问患者眼化学烧伤的时间、致伤物质的名称、浓度、剂量及眼部接触时间。根据酸碱烧伤后的组织反应，可分为轻、中、重度烧伤（表1-2-4）。

表1-2-4　眼化学伤的临床表现

烧伤程度	临床表现
轻度烧伤	眼睑与结膜轻度充血、水肿，角膜上皮有点状脱落或水肿。数日后水肿消退，上皮修复、不留瘢痕，无明显并发症，视力多不受影响。

烧伤程度	临床表现
中度烧伤	眼睑皮肤可起水疱或糜烂；结膜水肿，出现小片缺血坏死；角膜有明显混浊、水肿，上皮层完全脱落，或形成白色凝固层。治愈后可遗留角膜斑翳，影响视力。
重度烧伤	结膜出现广泛的缺血性坏死，呈灰白色混浊，角膜全层混浊甚至呈瓷白色，角膜基质层溶解，造成角膜溃疡或穿孔。晚期愈合后，常有睑球粘连、假性翼状胬肉、角膜白斑、角巩膜葡萄肿、继发性青光眼、白内障、甚至眼球萎缩等并发症发生。

【辅助检查】

pH测定　不明致伤物的性质和名称，可做pH测定，明确致伤物酸碱性。

【治疗要点】

眼部彻底冲洗后，可适当清创处理，清除颗粒样物质和失活组织。对浓度大、时间长，尤其是碱致伤的，必要时可行前房穿刺或结膜切开术，以利于清除。

1. 早期全身和眼部应用抗生素控制感染；阿托品散瞳，防止虹膜后粘连；全身和眼部糖皮质激素抑制炎症反应和新生血管的形成；酸性化学伤者球结膜下注射20%磺胺嘧啶钠溶液；碱性眼化学伤者球结膜下注射维生素C注射液；石灰烧伤的患者选用0.5%依地酸二钠（EDTA）局部点眼，可促进钙质排出。

2. 如果组织损伤后结膜或角膜上留有大量坏死组织，要早期切除，预防睑球粘连。

3. 局部滴用胶原酶抑制剂，如10%枸橼酸钠，点用自体血清、纤维连接蛋白等，防治角膜穿孔，改善组织营养。

4. 晚期积极治疗并发症如睑球粘连、角膜混浊、睑内或睑外翻、继发性青光眼等。针对具体病症选择合适的手术方式。

【护理措施】

1. 紧急处理　及时进行彻底的眼部冲洗，使烧伤造成的损伤降低到最小的程度。

（1）争分夺秒，就地取材，彻底冲洗。立即用现有的冷开水、自来水或井水等，大量反复持续冲洗，冲洗时翻转上下眼睑，嘱患者转动眼球，充分暴露穹窿部，将结膜囊内的化学物质彻底洗出，冲洗时间不少于30分钟。如为石灰烧伤，则应先取出石灰块，再行彻底冲洗。

（2）患者至医院后，根据患者主诉或PH试纸测定结果，确定是碱烧伤或酸烧伤，立即再次冲洗。酸性化学伤者立即用3%碳酸氢钠溶液；碱性化学伤患者立即用3%硼酸溶液。检查结膜囊内是否还有异物存留，冲洗时患侧低卧位，以免冲洗出的液体再次损伤健眼。详细询问患者眼化学烧伤的时间、致伤物质的名称、浓度、量及眼部接触时间。根据医嘱早期可进行前房穿刺，清除房水中碱性物质。

2. 病情观察　密切观察眼睑皮肤、结膜、角膜等损伤进展情况，并监测眼压和视力变化情况，防止继发性青光眼的发生。疼痛明显时，可遵医嘱应用止痛剂，并观察和记录止痛效果。

3. 给药护理　根据医嘱及时、准确用药，并观察疗效。酸性化学伤者球结膜下注射20%磺胺嘧啶钠溶液1～2ml；碱性眼化学伤者早期可球结膜下注射维生素C1～2ml，注射前要充分麻醉，以免患者疼痛。

4. 预防睑球粘连　①指导患者做眼球运动，拉下眼睑使眼球向左上、右上运动；拉上眼睑使眼球向左下、右下运动；每天3次，每次10分钟；②每次换药时用玻璃棒分离睑球粘连或安放隔膜，并在结膜囊内涂大量抗生素眼膏，预防睑球粘连。

5. 角膜损伤护理 轻度化学伤者，角膜上皮损伤一般经24小时即可恢复，可涂抗生素眼膏并包扎。组织损失严重要清除坏死组织，减轻炎症反应。角膜损伤严重需做角膜移植手术者，参照第六章第八节角膜移植术的护理。

6. 心理护理 眼化学伤直接影响视功能和眼部外形，患者有紧张、焦虑及悲观情绪，应积极给予心理疏导，耐心向患者解释病情及治疗情况，消除患者的恐惧、悲观等心理障碍。

7. 健康教育 ①职业安全防护指导：接触化学物品要配备防护眼镜、衣服；进行安全生产教育，严格操作规程；并指导如何进行化学伤的急救等；②指导患者注意休息以及正确地滴用抗生素眼药水或涂用眼膏的方法，定期门诊随访。

【眼化学伤患者的护理思维导图】

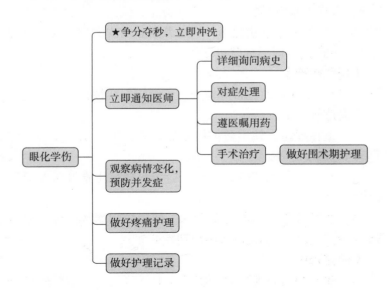

|第五节|辐射性眼外伤患者的护理

辐射性眼损伤（ocular radiation injury）是指由电磁波谱中各种辐射线造成的眼部损害，如微波、红外线、紫外线、X线、可见光等，均会引起不同程度的损伤。本节主要介绍紫外线引起的紫外线损伤，又称电光性眼炎（electric ophthalmia）或雪盲。

【护理评估】

了解患者受伤的情况，包括受伤过程、患者职业、工作强度及职业防护情况等。因电焊接触紫外辐射而无防护者造成眼部紫外线损伤，称电光性眼炎（electric ophthalmia）；或因在高原、冰川雪地、海面或沙漠上作业和旅游因阳光反光而发病，又称日光性眼炎或雪盲。紫外线对组织有光化学作用，使蛋白质凝固变性，角膜上皮坏死、脱离。一般在照射后3~8小时发作，表现为眼部异物感，剧痛、畏光、流泪、眼睑痉挛、结膜充血，角膜上皮点状脱落，严重者角膜上皮大片剥脱，感觉减退。一般24小时后症状可缓解。

【辅助检查】

视野、眼底荧光造影等检查　了解辐射线性视网膜病变。

【治疗要点】

1. 重在预防，使用防护用品如面罩、护目镜，完善工作环境的防护设施等。

2. 轻度患者无特殊处理，可给予局部抗生素滴眼及眼药膏涂眼。

3. 症状较重，疼痛明显者除了使用抗生素滴眼液及眼膏外，可给予表麻药物滴眼或镇痛剂缓解症状。

【护理措施】

1. 做好患者心理疏导，增强患者治疗信心，做好疾病相关知识教育。

2. 做好患者疼痛护理，疼痛明显时，遵医嘱应用表面麻醉剂，并观察和记录止痛效果。

3. 观察并记录患者的视力状况，协助做好生活护理。

4. 指导患者正确滴眼药水和使用眼膏的方法，并包扎患眼，嘱患者勿用手揉眼，防止角膜上皮损伤。

5. 做好职业防护指导，电焊工电焊时应配戴防护面罩或眼镜预防；在沙漠、海边、雪地作业或旅游时，注意配戴眼镜，防治灼伤。

【眼辐射伤患者的护理思维导图】

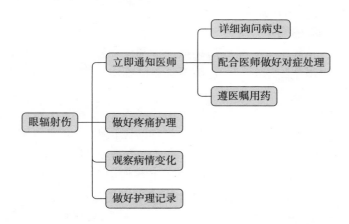

|第六节| 铜绿假单胞菌性角膜溃疡 患者的护理

铜绿假单胞菌性角膜溃疡由一种由铜绿假单胞菌感染引起的严重的化脓性细菌性角膜炎。铜绿假单胞菌为革兰阴性杆菌。它的主要临床表现有突然发作时剧烈眼红、痛、畏光、流泪、视力下降、分泌物增多或略带黄绿色；眼睑肿胀，结膜混合充血水肿，角膜溃疡形成，基质混浊浸润和融解坏死，角膜可变薄，溃疡表面有大量黄绿色坏死灶，前房可有积脓。该病症状剧烈，发展迅速，可于24~48小时内破坏整个角膜，明显影响视力，甚至失明，必须争取尽早治疗。

【护理评估】

了解患者是否有角膜外伤史、角膜异物剔除史、戴角膜接触镜史；有无长期使用过期或变质的眼药水；以及发病以来的用药情况、治疗效果等。

【辅助检查】

1. 角膜刮片　角膜溃疡灶进行刮片培养找到绿脓杆菌。

2. 微生物培养　药物敏感试验可确诊并指导临床用药。

【治疗要点】

抗生素治疗前，在角膜溃疡灶缘作刮片或涂片做细菌和真菌染色、细菌和真菌培养、药物敏感试验；早期使用广谱高效抗生素频繁点眼治疗，必要时联合全身使用抗生素治疗；及时根据病情和药物敏感试验结果调整用药。用1%~3%阿托品滴眼液点眼或结膜下注射散瞳合剂使瞳孔充分散大；维生素营养支持治疗和针对并发症治疗；如果感染不能控制，角膜有穿孔危险，进行治疗性角膜移植术，术后继续抗感染治疗。

【护理措施】

1. 做好患者心理疏导，增强患者治疗信心，做好疾病相关知识教育。

2. 疼痛护理　疼痛明显时，遵医嘱应用表面麻醉剂，并观察和记录止痛效果。

3. 观察并记录患者的视力，协助做好生活护理。

4. 严格遵守消毒隔离措施，严格—治疗—洗手。

5. 严格床边隔离措施，如条件允许，患者单独一个病房或与同病种患者合住，避免交叉感染。

6. 健康教育 ①严格遵医嘱用药，指导患者正确滴眼药水和使用眼膏的方法，眼药水以及眼药膏做到一眼一瓶；②脸盆毛巾等用物不得给他人使用，以免传染；③如发现视力下降或疼痛加剧，及时通知医护人员；④嘱患者勿用手揉眼，防止角膜上皮损伤。

【铜绿假单胞菌性角膜溃疡患者的护理思维导图】

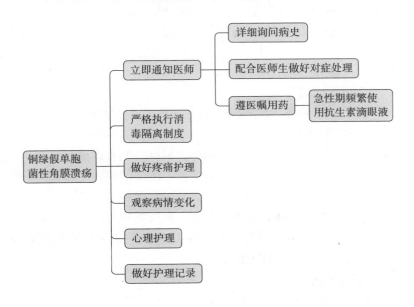

|第七节| 眶蜂窝织炎患者的护理

眶蜂窝织炎（orbital cellulitis）是眶隔后眶内软组织的急

性细菌感染，儿童眼球突出的最常见原因。病原体多为金黄色葡萄球菌、溶血性链球菌。它不仅会影响视力，而且可引起颅内并发症或败血症而危及生命。

【护理评估】

了解患者发病的时间以及症状表现，是否存在发热、神志萎靡等并发症状，查血是否存在白细胞增高现象。眶蜂窝织炎多为单侧发病，偶有累及双眼者。起病急，眼眶疼痛，眼球突出、运动受限，眼睑红肿及球结膜高度水肿。视盘充血、水肿，视网膜出血，视网膜静脉充血扩张。后期形成眶内脓肿，近眶缘可出现波动感，伴有明显的全身中毒症状，包括白细胞增高等。病情进一步扩张可导致视力严重障碍，也可导致严重的颅内并发症或败血症而危及生命。

【辅助检查】

X线和CT检查　发现副鼻窦炎、骨折或异物等。

【治疗要点】

尽早全身应用足量抗生素治疗，根据结膜囊细菌培养及药敏试验结果，及时应用最有效抗生素；酌情使用皮质类固醇治疗；同时眼部用抗生素滴眼液，大量眼膏保护暴露的角膜；应用脱水剂降低眶内压，保护视神经。积极处理并发症：如脓肿已局限化，可在波动最明显处切开引流；若并发海绵窦血栓，则立即按败血症的治疗方法处理。

【护理措施】

1. 疼痛护理　指导患者减轻疼痛的方法，安置患者于舒适体位，保持安静的环境，减少声光刺激，并耐心解释眼痛、肿胀等引起不适的原因，必要时遵医嘱使用药物止痛。

2. 药物护理　保护静脉，观察药物的作用和不良反应，因患者需要长时间的静脉输注，且药物对血管刺激性大，要注意保护血管。选择静脉要由远到近，由细到粗，严格执行无菌技术操作。

3．饮食护理　嘱患者多进食高蛋白、高维生素、高热量食物，以增强抵抗力有利于病情恢复，忌辛辣食物。

4．病情观察

（1）加强病情观察，注意视力变化，了解视神经受累情况。

（2）同时观察全身情况，如患者出现剧烈头痛、谵妄甚至昏迷，可能有颅内并发症时，应采取紧急措施。

5．健康教育

（1）注意保护患眼角膜，给予抗生素眼液和眼膏，上眼药时动作宜轻柔，避免按压眼球。

（2）患者因炎性渗出出现肿胀，可采取局部热敷或超短波治疗，因温热能促使局部血管扩张，从而改善血液循环，增加血流量，促进炎症的消散和水肿吸收。

【眶蜂窝织炎患者的护理思维导图】

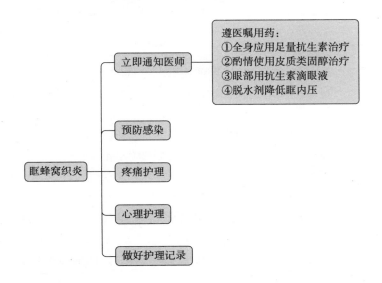

|第八节|　急性视神经炎患者的护理

视神经炎（optic neuritis）泛指视神经的炎性脱髓鞘、感染、非特异性炎症等一系列视神经病变，大多为单侧。根据病程可分为急性和慢性两类。

【护理评估】

了解患者有无多发性硬化、感染、维生素 B 缺乏等病史，是否长时间吸烟，是否有饮酒过量或存在营养不良情况，了解患者是否存在焦虑等不良心理表现。视神经炎急性发作会出现视力急剧下降甚至失明，可伴随眼球转动痛；瞳孔不同程度散大，对光反应迟钝或消失。眼底改变：视盘充血，边界模糊，水肿一般小于 3D；视盘附近有渗出物、出血或水肿；视网膜动脉变细，静脉迂曲扩张。如果是球后视神经炎，则眼底无明显异常。视野改变：中心暗点或旁中心暗点。VEP 检查可有潜伏期延长，振幅降低。FFA 检查视盘轻度染料渗漏，或者无明显异常。

【辅助检查】

1. 视野检查　中心暗点或视野向心性缩小。

2. 视觉诱发电位（VEP）检查　P100 波潜伏期延长、振幅降低。

3. 磁共振成像（MRI）　了解脑白质有无脱髓鞘斑。

4. 脑脊液检查　有助于视神经脱髓鞘提供依据。

【治疗要点】

1. 查明病因和治疗原发病。

2. 大剂量糖皮质激素冲击治疗，注意观察药物副作用，保护胃黏膜。

3. 维生素 B 族和营养药物等保护视神经，改善微循环。

4. 中医、中药辨证论治。

【护理措施】

1. 激素治疗的护理 大剂量糖皮质激素如甲基泼尼松龙冲击治疗，它可引起一系列药物不良反应，应密切观察患者全身情况，如发现异常情况及时处理。

（1）定期监测：用药期间应限制钠盐的摄入并每天测血压，每周测体重1次，定期复查肝功能、血生化，了解血钾、血钠的变化。

（2）注意消化道反应：观察患者有无腹部不适，有无腹泻、腹痛、便秘、胃痛等胃肠功能紊乱。重视患者的自觉症状，观察患者大便颜色。

（3）观察眼部情况：用药期间每天测量眼压，观察患者有无激素性青光眼、激素性白内障、激素性葡萄膜炎、视神经损伤、角膜巩膜变薄甚至穿孔。

（4）保护静脉注射部位：患者需要长时间、大剂量的静脉输注，对血管刺激性大，要注意保护血管，由远而近，由细到粗地选择静脉，严格执行无菌技术操作。

2. 颞浅动脉旁皮下注射护理 遵医嘱使用复方樟柳碱作颞浅动脉旁皮下注射时，注意避开颞浅动脉，选择正确的注射部位，呈45°角进针，注射方向应避开眼球。注射后会有皮丘隆起，稍后会逐渐消失，嘱患者勿用力按压。

3. 疼痛护理 给予疼痛评估，做好解释工作，指导分散疼痛注意力方法。必要时遵医嘱给药，观察药效。

4. 安全护理 日常生活用品放在患者触手可及之处，合理安排病房内设施摆放，畅通走道。

5. 心理护理 因起病急，视力突然下降且伴眼球转动痛，患者感到焦虑不安甚至惊恐。护士应加强与患者的沟通，解释病情，帮助患者正确认识疾病发生机制及可治愈性，说明坚持长期治疗的必要性，使患者对治疗充满信心。所有治疗操作前做好解释工作，动作要熟练、准确、轻巧。

【急性视神经炎患者的护理思维导图】

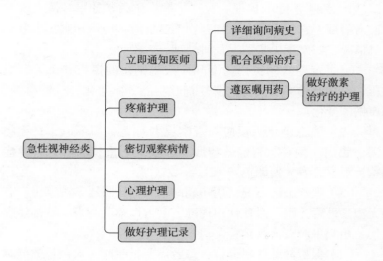

|第九节| 角膜溃疡穿孔患者的护理

由于真菌、细菌、病菌等致病因素导致角膜感染后引起角膜溃疡，角膜溃疡进一步严重或其他原因引起角膜溃疡穿孔。

【护理评估】

了解患者是否存在角膜外伤或角膜溃疡病史，询问以往治疗过程以及治疗效果。角膜溃疡穿孔会出现眼红、眼痛、畏光、流泪、视力下降进一步加重，尤其有"突然有热泪流出感"。眼睑肿胀、结膜混合充血、水肿，角膜溃疡坏死，角膜穿孔灶，前房可有积脓。可有虹膜嵌顿或其他眼内容物脱出，前房变浅或消失。荧光素钠染色"溪流现象"可阳性。

【辅助检查】

细菌和真菌染色，细菌和真菌培养、药物敏感试验 确定致病菌种类以及协助治疗。

【治疗要点】

1．抗生素治疗前，在角膜溃疡缘或浸润灶做刮片和涂片行细菌和真菌染色，细菌和真菌培养、药物敏感试验。

2．积极治疗原发病和抗感染治疗。采用广谱高效抗生素频繁点眼治疗，必要时联合全身使用抗生素治疗。及时根据病情和药物敏感试验结果调整用药。

3．如为非感染性角膜溃疡穿孔较小，位于中央者可试戴治疗性角膜接触镜或加压包眼，密切观察，如穿孔不能愈合，可行结膜瓣遮盖术或角膜移植术。

4．如穿孔较小，位于周边，虹膜嵌顿，前房存在者，可在积极抗感染情况下密切观察，如溃疡能愈合，前房形成良好稳定期暂不需要手术治疗，否则可行结膜瓣遮盖术或角膜移植术，术后继续抗感染治疗。

5．如穿孔较大，前房消失，尽早行角膜移植术，术后继续抗感染治疗。

【护理措施】

1．做好床边隔离措施　感染性溃疡导致的角膜穿孔采取床边隔离措施，医护人员治疗前后严格洗手，指导患者加强眼部卫生护理。

2．疼痛护理　给予疼痛评估，做好解释工作，指导分散疼痛注意力方法。遵医嘱给药，观察药效。嘱患者发现视力下降或疼痛加剧，及时通知医护人员。

3．安全护理　日常生活用品放在患者触手可及之处，合理安排病房内设施摆放，畅通走道。

4．心理护理　因患者疼痛、视力下降、甚至出现脓性分泌物等症状，会感到焦虑不安甚至惊恐，病程较长，容易对治疗失去信心。护士应加强与患者的沟通，解释病情，帮助患者正确认识疾病发生机制及可治愈性，说明坚持长期治疗的必要性，使患者对治疗充满信心。所有治疗操作前做好解释工作，动作要熟练、准确、轻巧。

5. 健康教育　①遵医嘱用药，指导患者正确滴眼药水和使用眼膏的方法，眼药水以及药膏做到一眼一瓶；②脸盆毛巾等用物不得给他人使用，以免传染；③嘱患者勿用手揉眼，防止角膜上皮损伤。

【角膜溃疡穿孔患者的护理思维导图】

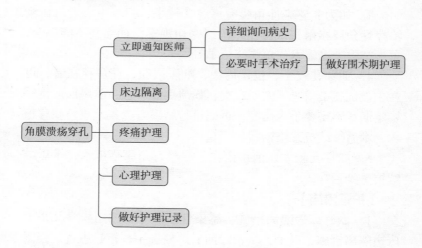

|第十节| 原发性急性闭角型
青光眼患者的护理

青光眼（glaucoma）是一组以视神经萎缩和视野缺损为共同特征的疾病，眼压升高的水平、视神经对眼压的耐受性与青光眼造成的视神经萎缩和视野缺损有关。急性闭角型青光眼（acute angle-closure glaucoma）是一种以眼压急剧升高并伴有相应症状和眼前段组织改变为特征的眼病，多见于50岁以上妇女，男女发病比约为1：2。多为双眼同时或先后发病，与遗传因素有关。

【护理评估】

了解患者起病时间、起病的缓急；疾病发作次数、有无规律性；发病时有无伴随症状；有无促使青光眼发病的因素存在；有无青光眼家族史。典型的急性闭角型青光眼可表现为以下临床阶段：

1. 临床前期　当一眼急性发作被确诊为急性闭角型青光眼，另一眼只要有前房浅、虹膜膨隆、房角狭窄等表现，即使患者没有临床症状也可以诊断为临床前期。另外，部分患者在急性发作前没有自觉症状，但具有上述的眼球解剖特征或青光眼家族史，尤其是在诱发因素如暗室试验后房角关闭，眼压明显升高，可诊断为本病的临床前期。

2. 先兆期　表现为一过性或反复多次的小发作，在傍晚时突感雾视、虹视，可有轻度的眼痛伴同侧偏头痛、视力减退、鼻根部酸胀和恶心，轻度睫状充血、角膜轻度雾状水肿、眼压略高，经睡眠或充分休息后自行缓解。此时，除特征性浅前房，不留下永久性组织损伤。

3. 急性发作期

（1）症状：表现为剧烈的头痛、眼痛、虹视、雾视，视力急剧下降，常降到指数或手动，可伴有恶心、呕吐等全身症状。

（2）体征：①眼睑水肿，混合充血或伴球结膜水肿；②角膜水肿，呈雾状或毛玻璃状。③瞳孔中等散大，常呈竖椭圆形，对光反射迟钝或消失，有时可见局限性后粘连；④前房极浅，周边部前房几乎完全消失，房角镜检查可见房角完全关闭；⑤眼压升高，可突然高达50mmHg以上。指测眼压时眼球坚硬如石；⑥高眼压缓解后，症状减轻或消失，眼前段常留下永久性组织损伤；角膜后色素沉着、虹膜节段性萎缩及色素脱落、晶状体前囊下点状或片状灰白色混浊（青光眼斑），统称为三联征。

4．间歇期　小发作缓解后，房角重新开放，症状和体征减轻或消失，不用药或仅用少量缩瞳剂就能将眼压维持在正常范围。但瞳孔阻滞的病理基础尚未解除，随时有青光眼再发作的可能。

5．慢性期　急性大发作或多次小发作后，房角发生广泛粘连，小梁功能严重损害，表现为眼压中度增高，视力进行性下降，眼底可见青光眼性视盘凹陷，并有相应的视野缺损。

6．绝对期　眼压持续升高，眼组织特别是视神经遭到严重破坏。视功能完全丧失，无光感，症状不明显或出现顽固性眼痛、头痛，瞳孔极度散大强直，角膜上皮水肿、知觉减退。

【辅助检查】

1．房角镜　可动态关注房角是否开放，有无房角粘连及粘连的范围。对明确诊断、用药以及手术方式的选择有重要的意义。

2．眼前段超声生物显微镜检查或前节OCT　有利于客观了解前房角关闭情况、虹膜根部厚度等，前者还可了解睫状体位置，晶状体不全脱位等。

3．暗室实验　患者可进行暗室实验，即在暗室内，患者处于清醒状态下，静坐60～120分钟，然后在暗光下测眼压，如测得的眼压比实验前升高＞8mmHg，则为阳性。

4．视野检查　视野缺损情况反映病变的严重程度。

5．眼底彩照　可观察眼底视神经盘凹陷、出血等情况。

【治疗要点】

治疗原则是迅速降低眼压，减少组织损害，积极挽救视力。治疗方法首先是药物降低眼压，解除瞳孔阻滞，使房角重新开放，眼压恢复正常后，可考虑手术治疗。

1. 常用降低眼压药物 拟副交感神经药（缩瞳剂）、碳酸酐酶抑制剂、β肾上腺能受体阻滞剂、肾上腺能受体激动剂、高渗剂、前列腺素衍生物。

2. 辅助治疗 局部滴用糖皮质激素有利于减轻充血及虹膜炎症反应。全身症状重者，可给予止吐、镇静、安眠药物。

3. 神经保护性治疗 钙离子通道阻滞剂、谷氨酸拮抗剂、神经营养因子、抗氧化剂（维生素C、维生素E）及某些中药，可起到一定的保护视神经的作用。

4. 手术治疗 根据眼压情况和房角的开放范围选择手术方式。常用的手术方法：

（1）周边虹膜切除术：有激光治疗和显微手术两种，目的是沟通前后房，解除瞳孔阻滞。适用于因瞳孔阻滞、房角尚无广泛粘连的临床前期、间歇期原发性闭角型青光眼（PACG）。

（2）解除小梁网阻塞的手术：如房角切开术、小梁切开术，目的是切开发育不良或通透性不够的小梁网，使房水能经正常途径引流至静脉系统。适用于原发性青光眼。

（3）建立房水外引流通道的手术（滤过性手术）：如小梁切除术、非穿透性小梁手术、房水引流装置植入术等。手术目的是切除一部分角巩膜小梁组织而形成一瘘管，房水经此瘘管引流到球结膜下间隙，由结膜组织的毛细血管和淋巴管吸收，降低眼压。适用于原发性开角型青光眼（POAG）和有广泛房角粘连的原发性闭角型青光眼（PACG）。

（4）减少房水生成的手术：如睫状体冷凝术、透热术、光凝术等。目的是通过冷凝、透热、激光破坏睫状体及其血管，减少房水生成，降低眼压。适用于疼痛症状较为显著的晚期或绝对期青光眼。

【护理措施】

1. 疼痛护理

（1）疼痛护理：按医嘱正确及时使用降眼压药物，缓解疼痛，必要时遵医嘱给予止痛剂。

（2）药物护理：在使用降眼压药、缩瞳剂、神经保护性药物和糖皮质激素眼药等治疗时，护士应注意观察药物的副作用。

1）拟副交感神经药（缩瞳剂）：通过兴奋虹膜括约肌，缩小瞳孔来解除周边虹膜对小梁网的堵塞，使房角重新开放，从而降低眼压。常用0.5%或2%的毛果芸香碱（pilocarpine）滴眼液，每隔5~10分钟一次，瞳孔缩小眼压降低后，改为1~2小时一次。应注意：每次点眼药后压迫泪囊区数分钟，并仔细观察，如果出现恶心、呕吐、流涎、出汗、腹痛、肌肉抽搐等药物反应，应及时报告医师，并立即停药，严重者可用阿托品解毒。

2）碳酸酐酶抑制剂：可减少房水生成从而降低眼压，常用乙酰唑胺（diamox）口服或布林佐胺滴眼。若服用后出现口周及手脚麻木，嘱其停药，停药后症状消失。此药不可长期服用，可引起尿路结石、肾绞痛、血尿及小便困难等副作用，若发生上述症状，应嘱患者停药，并多次少量饮水。

3）β肾上腺能受体阻滞剂：通过抑制房水生成而降低眼压。常用0.25%~0.5%噻吗洛尔（timolol）滴眼液，每日滴眼2次。注意心率变化，对心脏房室传导阻滞、窦性心动过缓和支气管哮喘者禁用。注意详细询问病史，观察心率变化，对于心率小于55次/分患者要报告医师停药。

4）肾上腺能受体激动剂：通过减少房水生成，促进房水引流而降低眼压。临床上常见的药物有溴莫尼定滴眼液，每日2次。常见不良反应有口干、嗜睡、头痛以及眼部刺激症状。对有严重心血管疾病，脑或冠状动脉供血不足者禁用。

5）高渗剂：常用20%甘露醇（mannitol）注射液125ml或250ml快速静脉滴注。药物作用机理是短期内提高血浆渗透压，使眼组织特别是玻璃体中水分进入血液，从而减少眼内容积，可迅速降低眼压。用药后护士要注意观察患者全身情况，年老体弱或有心血管疾病患者，应注意呼吸及脉搏变化，以防发生意外。药物作用使颅压降低，部分患者出现头痛、恶心等症状，用药后宜平卧休息。

6）前列腺素类衍生物：其作用机理是激活FP受体从而引起房水充分外流，提供强有力的降低眼压的作用。常用的有曲伏前列素、拉坦前列素滴眼液，每日1次。常见不良反应有轻微的结膜充血，睫毛变粗加长，虹膜色素增加，长期用药者可出现眼周皮肤颜色加深。

（3）布置舒适的环境：提供安静、整洁、舒适、安全的休息环境，并指导患者学习放松疗法，分散病痛的注意力。

（4）做好手术患者的护理 原发性闭角型青光眼以手术治疗为主。向患者解释手术目的：沟通前后房，平衡前后房压力，解除瞳孔阻滞；建立房水向外引流的新通道。

1）术前护理：①按内眼手术护理常规做好术前准备；②眼压高者使用降眼压药物（缩瞳剂），严禁使用散瞳剂；③保证充足睡眠，保持心情愉快。

2）术后护理：①密切观察病情变化，尤其是术眼滤过泡形成、前房深度、眼压及手术切口情况。患者如有眼胀、眼痛，应及时通知医师采取降眼压处理；②指导患者健侧卧位，注意用眼卫生；③遵医嘱按时眼部上药，预防术后感染；④介绍术后治疗、用药、护理过程中的注意事项，取得配合。

2. 视力障碍的护理 护士根据患者的视力情况，告诉患者及家属注意预防跌倒。

（1）教会患者使用床旁传呼系统，并鼓励患者寻求帮助。

（2）厕所、浴池等必须安置扶手、防滑垫等设施等，并教会患者使用方法。

（3）按照方便患者使用的原则，将常用的物品固定位置摆放，活动的空间不设置障碍物。

3. 心理护理　根据青光眼患者性情急躁、易激动的特点，做好耐心细致的心理疏导工作。

（1）教会患者控制情绪方法，消除自卑、焦虑等心理，保持良好的心态。

（2）鼓励患者表达自己的感受，教会患者控制情绪和自我放松的方法。

（3）护士巡视病房时对患者的情绪及时评估。

（4）对于情绪激动的患者，告知家属留下陪伴。

（5）帮助患者认识其他病友，与性格开朗病友交流感受，获得支持与鼓励。

4. 健康教育　向患者及家属讲解青光眼是一种不能完全根治的疾病，一旦确诊，需长期用药、定期复查。

（1）指导患者遵医嘱按时用药，不得随意自行停药、改药。教会患者正确滴眼药水、涂眼药膏的方法，注意观察药物不良反应。

（2）指导患者及家属识别可能发生急性发作的征象，如头痛、眼痛、恶心、呕吐，应及时就诊。

（3）指导滤过手术后患者注意保护滤过泡，避免用力揉捏或碰撞术眼，如有眼部胀痛感可行眼部按摩（在医务人员教会的情况下）。

（4）避免诱发因素　根据患者及家属提出的问题，讲解本病的相关知识，尤其是发病诱因：①保证充足的睡眠，可适当垫高枕头；②避免长时间暗室工作、近距离阅读，不宜看电影、夜间看电视适当开灯；③避免短时间内饮水量过多（一次饮水量＜300ml为宜），以免加重病情或引起发作；④选择清淡易消化的饮食，不宜暴饮暴食，保持大便通畅；⑤不宜烟酒、浓茶、咖啡和辛辣等刺激性食物；⑥适当有氧运动，避免举重、倒立等，避免增加腹压、眼压动作；⑦保持良好心态，避免情绪激动（如过度兴奋、忧郁等）。

【原发性急性闭角型青光眼患者的护理思维导图】

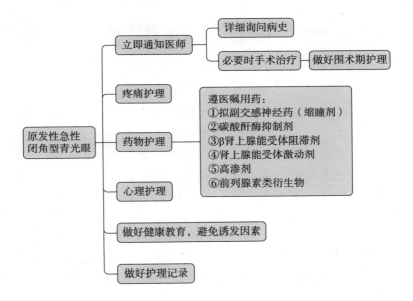

第三章 眼睑疾病患者的护理

眼睑覆盖于眼球前方，包括上眼睑和下眼睑两部分，它的主要功能是保护眼球以及维持眼位。眼睑常见的病种包括眼睑炎症、位置与功能异常、先天性异常和肿瘤等。眼睑炎症主要包括睑缘炎、睑腺炎、睑板腺囊肿三类，眼睑位置、功能异常疾病主要包括睑内翻、睑外翻、上睑下垂三类。

根据病种的不同，眼睑疾病的发病机制呈现多样化，如不同的睑缘炎与不同细菌感染、不良生活方式、全身营养状况因素等有关；睑腺炎与化脓性细菌感染有关；睑板腺囊肿与腺体的分泌物堵塞睑板腺出口有关；睑内翻、睑外翻以及上睑下垂与先天眼睑发育、年龄、外伤等因素有关。

第一节 眼睑炎症患者的护理

一、睑缘炎患者的护理

睑缘炎（blepharitis）是眼睑缘皮肤、睫毛的毛囊及其腺体的亚急性或慢性炎症。常由细菌感染所致。

【护理评估】

了解患者全身的健康状况及眼周是否有化妆等情况；了解有无屈光不正和慢性结膜炎病史。临床上将睑缘炎分为鳞屑性睑缘炎、溃疡性睑缘炎和眦部睑缘炎，主要表现眼睑红、肿、热、痛。

1. 鳞屑性睑缘炎　睑缘、睫毛根部覆盖着头皮屑样的鳞屑，鳞屑脱落后下面露出充血的睑缘，但无溃疡，睫毛脱落后能再生，眼睛有刺痒及烧灼感等。

2. 溃疡性睑缘炎　睑缘皮脂腺分泌较多，睫毛因皮脂腺结痂而凝成束状，睑缘有许多脓痂，清除痂皮后，可见到小脓疱和出血性小溃疡，睫毛易脱落而不易再生，有的可形成秃睫。有时睑缘溃疡结疤收缩而出现倒睫，睫毛刺激角膜，常因角膜溃疡而影响视力。

3. 眦部睑缘炎　多为双侧，好发于外眦部。外眦部睑缘及皮肤充血、肿胀，并有浸润、糜烂。邻近结膜常伴有慢性炎症。

【辅助检查】

1. 细菌培养溃疡性睑缘炎　可查出金黄色葡萄球菌。

2. 细胞学检查眦部睑缘炎　可见莫—阿双杆菌。

【治疗要点】

清洁眼睑分泌物，去除病因以及诱因，遵医嘱使用抗生素眼药。鳞屑性睑缘炎可用生理盐水以及3%硼酸溶液清洗，并用四环素眼膏涂擦睑缘；眦部睑缘炎可选用0.25%～0.5%硫酸锌滴眼液，并适当服用维生素 B_2 或复合维生素 B。

【护理措施】

1. 用药指导　①可用生理盐水棉签清洁，拭去鳞屑或脓痂脓液，每日3～4次，清洁后再抗生素药膏外涂，可用涂有抗生素药膏的棉签在睑缘按摩，增强药效；②痊愈后，应持续治疗至少2～3周，以免复发。

2. 健康教育

（1）注意饮食调理，避免辛辣食品，减少烟酒刺激。

（2）加强体育锻炼，增加机体抵抗力。

（3）做好个人卫生，勿用脏的手以及毛巾揉擦眼部。

（4）保持良好的用眼习惯，避免用眼疲劳，减少眼部化妆。

（5）外出佩戴眼镜，避免烟尘风沙刺激。

二、睑腺炎患者的护理

睑腺炎（hordeolum）又称麦粒肿，是眼睑腺体的急性化脓性炎症。临床上分为内、外睑腺炎；其中睑板腺感染，称内睑腺炎；睫毛毛囊或其附属皮脂腺、汗腺感染，称外睑腺炎。

【护理评估】

了解患者有无糖尿病以及睑缘炎等病史。患侧眼睑可出现红、肿、热、痛等急性炎症表现，常伴同侧耳前淋巴结肿大。外睑腺炎的炎症反应集中于睫毛根部的睑缘处，红肿范围较弥散，脓点常破溃于皮肤面。内睑腺炎的炎症浸润常局限于睑板腺内，有硬结，疼痛和压痛均较外睑腺炎剧烈，病程较长，脓点常破溃于睑结膜面。

【辅助检查】

可进行分泌物细菌培养及药物敏感试验。

【治疗要点】

早期局部热敷，应用抗生素滴眼液（膏）；脓肿形成后切开引流。根据部位手术方法有：外睑腺炎切口在皮肤面，与睑缘平行；内睑腺炎切口在结膜面，与睑缘垂直。

【护理措施】

1. 疼痛护理　仔细观察患者对疼痛的反应，耐心听取患者疼痛的主诉，解释疼痛的原因，给予支持与安慰，指导放松技巧。

2．指导热敷 早期睑腺炎给予局部热敷，每次10～15分钟，每日3～4次。热敷可以促进血液循环，有助于炎症消散和疼痛减轻。热敷时注意温度，以防烫伤。常用方法有：汽热敷法、干热敷法、湿热敷法。

3．用药护理 监测患者生命体征，督促患者遵医嘱用药，并指导正确地滴用抗生素眼药水或涂用眼膏的方法。

4．健康教育

（1）向患者及家属讲解有关的护理常识，要保持个人卫生，勤洗手，禁止用手揉眼；洗头洗澡时，不要让水流入眼内，避免引发感染。

（2）告诉患者治疗原发病的重要性，促使患者配合治疗，如有慢性结膜炎、睑缘炎或屈光不正者，应及时治疗或矫正。

（3）脓肿未形成时不宜切开，更不能挤压排脓。因为眼睑和面部的静脉无瓣膜，挤压脓肿可使感染扩散，导致眼睑蜂窝织炎，甚至海绵窦脓毒栓或败血症而危及生命。

三、睑板腺囊肿患者的护理

睑板腺囊肿（chalazion）是睑板腺特发性慢性非化脓性炎症，通常称为霰粒肿。

【护理评估】

了解患者的年龄、眼睑肿块发生的时间、部位、肿块大小。睑板腺囊肿通常自觉症状不明显，较小的囊肿经仔细触摸才能发现，较大的囊肿可使眼睑皮肤隆起，表现为皮下圆形肿块、大小不一、触之不痛，与皮肤不粘连。如继发感染，临床表现与内睑腺炎相似。

【辅助检查】

病理切片检查 反复发作者或老年性睑板腺囊肿患者排除

睑板腺癌。

【治疗要点】

小的囊肿可以自行吸收，较大囊肿可予热敷、或向囊肿腔内注射抗生素和糖皮质激素；如囊肿仍不消退，可行睑板腺囊肿刮除；继发感染者，先抗炎治疗，待炎症控制后再行睑板腺囊肿刮除。

【护理措施】

1．早期而无症状的睑板腺囊肿，注意观察病情变化。指导热敷护理，参照本章第一节睑腺炎护理。

2．手术前护理　按外眼手术常规准备：滴抗生素眼液、查凝血功能、清洁脸部皮肤、局部麻醉准备等。

3．手术后护理

（1）术后用手掌压迫眼部10～15分钟，观察局部有无出血等。

（2）反复发作的或老年人的睑板腺囊肿，应将标本送病理检查，以排除睑板腺癌。

（3）术后硬结可局部热敷，能自行吸收。如不能吸收者可行手术切除。

（4）介绍术后用药，嘱患者按时换药和门诊随访。一般术后次日眼部换药，涂抗生素眼膏，并用眼垫遮盖。

4．健康教育　①养成良好的卫生习惯，不用脏手或不洁手帕揉眼；②告诉患者治疗原发病的重要性，如有慢性结膜炎、睑缘炎或屈光不正者，应及时治疗或矫正。合并糖尿病者，应积极控制血糖；③对顽固复发、抵抗力低下者，给予支持治疗，提高机体免疫力；④嘱患者多吃新鲜水果及蔬菜，保持大便通畅。

【睑板腺囊肿患者的护理思维导图】

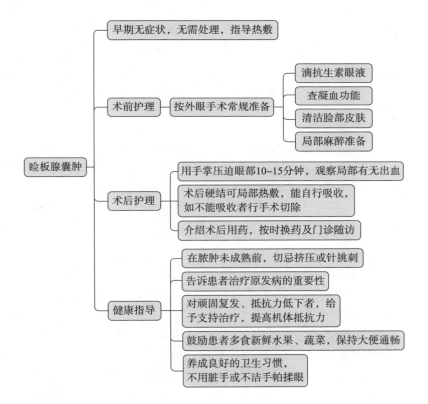

|第二节| 眼睑位置、功能异常患者的护理

一、睑内翻与倒睫

睑内翻（entropion）是指睑缘向眼球方向内卷的眼睑位置异常。倒睫（trichiasis）是睫毛向后生长以致触及眼球的不正

常状况。睑内翻常与倒睫可并存。

【护理评估】

了解眼部病史，临床常见症状为眼痛、异物感、畏光、流泪、眼睑痉挛等。检查发现睑缘向眼球方向内卷，睫毛内翻，倒向眼球，刺激球结膜和角膜，导致结膜充血，角膜上皮脱落、溃疡、角膜新生血管形成及角膜瘢痕，并有不同程度的视力障碍。

睑内翻可分为三类：

1. 由睑结膜及睑板瘢痕性收缩所致，多由沙眼引起。

2. 先天性睑内翻　多见于婴幼儿，女性多于男性，由于内眦赘皮、睑缘部轮匝肌过度发育或睑板发育不全所导致的。

3. 痉挛性睑内翻　又称老年性睑内翻，多见于下睑，常见于老年人，由于下睑缩肌无力，眶膈和下睑皮肤松弛失去牵制眼轮匝肌的收缩作用，以及老年人眶脂减少，眼睑后面缺少足够的支撑所致。

【治疗要点】

电解倒睫或手术治疗。轻型先天性睑内翻5~6岁以上者，可考虑穹隆部–眼睑皮肤穿线手术。瘢痕性睑内翻常用术式有睑板部分切除（Hotz）、睑板切断术及缝线术。痉挛性睑内翻可先采用局部注射肉毒杆菌毒素治疗，无效时可手术切除松弛皮肤和切断部分眼轮匝肌纤维。

【护理措施】

1. 倒睫护理　如仅有1~2根倒睫，可用镊子拔除，或采用睫毛电解法，减少倒睫睫毛再生机会。

2. 疼痛护理　观察倒睫有无引起角膜损伤，患者眼部表现刺痛、畏光、流泪如有加重，及时去除病因。

3. 非手术护理　如睑内翻症状明显，可用胶布法或缝线法在眼睑皮肤面牵引，使睑缘向外复位。遵医嘱给予抗生素眼药水滴眼，预防角膜炎发生。

4．**手术护理** 大量倒睫和睑内翻者，遵医嘱做好手术矫正准备，按外眼手术常规护理。

【**睑内翻患者的护理思维导图**】

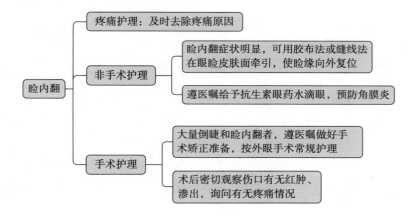

二、睑外翻与眼睑闭合不全

睑外翻（ectropion）是指睑缘向外翻转离开眼球，睑结膜不同程度地暴露在外，常合并睑裂闭合不全。眼睑闭合不全（lagophthalmus）是指上、下眼睑不能完全闭合，导致部分眼球暴露的情况。

【**护理评估**】

了解眼部外伤史及神经系统疾病如面神经麻痹史，临床表现有溢泪、畏光、疼痛等症状；检查发现睑结膜不同程度地暴露在外，结膜充血、干燥、肥厚及角化；导致角膜上皮脱落、溃疡，角膜新生血管形成及角膜瘢痕形成，出现不同程度的视力障碍。

睑外翻可分为三类：

1．瘢痕性睑外翻　多因眼部创伤、烧伤等引起眼睑皮肤瘢痕收缩。

2．老年性睑外翻　由于下眼睑皮肤松弛及外眦韧带、眼轮匝肌纤维变性或松弛，使睑缘不能紧贴眼球所致。

3．麻痹性睑外翻　由于面神经麻痹，眼轮匝肌失去张力，下睑因重力而下垂，导致睑外翻。

【治疗要点】

手术矫正睑外翻，恢复睑缘正常位置，及时消除睑结膜暴露。

1．瘢痕性睑外翻　常用的手术方法是采用游离植皮，增加眼睑前层皮肤的垂直长度。

2．老年性睑外翻　常行睑板楔状切除睑缘缩短术。

3．麻痹性睑外翻　应先去除麻痹原因，积极治疗面瘫。如睑外翻不能恢复时，可选择外眦部睑缘缝合，以缩短睑裂。

【护理措施】

1．遵医嘱滴用抗生素眼药水，防止角膜炎症。

2．指导患者保护角膜的护理方法，防止眼睑闭合不全引起角膜并发症。如配戴软性角膜接触镜，减少泪液蒸发，保持眼球湿润；或在结膜囊内涂大量抗生素眼膏，再以眼垫遮盖，防止角膜炎症。

3．指导患者正确擦拭泪液的方法，用手纸由下眼睑往上擦，以免向下擦拭加重睑外翻。

4．向手术患者介绍手术目的、方法，术中配合要点，消除患者对手术的恐惧感。

5．睑外翻患者因颜面仪容受损，常产生自卑感，护士应对患者心理状况进行评估，多与患者交谈，进行心理疏导，使其正确对待疾病，配合治疗。

三、上睑下垂

上睑下垂（ptosis）指由于提上睑肌和 Müller 平滑肌的功能不全或丧失，导致上睑部分或全部下垂，即在向前方注视时上睑缘遮盖超过角膜上部的 1/5。正常睑裂平均宽度约为 7.5mm，上睑缘遮盖角膜上方不超过 2mm。常见病因多由遗传病引起的先天性因素和神经系统疾病等引起的获得性因素。

【护理评估】

了解家族眼病病史和神经系统疾病病史。主要分为先天性和后天性两种：

1. 先天性上睑下垂者多为双侧，出生时睑裂不能睁开到正常大小，伴视力障碍及弱视，常有抬头仰视、皱额、耸肩等现象。因上睑下垂遮盖瞳孔而影响视物，皱额、耸肩、借用前额肌力量开大睑裂。

2. 获得性上睑下垂者多为单侧，伴有其他神经系统病变，如动眼神经麻痹可伴有其他眼外肌麻痹；提睑上肌损伤有外伤史；交感神经损伤有 Horner 综合征；重症肌无力所致的上睑下垂者，其特点为晨轻夜重。

根据上睑下垂程度，可分为轻、中、重度。轻、中度的上睑下垂，指上睑提肌尚有部分肌力；重度上睑下垂则表示其上睑提肌完全丧失功能，患者几乎不能睁眼。

【治疗要点】

先天性上睑下垂应尽早手术，防止弱视发生；获得性上睑下垂应首先进行病因治疗或药物治疗，无效时再考虑手术。常用手术方法有提上睑肌缩短术和额肌悬吊术。重症肌无力导致的上睑下垂可注射新斯的明缓解症状。

【护理措施】

1. 心理护理 对悲观心理、社交障碍、社交孤立的患者，应耐心进行心理护理，鼓励患者表达思想，进行心理疏导，消除自卑心理。得到家属及朋友的关爱和支持也非常重要。

2．按外眼手术常规护理。

3．术后特别注意有无角膜暴露、眼睑闭合不全、穹隆部结膜脱垂等；保持局部创口干燥，避免对眼睑的揉擦和挤压。一般术后加压包扎24小时，术后7天拆线，嘱患者如绷带松弛或脱落及时到医院重新包扎。

4．指导患者涂眼膏和保护角膜的方法，防止眼睑闭合不全引起的角膜并发症。

【眼睑位置、功能异常患者的护理思维导图】

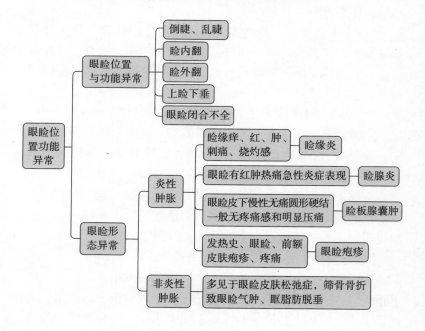

第四章 泪器疾病患者的护理

泪器由泪腺和泪道组成。泪腺司分泌功能，泪道司排出功能。泪道包括：泪小点、泪小管、泪囊和鼻泪管四部分。泪器病的主要症状是流泪，其原因：①排出受阻，泪液不能流入鼻腔而溢出眼睑之外，称为溢泪（epiphora）；②泪液分泌增多，来不及排走而流出眼睑外，称为流泪（lacrimation）。

|第一节| 泪道疾病患者的护理

泪道包括上下泪小点、上下泪小管、泪总管、泪囊和鼻泪管。正常情况下，泪腺产生的泪液大部分通过眼轮匝肌的"泪液泵"作用和泪小管的虹吸作用进入泪小点，进而通过泪道排出。少量泪液通过蒸发消失。泪道疾病主要包括单纯性泪道阻塞或狭窄和泪囊炎。

一、泪道阻塞或狭窄患者的护理

泪道阻塞或狭窄是指泪道的各部位如泪小点、泪小管、泪总管、鼻泪管等，因先天或外伤、炎症、肿瘤和异物等因素引起管径狭窄、阻塞，泪液不能流入鼻腔而引起溢泪。成人溢泪多见于中老年人，常因功能性或器质性泪道阻塞造成溢泪，在刮风或寒冷气候症状加重。

【护理评估】

了解患者溢泪的程度以及持续的时间，询问是否伴有眼部刺激症状等。

泪道阻塞主要症状为溢泪。长期溢泪浸渍，可引起慢性刺激性结膜炎、下睑和面颊部湿疹性皮炎、下睑外翻。

【辅助检查】

1．荧光素钠染料试验　于双眼结膜囊内滴入2%荧光素钠溶液1滴，5分钟后观察双眼泪膜中荧光素钠消退情况：①在荧光素钠滴入2分钟后，用湿棉棒擦拭下鼻道见黄绿色，表明通畅；②如果一侧眼内荧光素钠保留较多，可能该侧泪道相对阻塞；③如果湿棉棒擦拭下鼻道没有变色，表明完全阻塞。

2．泪道冲洗　根据冲洗液体流向判断泪道阻塞部位：①冲洗无阻力，液体顺利进入鼻腔或咽部，表明泪道通畅；②冲洗液完全从注入原路返回，为泪小管阻塞；③冲洗液自下泪小点注入，液体由上泪小点反流，提示泪总管阻塞或鼻泪管阻塞；④冲洗有阻力，冲洗液部分流入鼻腔、部分反流，提示鼻泪管狭窄；⑤冲洗液自上泪小点反流，同时有黏液脓性分泌物，为慢性泪囊炎。

3．X线碘油造影　确定阻塞部位及评估泪囊大小。

【治疗要点】

1．泪小点狭窄、闭塞　选用泪点扩张器扩大泪小点。

2．泪小管阻塞　可试用泪道留置硅管；或行YAG激光治疗。

【护理措施】

1．做好术前心理疏导，介绍手术目的、方式、经过，给予安慰和鼓励，消除其紧张、焦虑心理。

2．帮助患者查找溢泪的原因，检查阻塞的部位和阻塞程度。

3．进行泪道冲洗术，可根据液体流向判断泪道阻塞部位。

4．泪管阻塞者，因泪道内留置硅管，应嘱患者不要用力揉眼、牵拉泪管，以免硅管脱落。

5. 向患者说明治疗原发病的重要性，积极治疗原发病。

二、泪囊炎患者的护理

泪囊炎是由于鼻泪管狭窄或阻塞，泪液滞留于泪囊内，引起细菌大量繁殖，导致感染。临床上可分为慢性泪囊炎（chronic dacryocystitis）、急性泪囊炎（acute dacryocystitis）和新生儿泪囊炎（neonatal dacryocystitis）。临床上以慢性泪囊炎较为常见，急性泪囊炎常因慢性泪囊炎急性发作而来，慢性泪囊炎多见于中老年女性。

【护理评估】

了解患者发病的时间，询问是否存在眼部分泌物增多，是否有疼痛等不适症状。

1. 慢性泪囊炎 以溢泪为主要症状，检查发现结膜充血、内眦部位的皮肤浸渍、糜烂、粗糙肥厚及湿疹。泪囊区囊样隆起，用手指压迫或泪道冲洗，有大量黏液脓性分泌物自泪小点反流。分泌物培养可找到化脓性细菌。由于分泌物大量潴留，泪囊扩张，可形成泪囊黏液囊肿。

2. 急性泪囊炎 患眼充血、流泪，有脓性分泌物；泪囊区皮肤红肿，触之坚实、剧痛，炎症可扩展到眼睑、鼻根及面颊部，甚至引起眼眶蜂窝组织炎。严重时可伴畏寒、发热等全身症状。

3. 新生儿泪囊炎 出生后6周左右出现溢泪和眼分泌物增多，挤压泪囊区有黏液或黄白色脓性分泌物自泪小点溢出，可伴有结膜充血。

【辅助检查】

1. X线泪道造影检查 可了解泪囊大小及阻塞部位。

2. 分泌物涂片进行细胞学和细菌学检查 帮助选择有效抗生素。

【治疗要点】

1. 慢性泪囊炎的治疗关键是重建泪液引流路径，阻塞解除后炎症也自然消退，手术是主要治疗手段。

（1）经皮肤径路泪囊鼻腔黏膜吻合术是传统方法。术中开通人造骨孔，将泪囊和中鼻道黏膜吻合，使泪液经吻合孔流入中鼻道。

（2）内镜下泪囊鼻腔吻合术是近年来新开展的手术，由鼻内径路行手术，具有切口小、并发症少、术后处理简单、恢复快、面部不留瘢痕等优点。

（3）泪道扩张联合置管术是扩张泪道联合硅胶管植入，不改变泪道正常生理结构、基本保持黏膜完整性、方法简单且可重复操作。

（4）泪道内镜下手术是在直视下观察泪道内部结构、狭窄部位及病理改变，同时针对病变进行微创治疗，使患者组织损伤减小。

2. 急性泪囊炎主要是抗炎治疗，局部、全身应用足量抗生素，待脓肿形成后，再作切开排脓或行手术治疗。

3. 新生儿泪囊炎应先行泪囊部按摩，无效者可行泪道冲洗或泪道探通。

【护理措施】

1. 慢性期护理

（1）指导正确滴眼药水：每次滴眼药水前，先用手指按压泪囊区或行泪道冲洗，排空泪囊内的分泌物后，再滴抗生素眼药水，每日4~6次。

（2）冲洗泪道：选用生理盐水加抗生素行泪道冲洗，每日1次。

2. 经皮肤径路泪囊鼻腔吻合术围术期护理

（1）术前护理：①术前3天滴用抗生素眼药水并行泪道冲洗；②术前1天用1%麻黄素液滴鼻，以收缩鼻黏膜，利于引流及预防感染；③向患者解释手术过程。泪囊鼻腔吻合术是通过人造骨孔使泪囊和中鼻道吻合，使泪液经吻合孔流入中鼻道。

（2）术后护理：①帮助患者术后置半坐卧位。术后24小时内可行面颊部冷敷以减少出血及疼痛；②做好鼻腔护理：术后第2天起给予1%麻黄素液、布地奈德鼻喷雾剂等喷鼻，以收敛鼻腔黏膜，利于引流，达到消炎、止血、改善鼻腔通气功能的目的。注意鼻腔填塞物的正确位置，嘱患者勿牵拉填塞物、勿用力擤鼻，以防止填塞物松动或脱落而引起出血；③做好泪道护理：术后患者眼部滴用抗生素眼液，滴眼时，患者面部处于水平稍偏健眼位置，有利于药液聚集在患眼内眦部，从而被虹吸入泪道，增强伤口局部药物浓度，促进局部炎症的消退；④术后嘱患者注意保暖、防止感冒。术后当天进温凉饮食，多吃水果蔬菜，加强营养，忌食酸辣刺激性食物，禁烟、酒、忌喝浓茶、咖啡。

3．鼻内镜下泪囊鼻腔吻合术护理

（1）加强并发症的观察和护理。术后短时间内鼻腔或口腔的少许血丝不需处理；若有大量鲜血顺前鼻流出、或吐出血性分泌物，色鲜红，则可能为伤口活动性出血，应及时通知医师给予处理。

（2）术后3～5天起，每天在鼻内镜下对手术侧腔道进行彻底清理，以减少腔道内结痂、黏膜炎症，加快愈合。

（3）术后应用抗生素加地塞米松进行泪道冲洗，每天1次，连续1周。冲洗时注意动作轻柔，应顺着泪道方向缓慢进针。如植入人工泪管，嘱患者不要用力揉眼、牵拉泪管，以免人工泪管脱落。

（4）教会患者正确滴鼻药和眼药方法，嘱患者定期随访，坚持复诊，在内镜下彻底清理鼻腔凝血块、分泌物和结痂等；按时冲洗泪道，冲刷泪道内分泌物，避免泪道再次堵塞。

4．急性期护理

（1）指导正确热敷和超短波物理治疗，以缓解疼痛，注意防止烫伤。

（2）按医嘱应用有效抗生素，注意观察药物的不良反应。

（3）急性期切忌泪道冲洗或泪道探通，以免感染扩散，引起眶蜂窝组织炎。

（4）脓肿未形成前，切忌挤压，以免脓肿扩散，待脓肿局限后切开排脓或行鼻内镜下开窗引流术。

（5）脓肿形成后，切忌挤压，尽量保持泪囊壁完整，以备炎症消除后可行泪囊鼻腔吻合术。

（6）行泪囊鼻腔吻合术的患者，需做好围术期护理。

（7）指导患者保持局部卫生，勿用手挤压。饮食宜清淡，避免辛辣、刺激性食物。告知患者及早配合治疗，避免并发症的发生，并做好术后自我护理的指导。

5. 新生儿泪囊炎护理　指导患儿家属泪囊局部按摩方法：置患儿立位或侧卧位，用一手拇指自下睑眶下线内侧与眼球之间向下压迫，压迫数次后滴用抗生素眼水，每日进行3～4次，坚持数周。操作时应注意不能让分泌物进入婴儿气管内。若泪囊局部隆起消失，表示残膜已破。

6. 积极治疗沙眼和鼻炎、鼻中隔偏曲等鼻部疾病，预防慢性泪囊炎的发生；积极治疗泪囊炎，预防角膜炎和眼内炎等并发症的发生。

【泪囊炎患者的护理思维导图】

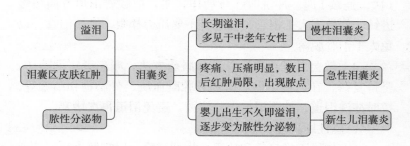

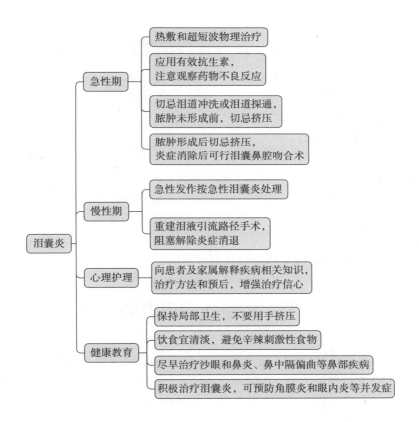

三、泪小管断裂患者的护理

泪道为泪器最易受伤的部分，尤以泪小管创伤最为常见，泪小管损伤通常是眼部钝挫伤所致，且常与眼睑或面部创伤同时存在。

【护理评估】

询问患者是否有外伤史，了解患者是否有溢泪等情况。泪小管断裂会出现溢泪，常伴有颜面部及眼睑损伤，下泪小管断裂较上泪小管损伤为多见，伴有内眦韧带断裂时泪小点有移位现象。

【辅助检查】

泪道冲洗术　根据冲洗液体流向判断泪小管断裂的位置。通常冲洗时可见断端暴露。

【治疗要点】

及时行手术治疗。

【护理措施】

1. 做好术前心理疏导，介绍手术目的、手术方式、经过，给予安慰和鼓励，消除其紧张、焦虑心理。

2. 进行泪道冲洗术，可根据液体流向判断泪道断裂部位。

3. 术后因泪道内留置硅管，应嘱患者不要用力揉眼、牵拉泪管，以免硅管脱落。

4. 向患者做好眼部外伤防护知识宣教。

|第二节| 泪腺疾病患者的护理

泪腺系统疾病主要包括泪腺炎症和泪腺肿瘤。泪腺炎分为急性泪腺炎（acute dacryoadenitis）和慢性泪腺炎（chronic dacryoadenitis）。急性泪腺炎一般单侧发病，主要见于儿童，多为细菌病毒感染所致。

【护理评估】

1. 急性泪腺炎　临床较少见，一般单侧发病，大多为儿童，多数为细菌、病毒感染所致。表现为眶外上方局部肿胀、疼痛，上睑水肿呈S形弯曲变形，伴耳前淋巴结肿大。

2. 慢性泪腺炎　是一种增殖性炎症，病程进展缓慢，一般双侧发病，多因素发病如良性淋巴细胞浸润、淋巴瘤、白血病等，可通过活检明确病因。临床表现为泪腺肿大，一般无疼痛，可伴上睑下垂，外上眶缘可触及较硬的包块。

3. 泪腺肿瘤　良性肿瘤发病缓慢，表现为眼眶外上方相对固定包块，眼球受压向内下方移位，患者可无复视或疼痛；恶性肿瘤患者则有明显疼痛感，眼球向前下方突出，运动障碍，常有复视和视力障碍。

【治疗要点】

根据疾病原因选择药物，由细菌或病毒感染引起，全身应用抗生素或抗病毒药物，局部热敷；脓肿形成时，应及时切开引流。泪腺肿瘤治疗原则为手术切除肿瘤，恶性肿瘤术后再配合放射治疗。

【护理措施】

1. 心理护理　向患者及家属解释疾病相关知识、治疗方法和预后的效果，增强治疗信心。

2. 慢性泪腺炎者　①指导患者热敷。热敷可以促进血液循环，有助于炎症消散和疼痛减轻，早期热敷有利于脓肿成熟。热敷时应特别注意温度，以防烫伤。常用方法有汽热敷法、干性热敷法、湿性热敷法；②遵医嘱予全身应用抗生素、抗病毒药，并指导患者正确滴用抗生素眼药水或涂用眼膏的方法；③脓肿形成时，协助医师进行脓肿切开引流手术。

3. 泪腺肿瘤行手术治疗者，做好围术期护理。

第五章 结膜病患者的护理

|第一节| 急性细菌性结膜炎患者的护理

急性细菌性结膜炎（bacterial conjunctivitis）是由细菌所致的急性结膜炎症的总称，具有传染性及流行性，通常为自限性，病程约2周左右。临床上最常见的是急性卡他性结膜炎和淋球菌性结膜炎。前者主要致病菌为肺炎双球菌；后者主要为淋球菌感染所致。

【护理评估】

了解患者是否有细菌性结膜炎接触史，自觉症状有异物感、灼热感、发痒、分泌物增多等。如有畏光、流泪、眼痛、视力下降等，表明炎症波及角膜。

1. 急性卡他性结膜炎　俗称"红眼"，患眼结膜充血，严重者可有结膜下出血。传染性强，多发于春秋季节。两眼同时或相隔1~2天发病。眼部有较多的黏液性或脓性分泌物，早晨起床后，上下睫毛常被粘住，睁眼困难。

2. 淋球菌性结膜炎　发病急，眼睑、结膜高度水肿和充血，重者球结膜突出于睑裂外，可有假膜形成。分泌物很快由浆液性、黏液性转为大量脓性分泌物溢出，又称"脓漏眼"。严重者可引起角膜溃疡、穿孔和眼内炎，常有耳前淋巴结肿大和压痛。成人症状较小儿轻。

【辅助检查】

1. 结膜分泌物涂片及结膜刮片　可见大量多型核白细胞

及细菌，必要时可作细菌培养及药物敏感试验，以明确致病菌和选择敏感抗生素。

2．分泌物细菌培养和糖发酵试验 为脑膜炎球菌性结膜炎的特异性诊断。

【治疗要点】

去除病因，抗感染治疗。选择有效抗生素药物：①革兰氏阳性菌感染：青霉素眼液、磺胺醋酰钠眼液、利福平眼液、红霉素眼膏；②革兰氏阴性菌感染：氨基糖苷类如妥布霉素、妥布霉素联合地塞米松（典必殊），喹诺酮类如诺氟沙星、氧氟沙星、左氧氟沙星；③耐药性葡萄球菌性结膜炎：万古霉素等。

【护理措施】

1．药物护理 根据医嘱滴用有效的抗生素眼液和眼膏。急性期需频繁滴用眼液，每15～30分钟滴用1次，晚上涂眼膏。用药前应先清除分泌物。

2．结膜囊冲洗护理 患眼分泌物多时，进行结膜囊冲洗。常用的冲洗液有生理盐水、3%硼酸液。淋球菌性结膜炎选用1∶5000的青霉素溶液冲洗。冲洗时，注意帮助患者取患侧卧位，以免冲洗液流入健眼。冲洗动作轻柔，以免损伤角膜。如有假膜形成，应先除去假膜再冲洗。

3．对症护理 ①炎症较重者，为减轻充血、灼热等不适症状，可用冷敷；②为减少光线刺激，建议患者外出佩戴太阳镜；③禁忌包扎患眼，因包盖患眼，使分泌物排出不畅，不利于结膜囊清洁，反而有利于细菌生长繁殖，加剧炎症，健眼可用透明眼罩保护。

4．严密观察病情，特别注意角膜刺激征或角膜溃疡症状。

5．急性传染期实行接触性隔离。

（1）安置患者于单人间或同病种同一房间，注意不要与眼科无菌性手术术后患者同一房间。

（2）医务人员接触患者要及时洗手、消毒，防止交叉感染。

（3）患者的用具、物品专人专用，接触过眼分泌物和患眼的仪器、用具等都要及时消毒，用过的敷料要装入专用医疗垃圾袋。接触患者前后的手要立即彻底冲洗与消毒。

（4）做眼部检查时，应遵循先查健眼，后查患眼的原则。

（5）双眼患病者实行一人一瓶眼液；单眼患病者实行一眼一瓶眼液，专眼专用，保护健眼。

（6）加强卫生指导，嘱患者不可用毛巾、纸巾等揉擦眼部。

6. 向患者及家属讲解传染性眼病的防治知识。

（1）患者应注意勤洗手和个人卫生，提倡一人一巾一盆，不要用手擦拭眼部，接触眼部后要及时洗手。

（2）传染期不得进入游泳池等公共场所，以免引起交叉感染。

（3）淋球菌性尿道炎患者，要注意便后立即洗手。患有淋球菌性尿道炎的孕妇须在产前治愈。新生儿出生后，立即用1%硝酸银眼药水滴眼，以预防新生儿淋球菌性结膜炎。

【结膜炎患者的护理思维导图】

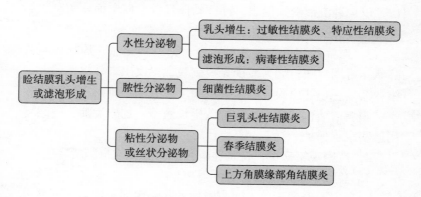

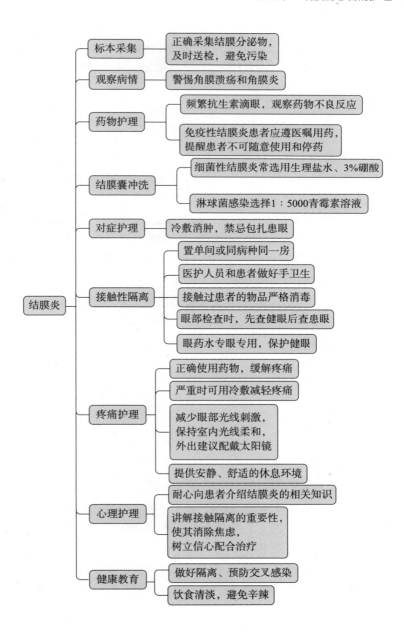

结膜炎
- 标本采集 —— 正确采集结膜分泌物，及时送检，避免污染
- 观察病情 —— 警惕角膜溃疡和角膜炎
- 药物护理
  - 频繁抗生素滴眼，观察药物不良反应
  - 免疫性结膜炎患者应遵医嘱用药，提醒患者不可随意使用和停药
- 结膜囊冲洗
  - 细菌性结膜炎常选用生理盐水、3%硼酸
  - 淋球菌感染选择1：5000青霉素溶液
- 对症护理 —— 冷敷消肿，禁忌包扎患眼
- 接触性隔离
  - 置单间或同病种同一房
  - 医护人员和患者做好手卫生
  - 接触过患者的物品严格消毒
  - 眼部检查时，先查健眼后查患眼
  - 眼药水专眼专用，保护健眼
- 疼痛护理
  - 正确使用药物，缓解疼痛
  - 严重时可用冷敷减轻疼痛
  - 减少眼部光线刺激，保持室内光线柔和，外出建议配戴太阳镜
  - 提供安静、舒适的休息环境
- 心理护理
  - 耐心向患者介绍结膜炎的相关知识
  - 讲解接触隔离的重要性，使其消除焦虑，树立信心配合治疗
- 健康教育
  - 做好隔离、预防交叉感染
  - 饮食清淡，避免辛辣

第二节 病毒性结膜炎患者的护理

病毒性结膜炎（viral conjunctivitis）是一种常见的传染性眼病，以急性多见。由多种病毒引起，传染力强，在世界各地引起过多次大流行，好发于夏秋季，通常有自限性。临床上以流行性角结膜炎、流行性出血性结膜炎最多见；前者多因腺病毒引起，后者常因70型肠道病毒感染。

【护理评估】

询问患者是否有病毒性结膜炎接触史，自觉异物感、疼痛、畏光、流泪。可有耳前淋巴结肿大伴压痛，儿童可有头痛、发热、咽痛等上呼吸道感染症状。检查发现眼睑水肿，结膜显著充血，分泌物呈水样，角膜染色可见点状上皮脱落。流行性出血性结膜炎常见球结膜有点、片状出血。

【治疗要点】

眼部滴用抗病毒药和对症处理。

【辅助检查】

分泌物涂片镜检 可见单核细胞增多，并可分离到病毒。

【护理措施】

1. 对症护理 眼部分泌物较多者，选用生理盐水进行结膜囊冲洗；眼部冷敷以减轻充血和疼痛。

2. 药物护理 抗病毒眼液如0.5%病毒唑、1%疱疹净、3%戊环鸟苷等，每小时滴眼1次；合并角膜炎、混合感染者，可配合使用抗生素眼药水；角膜基质浸润者可酌情使用糖皮质激素，如0.02%氟米龙滴眼液。

3. 健康教育 指导患者及家属实行接触性隔离，防止交叉感染。（具体参照本章第一节急性细菌性结膜炎患者的护理）

|第三节| 衣原体性结膜炎（沙眼）患者的护理

沙眼（trachoma）是由沙眼衣原体引起的一种慢性传染性结膜角膜炎，因其睑结膜面粗糙不平，形似沙粒而得名。沙眼是主要致盲性眼病之一。多双眼发病，潜伏期5~14天，经过1~2个月急性期之后进入慢性期。

【护理评估】

评估患者发病的持续时间以及询问主要的症状，急性期有异物感、畏光、流泪、少量黏性分泌物。慢性期症状不明显，若有角膜并发症，可出现不同程度视力障碍。

主要急性期体征有眼睑红肿，上穹隆部和上睑结膜血管模糊、充血、乳头增生（结膜上皮增生）、滤泡形成（结膜上皮下淋巴细胞浸润、聚集）。慢性期角膜缘滤泡发生瘢痕化改变称为Herbert小凹，出现沙眼特有体征：角膜血管翳（角巩膜血管缘扩张并伸入角膜）和睑结膜瘢痕形成。

我国于1979年制定的沙眼分期方法：Ⅰ期（进行活动期）：上睑结膜乳头与滤泡并存，上穹隆结膜模糊不清，有角膜血管翳。Ⅱ期（退行期）：除少许活动期病变外，有瘢痕形成。Ⅲ期（完全瘢痕期）：活动性病变完全消失，代之以瘢痕，此期无传染性。

沙眼的后遗症与并发症有倒睫、睑内翻、上睑下垂、睑球粘连、慢性泪囊炎、结膜角膜干燥症和角膜混浊。

【辅助检查】

1. 结膜刮片后行Giemsa染色　可找到包涵体。
2. 应用荧光抗体染色法或酶联免疫法　可测定沙眼衣原体抗原，是确诊的依据。

【治疗要点】

1. 以局部滴用抗生素眼药为主，常用药物有0.1%利福平滴眼液、0.3%氧氟沙星滴眼液，每日4～6次，夜间使用红霉素、四环素眼膏，疗程至少6周。

2. 重症沙眼结合全身应用抗生素治疗，可口服阿奇霉素、强力霉素、红霉素和螺旋霉素等。

3. 严重并发症、后遗症可选择手术治疗，及时手术矫正倒睫、睑内翻，预防沙眼致盲。

【健康教育】

1. 指导患者和家属做好消毒　沙眼通过直接接触或污染物间接传播。沙眼衣原体耐寒怕热，紫外线和肥皂水对其无杀灭作用，即使在-50℃以下尚能存活；如遇70℃以上温度、75%酒精、0.1%福尔马林或1%苯酚则很快被杀灭，因此通常选用煮沸和75%酒精消毒法。

2. 并发症和后遗症的治疗　如有倒睫可行电解术，睑内翻可行手术矫正，角膜混浊可行角膜移植术，参照手术护理常规和角膜移植护理常规，向患者解释手术目的和方法，缓解其紧张心理。

3. 向患者宣传坚持用药的重要性　告诉患者沙眼并发症的危害性，嘱患者要及时、坚持治疗，一般要用药6～12周，重症需要用药半年以上，加强用药指导，提高患者的用药依从性。

4. 培养良好的卫生习惯　不与他人共用毛巾、脸盆。不用手揉眼，防止交叉感染。

|第四节│ 免疫性结膜炎患者的护理

免疫性结膜炎（immunologic conjunctivitis）是结膜对外界过敏原的一种超敏性免疫反应，又称变态反应性结膜炎。临床上常见春季结膜炎和泡性角结膜炎两种。

【护理评估】

1. 春季结膜炎 又名春季卡他性结膜炎，是一种反复发作、季节性、速发型过敏性角结膜病，多在春夏季节发病，可持续5~10年，有自限性。其症状为眼部奇痒、畏光、流泪、异物感，可有大量的黏液性分泌物。

2. 泡性角结膜炎 是以结膜角膜疱疹结节为特征的迟发型过敏反应，容易复发，多见于儿童及青少年。自觉异物感、流泪。如侵犯角膜，有明显角膜刺激征即刺痛、畏光、流泪及眼睑痉挛。

【辅助检查】

结膜刮片 春季结膜炎患者的结膜刮片在高倍视野嗜酸性粒细胞检查大于2个。

【治疗要点】

1. 春季结膜炎 以对症治疗为主，局部应用抗组胺药物如艾唯多，肥大细胞稳定剂，如2%色甘酸钠滴眼液。症状严重者结合应用糖皮质激素如0.1%地塞米松、0.5%可的松眼药水，或2%环孢霉素A滴眼液。

2. 泡性角结膜炎 滴用糖皮质激素眼药水，一般24小时可缓解。严重者可用地塞米松针剂行球结膜下注射。

【护理措施】

1. 药物护理 根据医嘱选用眼药，提醒患者不能随意使用和停用。长期用药应警惕糖皮质激素性青光眼和白内障等并发症的发生，注意观察眼痛、头疼和眼压变化。合并角膜炎或使用糖皮质激素时，要配合使用抗生素眼药水，预防继发感染。对于角膜炎患者还要遵医嘱选用散瞳剂。

2. 饮食指导 提供清淡、易消化、足够热量的饮食，多补充维生素，加强营养，改善体质。不宜食用鱼、虾、蟹、蛋类、牛奶等易过敏食物。

　　3．疾病预防　根据发病的季节性和规律性，在发病前1个月提早应用抗组胺药物和肥大细胞稳定剂，预防疾病发作或减轻症状。

　　4．健康教育　避免接触致敏原，保持空气流通，外出戴有色眼镜，减少与光线、花粉的接触及刺激等；不宜食用易过敏食物。

第五节　翼状胬肉患者的护理

　　翼状胬肉（pterygium）为增殖的球结膜呈三角形向角膜侵入，形似翼状，是一种慢性炎症性病变，多双眼患病，以鼻侧多见。

　　【护理评估】

　　了解患者有无慢性结膜炎等病史，眼部球结膜上可见三角形的翼状胬肉，其尖端为胬肉的头部，角膜缘处为颈部，球结膜上处为体部。小的翼状胬肉一般无症状，偶有异物感，若侵及瞳孔区则影响视力。临床上根据胬肉是否有进展性而分为静止性与进行性胬肉：①静止性胬肉头部平坦，体部较薄，无明显充血，静止不发展；②进行性胬肉头部隆起，前端浸润，有时可见色素铁线，体部充血肥厚，向角膜内侧生长。

　　【辅助检查】

　　1．裂隙灯检查　鼻侧或颞侧、双侧，多见于鼻侧；睑裂区以泪阜为基底缘的球结膜及结膜下组织（呈三角形纤维血管组织）向角膜生长，甚至头部侵入角膜，可至瞳孔区或遮蔽瞳孔；球结膜可出现充血、肥厚性改变。

　　2．视力检查　判定胬肉增长是否影响角膜屈光或是遮蔽瞳孔（或周边视野）。

　　【治疗要点】

　　如胬肉侵袭瞳孔区影响视力或因外观容貌上需要，可手术治疗。常用手术方法：胬肉单纯切除术、胬肉切除合并结膜瓣转移术、胬肉切除联合角膜缘干细胞移植或羊膜移植术、板层角膜移植联合角膜缘干细胞移植或羊膜移植术。

【护理措施】

1. 小的胬肉，无需治疗，做好病情解释，嘱患者定期复查。

2. 手术治疗患者，术前三天滴抗生素眼药水，参照眼部手术护理常规。

3. 术后嘱患者注意眼部卫生，一般7～10天后拆除缝线。定期复查，观察是否有胬肉复发。为预防术后复发，可应用β射线照射或局部短期滴用丝裂霉素C。

4. 健康教育　户外活动时戴上防风尘及防紫外线眼镜，避免风尘、阳光刺激，积极防治慢性结膜炎。

【翼状胬肉患者的护理思维导图】

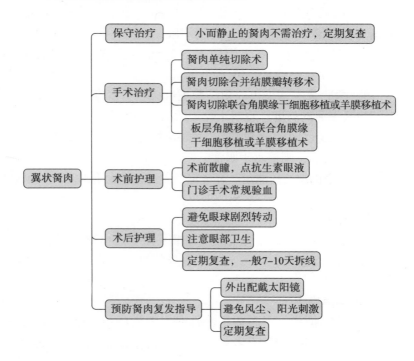

| 第六节 | 角结膜干燥症患者的护理

角结膜干燥症又称干眼症（dry eye syndrome），是指泪液分泌数量下降或质量改变而导致泪膜功能异常者。泪膜是指通过眼睑瞬目运动，将泪液均匀覆盖于角结膜表面形成的超薄膜。泪膜对眼表的保护非常重要。

【护理评估】

了解有无结膜炎病史或角膜接触镜配戴史，最常见患者自觉干涩感、异物感，还有烧灼感、痒感、畏光、视物模糊、容易视疲劳等。

【辅助检查】

1. 泪液分泌试验　正常 10～15mm/5min，低于 10mm/5min 为低分泌，低于 5mm/5min 为干眼。

2. 泪膜破裂时间　泪膜破裂时间小于 10 秒为泪膜不稳定。

3. 角膜荧光素染色、角结膜虎红染色　观察角膜上皮缺损和判断泪河的高度，观察干燥失活的上皮细胞。

4. 泪液溶菌酶含量测定　如溶菌区 $< 21.5 mm^2$，或含量 $< 1200 \mu g/ml$，则提示干眼症。

5. 泪液的渗透压测定　有一定特异性，如大于 312mOms/L，可诊断干眼症。

【治疗要点】

对症治疗，如眼部滴用人工泪液、泪小点栓塞封闭治疗。对严重干眼症患者，可行下颌下腺导管移植手术，促进泪液分泌。

【护理措施】

1. 药物护理　干眼症是慢性病，要鼓励患者坚持用药，提高用药依从性。常用药物有：①泪液成分的替代治疗：滴用不含防腐剂的人工泪液；②环孢素A滴眼液，刺激泪液分泌。

2．保留泪液，延缓泪膜排除与蒸发　选择戴硅胶眼罩、湿房镜或用泪小点栓子行泪小点封闭治疗。

3．生活指导　屈光不正者，指导佩戴适合度数的眼镜。如选戴角膜接触镜，应配用质量较好的护理液。

4．健康教育　指导患者注意用眼卫生，避免长时间阅读和使用电脑等容易产生视疲劳的因素。对长期使用电脑工作者，要保持正确的姿势，视线稍向下，眼与屏幕距离40~70cm；一般在用电脑1~2小时后休息10~15分钟，并向远处眺望；平时避免接触烟雾、风尘和空调环境。

第六章 角膜病患者的护理

角膜炎是我国常见的致盲性眼病之一。根据病因可分为感染性角膜炎、免疫性角膜炎、外伤性角膜炎、营养不良性角膜炎，其中以感染性角膜炎最为常见。感染性角膜炎的致病病原体包括细菌、真菌、病毒、棘阿米巴、衣原体等，以细菌和真菌感染最为多见。

角膜炎最常见症状是眼痛、畏光、流泪、眼睑痉挛，伴视力下降。典型体征为睫状充血、角膜浸润、角膜溃疡形成。角膜炎的病因虽然不同，但其病理变化过程基本相同，可以分为：①浸润期：病变角膜出现水肿和局限性灰白色的浸润灶；②溃疡形成期：角膜上皮和基质坏死、脱落形成角膜溃疡，甚至角膜穿孔；③溃疡消退期：炎症控制，可有新生血管长入角膜；④愈合期：溃疡区瘢痕组织修复，留有角膜云翳、角膜斑翳、角膜白斑。

|第一节| 细菌性角膜炎患者的护理

细菌性角膜炎（bacterial keratitis）是由细菌感染引起角膜上皮缺损及缺损区下角膜基质坏死的化脓性角膜炎，又称细菌性角膜溃疡，是常见的角膜炎之一。

【护理评估】

了解患者是否有角膜外伤后感染史或有慢性泪囊炎、倒睫、戴角膜接触镜史等。发病急，常在角膜外伤后24～48小时内发病。临床上常见有匐行性角膜炎和铜绿假单胞菌（绿脓杆菌）性角膜炎。

1．自觉明显的眼痛、畏光、流泪、异物感、视力下降等症状，伴较多的脓性分泌物。常见体征为眼睑肿胀、痉挛，结膜充血呈睫状性或混合性，球结膜水肿。角膜上有黄白色浸润灶，边界不清，周围角膜组织水肿，很快形成溃疡。

2．金黄色葡萄球菌、肺炎双球菌所致的匐行性角膜溃疡，常伴有前房积脓，故又称前房积脓性角膜溃疡。毒素渗入前房导致虹膜睫状体炎时，表现为角膜后沉着物、瞳孔缩小、虹膜后粘连及前房积脓。

3．铜绿假单胞菌（绿脓杆菌）所致的角膜溃疡，发病急、重，溃疡呈黄白色坏死灶，前房积脓严重，往往24小时波及全角膜，甚至导致角膜穿孔、眼内炎。

【辅助检查】

1．角膜溃疡刮片、镜检　可发现致病菌。

2．细胞培养和药物敏感试验　可进一步明确病因学诊断和指导临床用药。

【治疗要点】

积极控制感染，减轻炎症反应，促进溃疡愈合，减少瘢痕形成。

1．药物治疗　眼部使用高浓度的抗生素眼液。

2．手术治疗　药物治疗无效导致角膜穿孔可能，考虑角膜移植术。

3．支持疗法　选用维生素C、B_2、A、D等药物，促进角膜溃疡愈合。

【护理措施】

1．严密观察病情　注意患者自觉症状如眼痛、畏光、流泪等，以及视力、角膜病灶和分泌物的变化，并注意有无角膜穿孔症状。如角膜穿孔，房水从穿孔处急剧涌出，虹膜被冲至穿孔处，可出现眼压降低、前房变浅或消失、疼痛突然变轻等临床表现。

2. 安置合适体位，有前房积脓者取半卧位，使脓液积聚于前房下部，减少对角膜内皮的损害。

3. 用药护理 按医嘱积极抗炎治疗。

（1）眼部用药：常选用0.3%氧氟沙星、0.3%妥布霉素等。急性期选择高浓度的抗生素滴眼液频繁滴眼，每15~30分钟滴眼一次。严重病例，可在开始30分钟内每5分钟滴药一次，病情控制后，逐渐减少滴眼次数。白天滴眼药水，睡前涂眼药膏。

（2）严重者可球结膜下注射抗生素，先向患者解释，并充分麻醉后进行，以免加重局部疼痛。

（3）全身应用抗生素，革兰氏阳性球菌常选用头孢唑林钠、万古霉素；革兰氏阴性杆菌常选用妥布霉素、头孢他啶类等，并注意药物反应。

（4）角膜溃疡患者局部使用半胱氨酸等胶原酶抑制剂，可以延缓角膜溃疡的进一步发展；口服维生素C、B，有助于溃疡愈合。炎症明显控制后，可全身或局部应用激素治疗，以减轻疼痛和促进愈合。

（5）并发虹膜睫状体炎时，可应用散瞳剂，以防止虹膜后粘连及解除瞳孔括约肌痉挛和睫状肌痉挛，减轻疼痛。

4. 解释疼痛原因，帮助患者转移注意力。角膜炎早期，可用50℃热湿毛巾进行患眼局部热敷，促进局部血液循环，减轻刺激症状，促进炎症吸收。一旦出现前房积脓，禁用热敷，避免感染扩散。

5. 预防角膜穿孔的护理

（1）滴眼药水动作要轻柔，不要压迫眼球；嘱患者禁用手揉眼，可用眼罩保护患眼避免眼部碰撞。

（2）多食易消化食物，保持大便通畅，以免眼压升高。

（3）指导患者防止眼压升高，不要用力挤眼、低头弯腰、用力咳嗽及打喷嚏等。

（4）护士在进行球结膜下注射时，避免在同一部位反复注射，尽量避开溃疡面。

（5）深部角膜溃疡、后弹力层膨出患者，可加压包扎，配合局部及全身应用降低眼压药物。

（6）按医嘱使用散瞳剂，防止虹膜后粘连而导致眼压升高。

6. 角膜溃疡穿孔、角膜瘢痕行角膜移植术患者参照本章第八节角膜移植术的护理。

7. 严格执行消毒隔离制度，换药、眼部上药注意无菌操作，避免交叉感染，药品及器械应专人专眼专用。

8. 环境与休息　提供安静、舒适的环境，保证患者充分休息。病房要适当遮光，避免强光刺激。指导促进睡眠的自我护理方法，如睡前热水泡脚、喝热牛奶、听轻音乐等，避免情绪波动。患者外出应佩戴有色眼镜，以减少刺激，保护溃疡面。

第二节　真菌性角膜炎患者的护理

真菌性角膜炎（fungal keratitis）是由致病真菌引起的感染性角膜病，是致盲率极高的角膜病。有起病缓、发展慢、病程长及自觉症状较轻的特点。

【护理评估】

了解患者是否有植物引起角膜外伤史，或长期应用广谱抗生素、糖皮质激素药物史。患者自觉轻度畏光、流泪、视力下降。体征较重，眼部充血明显，角膜病灶呈灰白色或黄白色，表面微隆起，外观干燥而欠光滑，似牙膏样或苔垢样。溃疡周围抗体与真菌作用，形成灰白色环形浸润即"免疫环"。有时在角膜病灶旁可见"伪足""卫星状"浸润病灶，角膜后可有纤维脓性沉着物。前房积脓为黄白色的黏稠脓液。由于真菌穿透力强，易发生眼内炎。

【辅助检查】

1. 角膜刮片　可发现真菌菌丝，为早期诊断提供依据。

2. 病变区角膜活检　可提高培养和分离真菌的阳性率。

3. 共焦显微镜检查　作为非侵入性检查，快速无损伤，可直接发现病灶内的真菌病原，并可动态观察而指导临床治疗。

【治疗要点】

1. 药物治疗　以抗真菌药物治疗为主，主张抗真菌药物联合使用，有协同作用，可减少药量和降低毒副作用。

2. 手术治疗　如有角膜溃疡穿孔危险或已穿孔者，可考虑治疗性角膜移植。穿透性角膜移植：适用于有角膜溃疡穿孔危险或已穿孔者；板层角膜移植：通过角膜板层切除，可以清除病灶；结膜瓣遮盖术：清除角膜病灶，利用结膜瓣的丰富血供，提高角膜局部的药物浓度，但会遗留角膜瘢痕。

【护理措施】

1. 病情观察　有植物引起的角膜外伤史者、长期应用广谱抗菌药物及糖皮质激素眼药水或眼膏者，应严密观察病情，注意真菌性角膜炎的发生。

2. 用药指导　临床上多选择抗真菌药物联合使用，常用抗真菌滴眼液有0.25%二性霉素B、0.5%咪康唑、2.5%那他霉素、0.5%~1%氟康唑。给药方法：每0.5~1小时滴眼一次，白天用眼药水滴眼，睡前用眼膏。症状严重者，可结膜下注射咪康唑10mg或二性霉素B 0.1mg。临床治愈后仍要坚持用药一段时间，以防复发。病情严重者可口服伊曲康唑或静脉滴注咪康唑或氟康唑，同时要严密观察药物的副作用。禁用皮质类固醇激素。有虹膜睫状体炎时，可应用散瞳剂，如复方托吡卡胺滴眼液、1%阿托品滴眼液。

3. 心理护理　应加强与患者沟通，给予关心、支持，让患者树立战胜疾病的信心和勇气。

4. 其他　参照本章第一节细菌性角膜炎患者的护理。

第三节 | 单纯疱疹病毒性角膜炎患者的护理

单纯疱疹病毒性角膜炎（herpes simplex keratitis，HSK）是由单纯疱疹病毒（HSV）所致的、严重的感染性角膜病，居角膜病致盲率首位。

【护理评估】

了解患者发病时间，是否伴有其他全身症状。

1. 原发感染常见于幼儿，表现为发热、耳前淋巴结肿大、唇部皮肤疱疹，自限性。眼部表现为急性滤泡性或假膜性结膜炎，眼睑皮肤疱疹，可有树枝状角膜炎。

2. 复发性感染常因疲劳、发热、饮酒、紫外线照射或角膜外伤等引起，多为单侧。患眼可有轻微眼痛、畏光、流泪、眼睑痉挛，若中央角膜受损，视力明显下降，并有典型的角膜浸润灶形态。

（1）树枝状和地图状角膜炎：是最常见类型。初起时患眼角膜上皮呈小点状浸润，排列成行或成簇，继而形成小水泡，水泡破裂互相融合，形成树枝状表浅溃疡，称树枝状角膜炎。随病情进展，炎症逐渐向角膜病灶四周及基质层扩展，可形成不规则的地图状角膜溃疡，称地图状角膜炎。

（2）角膜基质炎和葡萄膜炎：角膜基质炎表现为视力下

降，常分为非坏死性角膜基质炎和坏死性角膜基质炎两种类型。①非坏死性角膜基质炎（盘状角膜炎）：属于炎症浸润角膜中央深部基质层，呈盘状水肿、增厚，边界清楚，后弹力层皱褶，不伴炎症细胞浸润和新生血管。伴发前葡萄膜炎时，可见角膜内皮出现沉积物（keratic precipitate，KP）；②坏死性角膜基质炎、角膜基质层内出现单个或多个黄白色浸润灶、溃疡甚至穿孔，常伴有基质层新生血管。

疱疹病毒在眼前段组织内复制，可引起前葡萄膜炎、小梁网炎。炎症波及角膜内皮时，可诱发角膜内皮炎。

【辅助检查】

1. 角膜刮片　可发现多核巨细胞病毒包涵体或活化性淋巴细胞。

2. 病毒培养　刮取角膜溃疡边缘组织，不但可分离出病毒，而且还可鉴定出病毒类型，但病毒培养并非易事，且仅适用于上皮型HSK，基质型、内皮型HSK则很难培养出病毒。

3. 免疫技术　有助于病原学诊断，如酶联免疫法发现病毒抗原；免疫荧光法可查到病毒核酸，能快速地将组织或细胞内的病原体或其他抗原成分加以鉴别和定位。

【治疗要点】

抑制病毒复制，减轻炎症反应引起的角膜损害。

1. 病灶清除　树枝状角膜炎行清创性刮除病灶后减少病毒蔓延。术后加压包扎，可联合抗病毒药物。

2. 药物治疗　抗病毒药物；如果免疫反应的盘状角膜炎可选糖皮质激素。

3. 手术治疗　角膜穿孔或角膜瘢痕影响视力，可进行角膜移植。

【护理措施】

1. 严密观察病情，注意角膜炎症的进展。

2．常用抗单纯疱疹病毒药如阿昔洛韦（无环鸟苷），也可选用环胞苷三氟胸腺嘧啶核苷眼液。急性期每1~2小时滴眼一次，更昔洛韦凝胶1天4次，睡前涂眼膏。严重感染者需口服阿昔洛韦片剂或静脉滴注阿昔洛韦针。

3．树枝状和地图状角膜炎，应早期使用有效的抗病毒药，禁用糖皮质激素。

4．盘状角膜炎，可在抗病毒药物应用基础上，适量应用糖皮质激素药物，常用局部滴眼、涂眼及球结膜下注射。也可选用免疫抑制剂，如环孢霉素眼药水。

5．有虹膜睫状体炎者，加用散瞳剂，以防止虹膜后粘连及解除瞳孔括约肌痉挛和睫状肌痉挛，减轻疼痛。

6．对可疑或发生细菌或真菌的合并感染者，应做病原学检查，并进行预防性治疗：加用广谱抗生素眼药水。

7．药物治疗无效、反复发作、角膜溃疡面积较大者，有穿孔危险，可行治疗性角膜移植术。行角膜移植术者，参照角膜移植护理；其他参照细菌性角膜炎护理。

8．健康教育　①使用糖皮质激素眼药水者，要告知患者按医嘱及时用药。停用时，要逐渐减量，不能随意增加使用次数和停用，并告知其危害性；②散瞳药滴用后，外出应戴有色眼镜，以减少光线刺激；③注意休息，避免疲劳和精神过度紧张，适当参加体育锻炼，增强体质，预防感冒；注意饮食，避免刺激性食物和饮酒。

|第四节| 棘阿米巴角膜炎患者的护理

棘阿米巴角膜炎（acanthamoeba keratitis）是棘阿米巴原虫感染人体引起的一种顽固性、进行性角膜炎、角膜溃疡疾病，致盲率极高，若不及时治疗可导致角膜穿孔。

【护理评估】

了解是否有佩戴角膜接触镜、角膜外伤或污水、污物接触史。是否有抗生素和抗真菌药物和抗病毒药物治疗而症状无改善的治疗史。患者自觉畏光、流泪、眼红、眼痛。

1. 早期体征　与患者疼痛程度不符的轻度角膜炎症和眼前节炎症；角膜上皮下浸润，有时沿角膜神经产生放射状角膜神经炎；上皮假性树突样病变。

2. 晚期体征　角膜基质环状浸润。

【辅助检查】

1. 角膜刮片　行Giemsa染色、PAS染色和Gram染色，前两者染色可以显示典型的包囊。

2. 钙荧光白染色、荧光显微镜检查　可辅助诊断。

3. 细菌培养　可用覆盖有大肠杆菌的非营养性琼脂进行培养。

4. 角膜活检　染色和培养阴性，治疗无效时，可行角膜活检。

【治疗要点】

目前对棘阿米巴角膜炎尚无特效治疗方法，它对多种治疗药物具有较高的耐药性。

1. 药物治疗　现临床常用药物有抗生素类，如甲硝唑、新霉素、多黏菌素B等；抗真菌药物，如伏立康唑、伊曲康唑、咪康唑等；消毒杀菌剂类，如聚亚己基双胍、双葡萄酸氯已定等。以上药物可单独应用，也可联合应用，具体治疗方案应个体化，如未做药敏试验，则宜采用多种药物联合治疗。

2. 手术治疗　局部清创术联合药物滴用，亦已取得满意效果。通过清创，不仅除去角膜组织内的棘阿米巴原虫，而且也除去棘阿米巴原虫的食物供给。若病灶局限或角膜即将穿孔，也可行穿透性角膜移植。

【护理措施】

1. 有配戴角膜接触镜或角膜外伤史者、抗细菌和抗真菌药物以及抗病毒药物治疗而症状无改善的治疗史，应严密观察病情，注意棘阿米巴角膜炎的发生。

2．用药指导　临床上多选择药物联合使用，药物治疗强调早期、足量、持续、长期。遵医嘱合理安排患者的眼部用药时间及顺序。由于本病病程长，向患者及家属强调长期、持续用药的重要性和必要性，坚持按量用药，以确保疗效。临床治愈后仍要坚持用药一段时间，以防复发。同时要严密观察药物的副作用。禁用皮质类固醇激素。有虹膜睫状体炎时，可应用散瞳剂，如复方托吡卡胺滴眼液、1%阿托品滴眼液。

3．心理护理　棘阿米巴原虫非常顽固，增加治疗难度，护士耐心与患者讲解，让患者树立战胜疾病的信心。

4．严格消毒隔离，防止交叉感染。

5．健康教育　配戴隐形眼镜是感染本病的重要危险因素，必须使配戴者了解清洗消毒镜片的重要性。不能用自来水或自制生理盐水冲洗镜片，避免污染源。不戴隐形眼镜游泳、沐浴，防止污水溅入眼内。

6．角膜移植术患者，参照本章第七节角膜移植术的护理。

【角膜炎患者的护理思维导图】

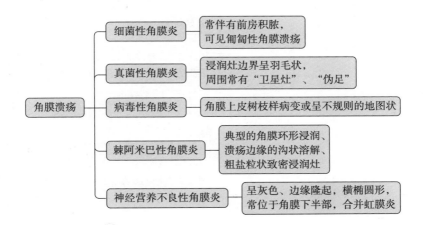

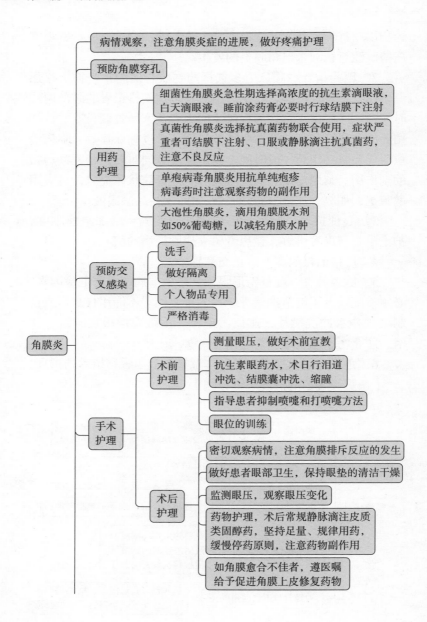

角膜炎

- 病情观察，注意角膜炎症的进展，做好疼痛护理
- 预防角膜穿孔
- 用药护理
  - 细菌性角膜炎急性期选择高浓度的抗生素滴眼液，白天滴眼液，睡前涂药膏必要时行球结膜下注射
  - 真菌性角膜炎选择抗真菌药物联合使用，症状严重者可结膜下注射、口服或静脉滴注抗真菌药，注意不良反应
  - 单疱病毒角膜炎用抗单纯疱疹病毒药时注意观察药物的副作用
  - 大泡性角膜炎，滴用角膜脱水剂如50%葡萄糖，以减轻角膜水肿
- 预防交叉感染
  - 洗手
  - 做好隔离
  - 个人物品专用
  - 严格消毒
- 手术护理
  - 术前护理
    - 测量眼压，做好术前宣教
    - 抗生素眼药水，术日行泪道冲洗、结膜囊冲洗、缩瞳
    - 指导患者抑制喷嚏和打喷嚏方法
    - 眼位的训练
  - 术后护理
    - 密切观察病情，注意角膜排斥反应的发生
    - 做好患者眼部卫生，保持眼垫的清洁干燥
    - 监测眼压，观察眼压变化
    - 药物护理，术后常规静脉滴注皮质类固醇药，坚持足量、规律用药，缓慢停药原则，注意药物副作用
    - 如角膜愈合不佳者，遵医嘱给予促进角膜上皮修复药物

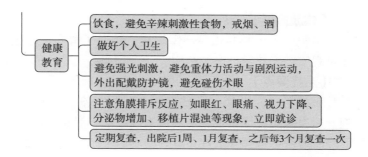

第五节 | 大泡性角膜病变患者的护理

大泡性角膜病变（bllous keratopathy）又名大泡性角膜炎，是由于各种原因严重损毁角膜内皮细胞，导致角膜内皮失代偿，使其失去液体屏障和主动液泵功能，引起角膜基质和上皮下持续性水肿的病变。实际上它不是一种炎症，而是变性，是基质层特别是内皮层的异常，而致水分贮存在上皮层的结果。

【护理评估】

了解患者眼部病史，此病常见于眼球前段手术，尤其是白内障摘除与人工晶状体植入术后，无晶状体眼的玻璃体疝与角膜内皮广泛粘连，导致角膜病变。此外长期高眼压、单纯疱疹病毒或带状疱疹病毒感染引起的内皮损伤、角膜内皮营养不良的晚期阶段等，均可引起此病。

患者自觉患眼雾视，轻者晨起较重，午后可有改善。重者结膜充血、畏光、异物感、刺痛、流泪等刺激症状明显，特别是在角膜上皮水泡破裂时最为明显。角膜上皮水肿，其中有一个或数个大泡隆起。由于瞬目时与眼睑相摩擦，大泡可发生破裂。晚期角膜基质新生血管形成，视力明显下降。

【辅助检查】

角膜内皮镜与共焦显微镜检查，可以了解内皮细胞数目，还可观察细胞异常形态及结构。

【治疗要点】

积极治疗原发病，眼部选用角膜保护剂、营养剂、脱水剂，适当滴用抗生素及糖皮质激素滴眼液；对于症状重、视力下降明显者可选择穿透性角膜移植术。

【护理措施】

1. 眼睛畏光、流泪、异物感明显时，用眼垫遮盖患眼，避免强光刺激，加重患眼疼痛。

2. 药物护理

（1）角膜脱水剂：可用50%葡萄糖，90%甘油或5%氯化钠滴眼，以减轻角膜水肿，延缓大泡破裂发生。

（2）指导患者配戴亲水性角膜接触镜，它可帮助吸收角膜水分，可使大泡减少甚至消失，还可隔绝眼睑与角膜大泡的摩擦，并消除由于大泡破裂而产生的一系列症状。但因长期配戴角膜接触镜容易产生角膜新生血管的出现，建议间隔戴用。

3. 保持安静、遮光环境，保证患者充分休息、良好的睡眠。病房要适当遮光，外出应配戴有色眼镜。

4. 角膜移植术患者，参照本章第七节角膜移植术的护理。

|第六节| 圆锥角膜患者的护理

圆锥角膜（keratoconus）是一种先天性发育异常，表现为角膜弯曲度特别大，呈圆锥状向前突起，伴中央或旁中央角膜进行性变薄，产生高度不规则散光的角膜病变。它属常染色体显性或隐性遗传。一般在青春期前后发病，病程缓慢。

【护理评估】

了解患者家族史。患者自觉渐进性远视力下降，近视和散光度数增加。初期视力变化微小，能以近视镜片矫正。后期因不规则散光和近视增加而需配戴角膜接触镜。典型特征为角膜中央或旁中央圆锥形扩张，基质变薄。可见角膜锥形顶端变薄，前弹力层皱褶，有时后弹力层发生破裂，房水入侵，角膜基质肿胀混浊，有圆锥角膜线和Fleischer环。

【辅助检查】

Placido盘、角膜曲率计和角膜地形图检查　可以帮助了解角膜病变进展。

【治疗要点】

轻症患者选择配戴角膜接触镜，视力矫正不理想或病情进展快可以选择角膜移植手术。

【护理措施】

1. 观察并记录患者的视力进展情况，指导患者保护眼睛，减少光线和灰尘的刺激，协助做好生活护理和心理安慰。

2. 药物护理　眼部点毛果芸香碱眼液，收缩瞳孔增进视力，夜间可应用压迫绷带，以抑制圆锥的发展。滴用眼药后压迫泪囊区3～5分钟，以免药液经泪道流入鼻咽部，通过黏膜吸收而引起中毒反应。

3. 指导视力矫正　早期选用普通眼镜可以获得较好效果。如果出现不规则散光，最好选择合适的角膜接触镜，教育患者养成良好的镜片护理习惯。

4. 视力矫正效果不理想者，可行角膜移植术。

第七节　角膜移植术的护理

角膜移植术是一种用同种异体的透明角膜替代病变角膜

的手术，以达到提高视力和治疗疾病的目的，同时达到美容的效果。按手术方法的不同分为穿透性角膜移植与板层角膜移植。

【适应证】

1. 板层角膜移植术　采用部分厚度的角膜进行移植的手术方法。适用于角膜病变未累及角膜全层、内皮功能正常或可复原者，如浅表角膜病变（包括瘢痕、营养不良、良性肿瘤等）。有的角膜病变虽已累及全层角膜组织，但为改善穿透性角膜移植的植床条件，也可考虑先行板层角膜移植术。

2. 穿透性角膜移植术　采用全层透明角膜代替全层混浊角膜的手术方法。适用于角膜白斑、圆锥角膜、角膜变性和营养不良、角膜内皮失代偿、角膜严重的化脓性感染等。

【术前护理】

1. 按眼科手术护理常规进行，做好心理护理，耐心解释手术目的、方法和注意事项。

2. 缩小瞳孔　术前30分钟术眼点2%硝酸毛果芸香碱滴眼液缩瞳，使瞳孔保持2mm左右，以保护术中晶状体不被手术器械损伤，利于做移植床的中央定位和手术结束时注气及注液重建前房。滴用眼药后压迫泪囊区3~5分钟，以免药液经泪道流入鼻咽部，通过黏膜吸收而引起中毒反应。

3. 降低眼压　术前半小时快速静脉滴注20%甘露醇250ml，使手术中眼压保持在适宜手术范围，注意药物反应。

【术后护理】

1. 按眼科手术后护理常规进行。

2. 病情观察　密切观察病情变化，特别是角膜感染和角膜排斥反应征象，了解移植片生长情况。如患者主诉眼痛、畏光、流泪、视力突然下降，眼球充血、眼压升高或角膜植片由透明变为混浊、水肿、或植片缝线对合不佳、向外膨隆等现象，应立即报告医师。

3．换药护理　严格无菌操作，手术24小时后每天更换绷带。若植片平整，可改用眼垫包扎，至刺激症状消退为止；若植片不平整，应适当延长绷带包扎时间。

4．眼压监测　定时测量眼压，观察眼压变化。保持眼压在较低水平，以免压迫角膜植片。

5．药物护理

（1）遵医嘱全身及眼部应用抗生素及糖皮质激素；真菌感染患者继续应用抗真菌药。

（2）使用抗排斥反应药物如环孢霉素A、地塞米松，观察有无药物副作用，注意规则用药和缓慢停药原则。

（3）角膜组织愈合不佳者，遵医嘱给予促进角膜上皮修复的药物，如重组牛碱性成纤维细胞生长因子滴眼液等。

6．保护术眼

（1）术后不要用力眨眼或揉眼，尤其术后3天内卧床闭眼休息，以免增加眼球压力。

（2）建议戴上硬性眼罩保护术眼，尤其是睡眠或打盹时。

（3）应避免剧烈运动，避免打喷嚏、咳嗽，指导患者运用张口深呼吸、舌尖顶上腭、手指按人中三种方法加以控制。

（4）保持眼部清洁，手术后1周内不宜低头洗头，1个月内不要游泳，以免脏水入眼引起感染。

7．出院指导

（1）指导患者用药。遵医嘱使用散瞳剂、降低眼压药物和免疫抑制剂，注意各种药物不能随意停减，以防激素反跳等不良反应。

（2）指导患者及家属正确使用眼药。强调滴眼药水前洗手的重要性；药液切勿滴在角膜上；各种药物要交替使用，先滴抗菌药物眼药水，后滴营养上皮的眼药水、药膏，并间隔15～20分钟；操作时动作要轻柔，不可压迫眼球；眼药要注意避光保存。

（3）做好饮食指导，多吃水果、蔬菜，忌辛辣刺激食物，保持大便通畅。

（4）术后半年内要注意休息，生活规律，保持充足睡眠，避免过度劳累。应注意保护术眼，外出要戴防护眼镜。同时注意用眼卫生，尽量少看电视，避免强光刺激，阅读时间不超过1小时。

（5）防止全身感染：因大量免疫抑制剂的应用，使机体体液免疫和细胞免疫系统都受到抑制，患者全身抵抗力下降，极易合并感染，患者出院后要避免和传染性疾病的患者接触，尽量避免到公共场所活动，必要时戴口罩，注意保暖，防止感冒。注意口腔卫生，防止口腔感染。避免皮肤损伤，防止皮肤感染。

（6）定期门诊随访，如患者术眼疼痛加重，分泌物增多，流泪，视力突然下降、应及时来院就诊。

第七章 巩膜病患者的护理

|第一节| 巩膜炎患者的护理

巩膜病以炎症最为常见，常易发生在血管相对较多的巩膜表层结缔组织，即表层巩膜炎。巩膜病的临床特点是病程长，反复发作，发作症状为疼痛、畏光、流泪。

【护理评估】

了解患者是否伴有全身性疾病，如感染性疾病、自身免疫性结缔组织病、代谢性疾病等，女性患者了解月经史。

1. 表层巩膜炎（episcleritis） 一种复发性、暂时性、自限性的巩膜表层组织的非特异性炎症。好发年龄为20～50岁青壮年，男女发病率为1：3。主要表现为无明显刺激症状的眼红，一般不影响视力。病变常发生于角膜缘至直肌附着点的范围内，以睑裂暴露部位多见，大约30%患者可双眼同时发病或先后发病。临床上又将它分为：①单纯型：约占表层巩膜炎的70%，通常突然发病，持续24～72小时后症状自行缓解，可多次复发，女性多在月经周期发作；②结节型：约占表层巩膜炎的30%，表现为病变区紫红色充血，可有数个结节隆起，直径2～3mm，结节及周围结膜充血、水肿，疼痛以夜间为重，局限性压痛，一般不影响视力。约2周左右自愈，容易复发。

2. 巩膜炎（scleritis） 巩膜基质层的炎症，对眼的结构和功能有一定破坏性。发病急，常伴角膜炎和葡萄膜炎，预后不佳。发生率较表层巩膜炎低，但病情严重。按发生部位可分为前巩膜炎和后巩膜炎。前巩膜炎又可分为结节性、弥漫性和坏死性巩膜炎。

（1）前巩膜炎：病变位于赤道部前，双眼先后发病，持续数周，病程反复，迁延可达数月甚至数年。常常表现：①眼痛：眼部剧痛、压痛，有刺激症状。病变侵犯眼直肌附着处时，表现为眼球运动时疼痛加重；部分患者表现为夜间症状加剧；②病变区巩膜血管走向紊乱，呈紫红色充血，炎症浸润水肿，结节样隆起，质硬、压痛，结节可多个，不能推动；③视力轻度下降，眼压略升高；④常并发角膜炎、葡萄膜炎、白内障。

（2）后巩膜炎：较少见，为一种肉芽肿性炎症，位于赤道后方巩膜，多见单眼发病，眼前段无明显病变，诊断往往比较困难。临床表现为：①不同程度眼痛、压痛，也可头痛；②视力减退；③眼睑和球结膜水肿，轻微充血或无充血；④因眼外肌受累，眼球轻度突出，运动受限、复视；⑤如伴有葡萄膜炎、玻璃体混浊、视盘水肿、渗出性视网膜脱离，则视力明显下降；⑥如脉络膜显著增厚，可继发闭角型青光眼。

【辅助检查】

1. 裂隙灯检查　可检查角膜、前房受累情况。

2. 免疫性疾病的相关全身检查　以排除全身性疾病或全身对症治疗。

【治疗要点】

1. 表层巩膜炎　本病具有自限性，1～2周内自愈，一般无须特殊治疗。冷敷、血管收缩剂、人工泪液可减轻充血，必要时可全身应用糖皮质激素，伴有其他疾病者给予对症治疗。

2. 巩膜炎　积极治疗原发病，并对其进行有针对性的治疗，加强营养，改善全身情况。症状明显的患者选用糖皮质激素及非甾体类抗炎药。

【护理措施】

1. 眼部湿热敷，改善血液循环，有助于炎症消退，减轻疼痛。

2. 用药护理 根据医嘱选用糖皮质激素及非甾体类抗生素，注意药物毒副作用。指导患者正确滴眼药，每天2~6次；或同时全身用药。

3. 表层巩膜炎患者，要告诉患者疾病的自限性，2周内自愈，一般无需特殊处理。

4. 健康指导 ①指导患者加强营养，增加机体抵抗力；②巩膜炎易复发，应告诉患者病因治疗的重要性，积极治疗原发疾病。

【巩膜炎患者的护理思维导图】

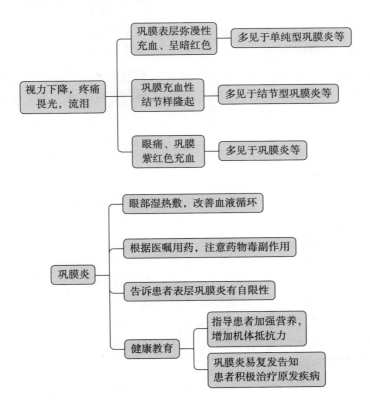

第二节 巩膜葡萄肿患者的护理

由于巩膜的先天缺陷或病理损害使其变薄，抵抗力减弱时，在眼内压作用下变薄的巩膜连同深层葡萄膜组织向外扩张膨出，透过巩膜呈现葡萄膜的颜色，称为巩膜葡萄肿（staphyloma）。

【护理评估】

了解患者是否伴有全身性疾病，如自身免疫性结缔组织病、代谢性疾病等，有无糖尿病、高血压等，有无高度近视、葡萄膜炎、青光眼、巩膜炎等眼部疾病，女性患者了解月经史。

巩膜葡萄肿临床表现主要有：多有视力减退，严重者视力丧失。①前巩膜葡萄肿：巩膜和睫状体部分成环状隆起；②赤道部葡萄肿：涡静脉穿出处巩膜葡萄膜黑色单独隆起；③后葡萄肿：常见于视神经周围及后极部，多有高度近视；④全巩膜葡萄肿：眼球全部扩张变大，巩膜菲薄。如先天性青光眼及后天性青光眼。

【辅助检查】

1. 裂隙灯检查　可见巩膜壁紫色突起。

2. 眼底检查、B超或CT检查　可协助诊断。

3. 组织病理学检查。

【治疗要点】

1. 病因治疗　有葡萄膜炎症时给予皮质类固醇治疗，继发青光眼者给予降眼压治疗。

2. 手术治疗　前巩膜葡萄肿早期可试行减压术，以缓解葡萄肿的发展和扩大。全巩膜葡萄肿如视力丧失无复明希望，为了美容可行眼球摘除术，术后安义眼。

【护理措施】

1. 眼部湿热敷　能改善血液循环，有助于炎症消退，减轻疼痛。

2．用药护理　根据医嘱选用糖皮质激素及非甾体类抗炎药，注意药物毒副作用。正确使用降眼压药物，并观察用药后的疗效。

3．健康教育　①指导患者加强营养，增加机体抵抗力；②定期复查，如有眼痛、视力明显下降等情况及时就诊；③注意保护眼睛，避免外力撞击眼部、避免剧烈运动。

第八章 葡萄膜病患者的护理

|第一节| 葡萄膜炎患者的护理

葡萄膜炎（uveitis）的发病原因较多，主要病因有感染、外伤和自身免疫应答等因素，其发病机制目前尚不清楚。多发生于青壮年，常反复发作。按发病部位可分为前葡萄膜炎（虹膜炎、虹膜睫状体炎和前部睫状体炎）、中间葡萄膜炎（睫状体平坦部、玻璃体基底部的炎症）、后葡萄膜炎（脉络膜、视网膜、视网膜血管和玻璃体的炎症）和全葡萄膜炎（炎症侵犯眼前后段）。本节主要介绍急性虹膜睫状体炎。

【护理评估】

重点了解患者的发病时间，有无反复发作史和全身性相关疾病如风湿性疾病、结核病、溃疡性结肠炎等。了解有无感染、外伤病史。急性虹膜睫状体炎表现为眼痛、畏光、流泪和视力减退。常见体征：①睫状充血或混合充血是常见特征；②角膜后沉着物（KP）：炎症时由于血—房水屏障功能破坏，房水中进入大量炎症细胞和纤维素，沉积于细胞后表面；③房水混浊：裂隙灯前房内光束增强，呈灰白色半透明带称为房水闪辉，是由于血—房水屏障功能破坏，蛋白、炎性细胞进入房水造成的。混浊的前房水内可见浮游的炎性细胞，称为Tyndall现象，为炎症活动期体征；④虹膜水肿、纹理不清、虹膜粘连、虹膜膨隆等改变；⑤瞳孔缩小、光反射迟钝或消失；⑥可出现并发性白内障、继发性青光眼、低眼压及眼球萎缩等并发症。

【辅助检查】

1．外周血象、实验室检查　血常规、生化检查、红细胞沉降率、抗溶血性链球菌O、HLA-B27分型等，怀疑细菌、病毒或真菌等病原体感染者，应进行相应的病原学检查，如药物敏感试验、病原体的抗原抗体检查等。

2．影像学检查　FFA、ICGA、B超、OCT、CT和MRI等对诊断视网膜、脉络膜及其血管和视网膜色素上皮病变很大帮助，有助于确定病变形态、部位及范围等，对确定炎症所引起的病变或在追溯病因上都可能有一定的帮助，同时也为鉴别诊断提供客观依据。骶髂关节的水平和冠状位CT，排除强直性脊柱炎。

3．裂隙灯活体显微镜检　检查角膜和虹膜，了解眼前段情况；散瞳后检查眼底。

4．眼前节彩照　记录虹膜散瞳前后的瞳孔形态。

5．视功能检查　检查远、近裸眼视力和矫正视力。

6．眼压监测　了解眼压变化。

【治疗要点】

应用散瞳剂、糖皮质激素、非甾体类抗炎药和抗感染药，以达到散瞳、抗炎和防止并发症的作用。

1．散瞳　散瞳是治疗急性虹膜睫状体炎的首要措施。目的：①防止和拉开虹膜后粘连，避免并发症；②解除睫状肌和瞳孔括约肌的痉挛以减轻充血、水肿及疼痛，促进炎症恢复。眼局部点阿托品眼药水或涂阿托品眼药膏，效果不理想者可结膜下注射散瞳合剂（1%阿托品、1%可卡因和0.1%肾上腺素等量混合）0.1~0.2ml。炎症恢复期可给予0.5%~1%的托吡卡胺滴眼剂，每日1次。

2．糖皮质激素　具有抗炎、抗过敏的作用，同时还能抑制炎性介质的释放。局部用药可采用眼药水滴眼、眼膏涂眼及球结膜下注射等方式。常用醋酸氢化可的松（0.2%、2.5%）、醋酸地塞米松（0.1%）、醋酸泼尼松龙（0.12%、0.125%、0.5%、

1%）等。病情严重者可口服或静脉使用糖皮质激素。

3. 非甾体抗炎药和抗感染药　非甾体抗炎药有吲哚美辛和双氯芬酸钠能抑制前列腺素的产生。根据感染的病原体，选择抗感染药物，可增加抗炎效果。

4. 免疫抑制剂　由免疫因素引起的炎症主要使用免疫抑制剂治疗。常用的药物有苯丁酸氮芥、环孢素、环磷酰胺等，应注意观察毒副作用。

5. 热敷　局部热敷能扩张血管促进血液循环，消除毒素和炎症产物，从而减轻炎症反应，并有止痛作用。

6. 积极治疗并发症　并发性白内障待炎症控制后可行白内障超声乳化摘除术和人工晶状体植入术（参照第九章第一节白内障手术治疗）；继发性青光眼可给予降眼压药物治疗（参照第十章第一节青光眼治疗）。

【护理措施】

1. 疼痛的护理　评估患者疼痛的程度，指导患者减轻疼痛的方法，如转移注意力等。应用散瞳剂和糖皮质激素时，先向患者解释用药目的及药物的副作用，同时注意观察使用过程中出现的副作用，尤其是眼压变化。

（1）散瞳剂：①点散瞳药后，要压迫内眦3～5分钟，以减少药物经鼻腔黏膜吸收引起的全身中毒反应；②抽取散瞳合剂时要选择1ml的注射器，结膜下注射时要选择瞳孔未散开的部位，并告诉患者如果出现心跳加速、面红、口干等症状是药物的正常作用，休息片刻即可缓解；③注意药物浓度，如出现口干，继而出现心跳加速、面色潮红、头晕、烦躁不安、胡言乱语等症状要立即停药，及时通知医师。嘱患者卧床休息，多饮水，注意保暖，遵医嘱静脉滴注葡萄糖；④中老年人、前房浅的患者为避免散瞳后房角堵塞，引起青光眼发作，可先用1%去氧肾上腺素散瞳，若无眼压升高再用阿托品。心脏病患者应慎用。

（2）糖皮质激素：局部应用糖皮质激素，可出现青光眼、白内障、黄斑水肿等并发症，应注意观察眼压和眼底的变化。长期全身用药的患者可出现向心性肥胖、胃出血、骨质疏松等副作用。

2．做好视力下降患者的生活护理，注意患者安全。

3．预防并发症的护理　观察眼压、视力变化，及时发现晶状体混浊、眼压升高、低眼压及眼球萎缩的出现。警惕青光眼、并发性白内障的发生。

4．心理护理　虹膜睫状体炎病程长，病情易反复发作，应向患者介绍本病特点，帮助患者掌握疾病的保健知识，明确坚持用药的重要性。多关心患者，帮助患者树立战胜疾病的信心。

5．健康教育

（1）指导患者正确的眼部护理方法，如热敷、点眼药水等。

（2）本病易反复发作，应告知患者戒烟酒，锻炼身体，提高机体的抵抗力。

（3）散瞳期间外出可佩戴有色眼镜，避免强光刺激。

（4）出院后按医嘱用药，切忌自行停药。应用激素者，注意监测不良反应，如有不适及时就诊。

【葡萄膜炎患者的护理思维导图】

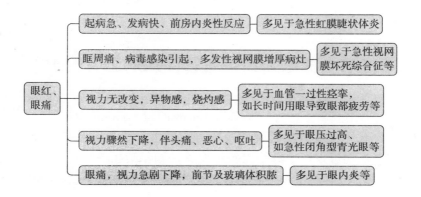

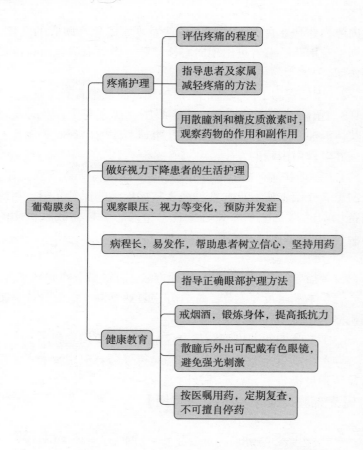

葡萄膜炎
- 疼痛护理
  - 评估疼痛的程度
  - 指导患者及家属减轻疼痛的方法
  - 用散瞳剂和糖皮质激素时，观察药物的作用和副作用
- 做好视力下降患者的生活护理
- 观察眼压、视力等变化，预防并发症
- 病程长，易发作，帮助患者树立信心，坚持用药
- 健康教育
  - 指导正确眼部护理方法
  - 戒烟酒，锻炼身体，提高抵抗力
  - 散瞳后外出可配戴有色眼镜，避免强光刺激
  - 按医嘱用药，定期复查，不可擅自停药

第二节 脉络膜新生血管性疾病患者的护理

脉络膜新生血管（choroidal neovascularization，CNV）是来自脉络膜血管的增生性改变，常发生于黄斑区及其周围。许多疾病可以产生脉络膜新生血管，如年龄相关性黄斑变性（AMD）、中心性渗出性脉络膜视网膜炎、眼底血管样条纹、

高度近视眼等，局部组织缺氧和炎症被认为是 CNV 的主要原因。

【护理评估】

了解患者眼部疾病病史，一旦出现脉络膜新生血管，可引起视网膜的反复出血和渗出，继而机化瘢痕形成，视力下降，严重者导致失明。

【辅助检查】

1. 影像学检查　FFA、ICGA、B 超、OCT、CT 和 MRI 等对诊断视网膜及其血管、脉络膜及其血管和视网膜色素上皮病变很大帮助，有助于确定病变形态、部位及范围等，对确定炎症所引起的病变或在追溯病因上都可能有一定的帮助，同时也为鉴别诊断提供客观依据。

2. 眼底血管造影　反映视网膜血管的情况，可以动态、实时、客观地记录眼底血管的结构、血流动力学改变、血管病理生理变化等，对眼底病诊断、指导激光治疗、疾病预后和疗效评价等方面有着重要作用。

【治疗要点】

目前临床上还没有特效药，常用的治疗方法有：抗 VEGF 治疗、激光光动力治疗（PDT）、手术切除 CNV 及联合干细胞移植。

【护理措施】

1. 心理护理　鼓励患者表达自己的感受，并给予安慰与理解，介绍成功病例，以增强患者战胜疾病的信心。

2. 评估患者身体和视力，了解患者生活和活动情况，给予适当帮助。

3. 激光光动力疗法（photodynamic therapy，PDT）的护理重点　治疗前要与患者充分交流，注意布置暗室环境和准备避光物品，让患者主动配合治疗。具体参照本章附录激光光动力疗法（PDT）的护理。

附录：光动力治疗（PDT）的护理

【目的】

1. 封闭和破坏脉络膜异常的新生血管。

2. 限制或抑制渗出性老年性黄斑变性的进展从而保存视力。

【用物】

静脉输液泵、静脉穿刺针、穿刺保护膜、压脉带、碘伏、棉签、注射用水、5% 葡萄糖液、光敏感剂 Visudyne、手套、血压计、听诊器。

【护理措施】

1. 疾病知识　治疗前与患者进行良好的交流，告知光动力治疗是从静脉注射光敏感剂，当它在眼内累积达一定量时，用一种特定激光把药活化，使眼底异常的新生血管栓塞、封闭的一种治疗方法。

2. 治疗前准备　①测视力、身高、体重、血压、脉搏并记录；②布置暗室及准备避光物品，如宽沿帽、深色太阳镜、长袖衣裤、长袜、手套；③计算光敏感剂 Visudyne 剂量：首先计算患者体表面积（BSA），公式：$BSA=\sqrt{体重（Kg）\times 身高（m）/6}$，再计算患者所需 Visudyne 的总量（D），公式：$D（mg）=BSA\times 6mg/m^2$，和应取的被溶解的 Visudyne 的剂量（Vr），公式：$Vr（ml）=D/2$；还要计算所需之 5% 葡萄糖溶液（或 5% 右旋糖酐）的剂量，公式：（30–Vr）ml；④在治疗开始前 2 小时滴散瞳剂；⑤治疗前眼部滴表麻药。

3. 治疗中配合　护士根据医嘱配制药液，最好现配现用，注意配制药液的溶剂不要使用含盐溶液，以免发生沉淀。配制好的药液如果没有马上使用，要放回原包装袋中避光保存，并置于2~8℃冰箱内。平时Visudyne要冷藏保存，配制前10分钟取出放置在室温（＜25℃）。配制过程中，避免强光直射。并确保Visudyne完全溶解，保证剂量准确。

激光光动力疗法配合程序：①开放静脉，备静脉留置针，选择头静脉或正中静脉，较粗直静脉进行穿刺，将5%葡萄糖溶液缓慢推入静脉内，以确认留置针在静脉内；②输注药液时，设置注射泵的速度为3ml/min，全部药液在10分钟输注完毕，再用10ml灭菌注射用水冲洗管道中的残余药液；③遵医嘱按输液泵"开始"键推注Visudyne输注液，并与医师同时开始15分钟倒计时，于开始静脉注射药液后的第15分钟进行激光治疗。此时需要患者配合医师定好头部位置，以保证激光照射部位的准确。

治疗过程中护士要密切注意病情变化，如果注射部位出现药物渗漏时，会引起患者局部皮肤严重疼痛、肿胀、变色，应立即停止静脉注射。药物渗漏的局部外涂消炎镇痛药，局部冷敷，让患者避开强光，直待患者局部肿胀、变色消失。如果仅注射了一半药物时发生渗漏，则尽快另选静脉，并于第二次注射后的第15分钟进行激光治疗。如果已注射一半以上剂量药物时发生渗漏，则继续进行激光治疗。

4. 治疗后护理 ①护士示范拔针后正确按压手法、按压时间。一旦渗漏出血管外将造成患者局部严重疼痛、肿胀和皮肤变色，还会因眼部的治疗剂量不足而影响疗效；②治疗后嘱患者立即穿上长袖衣裤、戴深色太阳镜。特别要强调避光的重要性，若患者在治疗时暴露于强烈的阳光下，几分钟内就会引起灼伤，且涂防晒用品无效。故要求患者在治疗后48小时内要严格避光，2天内除一般的室内白光外，应避免阳光、手术用光、卤素光的直射。患者如果有肝、肾疾病或正在服用影响肝肾功能的药物时应延长眼及皮肤的避光时间，5天后可恢复正常的户外活动。

|第三节| Vogt-小柳原田综合征
患者的护理

Vogt-小柳原田综合征（Vogt-Koyanagi-Harada syndrome，VKH syndrome）是常见的葡萄膜炎类型之一，它以双侧肉芽肿性全葡萄膜炎为特征，常伴有脑膜刺激征、听力障碍、白癜风、毛发变白或脱落，因此又称为"特发性葡萄膜大脑炎"。目前病因还未明确，可能与病毒感染或自身免疫反应有关。

【护理评估】

1. 了解患者发病前有无感冒等病毒感染及免疫性疾病病史，典型的临床表现为：

（1）前驱期：表现发热、头痛、耳鸣、听力下降、颈项强直等。

（2）后葡萄膜炎期：发病后2周内，表现双眼视力下降，双侧弥漫性脉络膜炎、脉络膜视网膜炎、视盘炎、神经上皮浅脱离等；检查发现视盘充血、后部视网膜水肿或视网膜脱离。

（3）前葡萄膜受累期：发病后约2周~2个月，除后葡萄膜炎期的表现外，常伴有渗出性视网膜脱离，并出现非肉芽肿性前葡萄膜炎的改变。

（4）前葡萄膜炎反复发作期：发病2个月后，表现为复发性肉芽肿性前葡萄膜炎，常有晚霞状眼底改变和Dalen-fuchs结节。此外，还有脱发、毛发变白、白癜风等全身表现。

2. 检查评估 眼底荧光素血管造影：早期可见多发性高荧光点，以后逐渐融合成片。

【辅助检查】

FFA检查 可见早期出现多发性细小荧光束渗漏点，以后扩大融合。

【治疗要点】

1．初发者早期应用大剂量糖皮质激素，口服泼尼松，连续治疗8个月以上，同时眼部滴用糖皮质激素滴眼液。

2．复发者常用免疫抑制剂，有环磷酰胺、苯丁酸氮芥、硫唑嘌呤、环孢霉素A等；也可与糖皮质激素联合应用。

3．积极治疗并发症，如继发性青光眼和白内障等。

【护理措施】

1．鼓励患者表达自己的感受，并给予安慰与理解，帮助患者结识其他病友，与性格开朗的病友交流感受，获得支持与鼓励。

2．评估患者身体情况，注意视力变化，监测眼压，及时发现并发症。

3．告知治疗一般需要持续1年以上，患者需定期门诊随访，按医嘱配合治疗，根据病情变化情况调整用药。

4．用药护理

（1）使用糖皮质激素者，护士要告诉患者规律用药、逐渐停药的重要性，并严密观察药物不良反应：①物质代谢和水盐代谢紊乱，出现类肾上腺皮质功能亢进综合征，如水肿、低血钾、高血压、尿糖、皮肤变薄、满月脸、水牛背、向心性肥胖、多毛、痤疮、肌无力和肌萎缩等症状，一般无需特殊治疗，停药后可自行消退；轻度低血钾、高血压、尿糖，护理上注意低盐、低糖、高蛋白饮食及加用氯化钾等；②注意观察感染征象，糖皮质激素可诱发或加重感染；③消化系统并发症，糖皮质激素能刺激胃酸、胃蛋白酶的分泌并抑制胃黏液分泌，降低胃粘膜的抵抗力，故可诱发或加剧消化性溃疡。糖皮质激素也能掩盖溃疡的初期症状，以致出现突发出血和穿孔等严重并发症，特别注意观察；④心血管系统并发症，糖皮质激素可导致钠、水潴留和血脂升高，进而诱发高血压和动脉粥样硬化；⑤其他反应：注意骨质疏松及椎骨压迫性骨折，神经精神异常和白内障、青光眼等，护理上预防跌倒，监测视力和眼压变化。

（2）使用免疫抑制剂者，要定期监测肝、肾功能、血、尿常规；注意消化道症状：恶心、呕吐、厌食等；骨髓抑制，继发性感染，出血性膀胱炎，月经不调等。

|第四节| 急性视网膜坏死
综合征患者的护理

急性视网膜坏死综合征（acute retinal necrosis syndrome, ARN）是由水痘—带状疱疹病毒或单纯疱疹病毒感染引起的一种眼部炎症性疾病。其典型的眼部体征包括：肉芽肿性前葡萄膜炎、玻璃体炎、闭塞性视网膜小动脉炎、多灶性周边视网膜炎。表现为视网膜坏死，以视网膜动脉炎为主的血管炎，玻璃体混浊和后期的视网膜脱离。可发生于任何年龄，性别差异不大，多单眼受累。ARN起病急骤，进展迅速，若不及时予以积极有效的治疗，预后较差。

【护理评估】

了解患者的发病时间，有无导致免疫功能障碍的因素，急性视网膜坏死的临床表现为：

1. 症状　眼红、眼痛或眶周疼痛，视物模糊、眼前黑影，病变累及黄斑区明显视力下降。

2. 体征　眼前段表现为非肉芽肿性葡萄膜炎，轻度至中度玻璃体炎症混浊。另一重要体征是波及动脉和静脉的视网膜血管炎，仍以动脉炎为主，伴有视网膜出血；视网膜坏死病灶早起多见于中间部，黄白色，边界清晰，呈斑块状或"拇指印"状，以后融合并向后极部发展，同时玻璃体混浊加重，并出现纤维化。而视网膜坏死常形成多个视网膜裂孔，引起视网膜脱离。

【辅助检查】

1. 裂隙灯检查　检查角膜和虹膜，了解眼前段情况，有无羊脂状KP。

2. 眼压监测　羊脂状KP伴眼压升高对诊断有重要的提示。

3. 病毒培养　玻璃体标本或视网膜活检标本进行病毒培养。

4. PCR检查　有助于诊断与鉴别诊断。

5. 散瞳后查眼底　判断有无视网膜裂孔。

【治疗要点】

1. 抗病毒制剂　阿昔洛韦静脉滴注，每天3～5次，治疗10～21天后，改为口服，每天5次，连用1～3月。

2. 抗凝剂　可选用肝素，也可选用小剂量的阿司匹林口服。

3. 糖皮质激素　在抗病毒治疗的同时可选用泼尼松口服治疗。

4. 激光光凝及手术　光凝对预防视网膜脱离可能有一定的作用。发生视网膜脱离时，应行玻璃体切除联合玻璃体内气体填充、硅油填充等手术。

【护理措施】

1. 心理护理　由于急性视网膜坏死综合征起病急、病程长、预后差，患者易出现焦虑、消沉、悲观等情绪。护士给予患者更多的心理关怀，向患者讲解疾病相关信息，树立患者的信心，有利于患者积极、主动配合治疗。

2. 药物护理

（1）抗病毒药物护理

1）积极抗病毒治疗，遵医嘱予静脉注射或口服抗病毒药物，用药期间密切监测肝肾功能变化，药物不良反应等，嘱其多饮水。

2）由于长期静脉注射抗病毒药物，注射过程中应注意保护静脉，必要时可用水胶体透明贴予以保护。静脉滴注速度不宜过快，浓度不宜过高，肝肾功能不全者慎用。

（2）糖皮质激素药物护理

1）口服糖皮质激素前应详细询问有无消化道溃疡史，可用雷尼替丁等保护胃黏膜。

2）向患者讲解用药后可能出现精神症状、痤疮、向心性肥胖等，都属正常反应，随着药物减量和停止可消失。

3）服用激素类药物可造成钙离子流失，因此在饮食中应注意多食含钙量高的食物如牛奶、鸡蛋、坚果或遵医嘱补钙治疗。

3．手术患者的护理

（1）手术前护理

1）术前加强营养，增强体质。

2）安静卧床休息，避免头部、眼睛的剧烈震动。

3）了解患者全身及视功能情况，讲解手术具体步骤，使其配合术前准备及各项检查。

（2）手术后护理

1）体位护理：指导患者正确卧位方法，并告知患者及家属保持正确体位的重要性，提高患者的依从性，保证治疗效果，同时做好舒适度护理。

2）预防并发症护理：注意观察眼部创口；了解头痛、眼痛等症状；监测视力、眼压情况，及时发现眼内出血，眼压升高，视网膜再脱离。

4．健康教育

（1）术后恢复期遵医嘱继续坚持适当体位。

（2）避免眼压升高因素，在恢复期避免用力大便、咳嗽、剧烈运动或重体力劳动等，以防视网膜再次脱离。

（3）教会患者正确点眼药水的方法，指导其注意眼部卫生，勿用手揉眼睛，勿让脏水进入眼睛。

（4）嘱按时用药，勿擅自停药及减量；因部分急性视网膜坏死为双眼发病且行预防性激光或玻璃体切割术后仍有部分病例发生视网膜脱离，临床上也有复发的病例。所以必须告知患者随诊观察的必要性，如有眼痛、眼胀、突然视物模糊等立即就诊。

第九章 白内障患者的护理

白内障（cataract）指晶状体混浊。白内障目前已成为主要致盲性眼病之一。根据发病原因，可分为年龄相关性、代谢性、外伤性、并发性白内障等；按发病时间可分为先天性、获得性白内障；根据混浊部位不同，可分为皮质性、核性、囊膜下性白内障；按晶状体混浊形态，可分为点状、冠状和板层白内障等。

白内障患者的发病机制较为复杂，与营养、代谢、环境和遗传等多种因素有关，是机体内外各种因素对晶状体长期综合作用的结果。

第一节 年龄相关性白内障患者的护理

年龄相关性白内障（age-related cataract）多发生在50岁以上的老年人，故又称老年性白内障，是最主要的致盲原因之一。

【护理评估】

了解患者糖尿病、外伤等全身情况。患者主要表现为双眼同时或先后发生的渐进性无痛性视力下降。由于晶状体纤维肿胀，患者可出现单眼复视或多视、虹视、畏光和眩光、屈光状态改变等表现。按其开始形成部位分为皮质性、核性、囊膜下性白内障。

1. 皮质性白内障最常见，按其发展过程可分为四期。

（1）初发期：晶状体周边部皮质出现混浊，多呈楔形，尖端向着中心，瞳孔区的晶状体大部分仍透明，一般无视力障碍。晶状体混浊发展缓慢，可经数年才进入下一期。

（2）膨胀期：又称未成熟期，混浊逐渐向中央发展，并伸入瞳孔区，晶状体有不均匀的灰白色混浊，视力明显减退，晶状体皮质吸收水分而肿胀，可诱发急性闭角型青光眼。用斜照法检查时，可见虹膜新月形投影，为此期的特点。

（3）成熟期：晶状体完全混浊，呈乳白色；视力仅剩眼前手动或光感；虹膜新月形投影消失；前房深度恢复正常。

（4）过熟期：晶状体皮质溶解液化变成乳汁状物，核失去支撑下沉；直立时核下沉，避开瞳孔区，视力有所提高；低头时核上浮遮挡瞳孔区，视力突然减退。

常见并发症：①膨胀期：急性闭角型青光眼；②过熟期：晶状体过敏性葡萄膜炎、晶状体溶解性青光眼、晶状体脱位等。

2．核性白内障较少见，发病较早，一般40岁左右开始，进展缓慢。早期不影响视力，以后随着晶状体核密度增加，屈光指数明显增强，常表现为近视增加或老视减轻。

3．囊膜下性白内障因混浊位于视轴区，早期即可影响视力。

【辅助检查】

1．视功能检查 对于成熟期白内障，检查光感、光定位和色觉。对于未成熟期白内障，检查远、近裸眼和矫正视力。

2．眼压监测 了解是否合并青光眼。

3．裂隙灯活体显微镜检查 ①检查角膜和虹膜，了解眼前段情况，必要时（如曾做内眼手术者、角膜变性者和年龄大的患者）应检查角膜内皮细胞数；②散瞳后检查晶状体混浊情况，特别注意晶状体核的颜色。临床上常用的是Emery核硬度分级标准，根据晶状体核的颜色将核硬度分为5级。评价晶状体核硬度对于选择白内障手术方式有重要意义。

4. 眼电生理及光定位检查　了解眼后段的情况，以便判断术后恢复情况。

5. 角膜曲率及眼轴长度检查　可计算手术植入的人工晶状体的度数。

【治疗要点】

目前尚无疗效肯定的药物，以手术治疗为主。如果视力下降影响生活、工作可早日行手术治疗，手术方法如下：

1. 白内障囊外摘除术（ECCE）　手术中将混浊晶状体摘除，保留完整的后囊膜，可同时联合人工晶状体（IOL）植入。

2. 白内障超声乳化吸出术（phacoemulsification）　通过超声乳化手柄高频震荡，使晶状体核呈乳糜状，通过小切口将之吸出，保留后囊膜。优点是手术时间短、切口小不用缝线、炎症反应轻、视力恢复快，角膜散光小，可同时进行IOL植入，并可在表面麻醉下进行手术。

3. 飞秒激光辅助下白内障吸除术　利用激光对混浊晶状体核和皮质进行切割而后吸出，是继超声乳化手术之后切口更小、组织损伤更小、更安全的手术方法。

【护理措施】

1. 白内障早期，根据医嘱指导用药，如谷胱甘肽滴眼液、法可林滴眼液、白内停滴眼液、口服维生素C、E等药物，以延缓白内障进展。

2. 白内障早期非手术患者，告知患者定期门诊随访。如果自觉头痛、眼痛、视力下降等，应立即到医院诊治，警惕急性青光眼先兆。

3. 手术前护理

（1）做好术前常规护理，术前患眼滴抗生素滴眼液3天，术日晨行泪道冲洗、结膜囊冲洗、散瞳等。

（2）指导患者抑制咳嗽和打喷嚏方法，如用舌尖顶压上腭，以免影响手术。

（3）对于语言不通、听力差的患者，应做好眼位配合训练，即手术前与患者约定眼球转动指令，如医师拍患者下巴示意眼球下转、拍额头示意眼球上转等，以便于手术中配合。

4．手术后护理

（1）按眼科手术后常规护理，在换药、点滴眼药时严格执行无菌操作，保持创口干燥。

（2）病情观察：注意视力、眼压、血糖、血压等变化，观察术后并发症。①出血：多见于切口或虹膜血管出血，糖尿病、视网膜裂孔或低眼压等可引起玻璃体积血，前房积血多见于1周内；②眼压升高：一般术后可有短暂升高，24小时可恢复。患者自觉头痛、眼部胀痛，测量时发现眼压值升高等，根据医嘱给予降低眼压药；③眼内炎：表现为眼痛、视力下降、球结膜水肿、睫状充血、局部创口分泌物增加、前房积脓、玻璃体混浊，是白内障术后最严重并发症，应立即报告医师；④出院后观察有无发生后发性白内障、角膜散光、慢性葡萄膜炎等。

5．安全护理　①向患者介绍医院环境；②浴室、厕所等安全设施，如扶手等，教会患者使用；③医院常用物品固定摆放，活动空间不设障碍物，以免患者跌倒；④教会患者使用床旁传呼系统，鼓励其寻求帮助。

6．健康教育

（1）向患者及家属讲解有关的自我护理常识，要保持个人卫生，勤洗手，禁止用手揉眼；避免负重与剧烈运动；保持大便通畅；洗头洗澡时，不要让脏水流入眼内，避免引发感染。

（2）术后配镜指导。白内障摘除术后，无晶状体眼呈高度远视状态。未植入人工晶状体者，指导其矫正方法，可配戴框架眼镜、角膜接触镜。植入人工晶状体者，若为单焦人工晶状体，3个月后屈光状态稳定时，可予以验光配戴近用或远用镜。

|第二节| 糖尿病性白内障患者的护理

糖尿病性白内障（diabetic cataract）是指白内障的发生与糖尿病有直接关系的白内障，临床上分为两大类，一类为合并年龄相关性皮质性白内障，另一类为真性糖尿病性白内障，可合并糖尿病性视网膜病变。

【护理评估】

了解患者糖尿病情况和治疗经过，目前血糖控制情况；了解患者目前视力情况、视力下降速度、生活环境、家庭应对情况；有无糖尿病家族史。

因晶状体混浊及视网膜病变的损害，可有不同程度视力下降。糖尿病患者的年龄相关性白内障发生率比非糖尿病患者高4～6倍，症状相似，发生较早，进展较快，容易成熟。

真性糖尿病性白内障大多发生于严重的青少年糖尿病患者，多为双眼，前后囊下白点状或雪片状混浊，迅速扩展为全部晶状体混浊，可伴有屈光变化。当血糖升高时，房水进入晶状体内使之肿胀变凸，可表现为近视；血糖降低时，晶状体内水分渗出，晶状体变扁平，则呈远视。

【辅助检查】

1. 辅助检查 检测血糖、尿糖、糖化血红蛋白，了解患者血糖控制情况。

2. 眼电生理及光定位检查 了解视网膜或视神经功能。

3. 角膜曲率及眼轴长度检查 计算手术植入人工晶状体的度数。

【治疗要点】

积极治疗糖尿病，严格控制血糖。在血糖控制正常的情况下，可行白内障摘除术和人工晶状体植入术。如有糖尿病性视网膜病变也应在白内障手术之前治疗，手术后应继续治疗眼底病变。

【护理措施】

1. 密切观察血糖变化，积极治疗糖尿病，血糖控制正常后方可手术。

2. 向患者讲解治疗原发病的重要性，并指导糖尿病的治疗护理，如药物护理、饮食护理和运动疗法。

（1）用药指导：遵医嘱应用降血糖药物，密切观察血糖变化，严密观察药物的副作用，如低血糖反应。

（2）饮食指导：应以控制总热量为原则，实行低糖、低脂（以不饱和脂肪酸为主）、适当蛋白质、高纤维素（可延缓血糖吸收）、高维生素饮食，饮食治疗应强调定时定量。

（3）运动指导：强调因人而异、循序渐进、相对定时定量、适可而止。一般每日坚持半小时运动。运动量简易计算方法：运动中脉率达到（170–年龄）。运动时间：餐后1小时运动可达到较好降糖效果，最好不要空腹运动，以免发生低血糖。

3. 手术护理　参照本章第一节白内障患者的护理，但要注意糖尿病性白内障术后易发生出血及感染，术前应严格掌握手术适应证，术后密切观察病情变化，注意无菌操作。

4. 心理护理　根据患者心理状况，进行心理疏导，帮助患者树立战胜疾病的信心。

5. 健康教育　糖尿病患者的健康教育对减少糖尿病并发症的发生率有极其重要的意义。

（1）向患者及家属传授糖尿病的有关知识，提高自我护理能力，如遇到低血糖反应的紧急处理等。

（2）指导患者进行血糖监测和饮食护理。

（3）指导家属提供生活帮助，避免发生意外损伤。

（4）糖尿病患者术后易感染，出院后要注意用眼卫生，严格控制血糖，如有眼痛、眼部分泌物增多等应立即就诊。

|第三节|　先天性白内障患者的护理

先天性白内障（congenital cataract）是胎儿发育过程中，晶状体发育生长障碍的结果，表现为各种形态与部位的晶状体混浊。多为双侧，大多数在出生前即已存在，小部分在出生后逐渐形成。

【护理评估】

了解患者起病的时间、缓急；疾病发作次数、有无规律性；发病时有无伴随症状；有无上述促发因素存在；有无青光眼家族史。了解患儿出生时视力情况，可为单眼或双眼发病。视力障碍程度因晶状体混浊发生部位和形态不同而异，有的视力影响不明显，有的视力下降明显，甚至只剩光感。因患儿年龄太小，不能自诉，常依赖父母观察发现。

先天性白内障可按晶状体混浊的形态、部位不同，分为前极、后极、冠状、点状、绕核性、核性、膜性和全白内障，其中绕核性白内障为最常见的类型。常合并其他眼病如斜视、眼球震颤、先天性小眼球等。

【辅助检查】

先天性白内障合并其他系统畸形，应检查染色体，合并糖尿病，新生儿低血糖患者应检查血糖、尿糖和酮体等，可以帮助了解病因。

【治疗要点】

治疗目标是恢复视力，减少弱视和盲的发生。

1. 对视力影响不大者，一般无需治疗，定期随访。

2. 对明显影响视力者，应尽早选择晶状体切除、晶状体吸出、白内障囊外摘除或白内障超声乳化术等手术治疗，一般宜在3～6个月手术，最迟不超过2岁，以免发生形觉剥夺性弱视。

3. 感染风疹病毒者不宜过早手术，以免因手术使潜伏在晶状体内的病毒释放而引起虹膜睫状体炎、眼球萎缩。

4. 无晶状体眼患者需进行屈光矫正和视功能训练。屈光矫正方法有：框架眼镜、角膜接触镜、人工晶状体植入。

【护理措施】

1. 内源性先天性白内障具有遗传性，注意优生优育。外源性先天性白内障应做好孕妇早期保健护理。

2. 手术患者参照本章第一节白内障患者的护理，全麻患儿做好全麻护理。

3. 已发生弱视患儿，应指导家长进行正确的弱视训练：如遮盖疗法、光学药物压抑法、精细动作训练等。

4. 健康教育　①患儿及家属注意眼部卫生，勿用手及手绢擦眼；②指导患儿家属如何正确点眼药水及涂眼药膏；③饮食上忌辛辣、油腻的食物，可以适量摄入清肝养肾明目的食物，富含维生素A的食物如胡萝卜、黄绿蔬菜、蛋黄、黄色水果、动物肝脏、鱼肝油、奶制品等；④遵医嘱用药，定期复查，如出现患侧额部疼痛、眼胀等情况应立即就诊。

|第四节| 后发性白内障患者的护理

后发性白内障是指白内障囊外摘除术后或外伤性白内障部分皮质吸收后所形成的晶状体后囊膜混浊。成人白内障囊外摘除术后发生率高达30%~50%，儿童则为100%。

【护理评估】

了解患者有无白内障囊外摘除及晶状体外伤史。其常见的临床表现为：

1. 视物变形和视力下降。

2. 晶状体后囊膜出现厚薄不均的白色机化组织和elschnig珠样小体，常伴虹膜后粘连。

3. 影响视力的程度与晶状体后囊膜混浊程度和厚度有关。

【辅助检查】

1. 裂隙灯检查　可发现后囊膜不同程度的混浊和增厚。

2. 散瞳后查眼底　可排除眼底病变。

【治疗要点】

1. 后发性白内障影响视力时应用YAG激光将瞳孔区的晶状体后囊膜切开。

2. 如无条件实施激光治疗者，可进行手术将瞳孔区的晶状体后囊膜刺开或剪开。

3. 术后眼部滴用糖皮质激素或非甾体抗炎滴眼液，预防炎症反应，并注意观察眼压的变化。

【护理措施】

1. 手术患者参照本章第一节白内障手术患者护理。

2. 健康教育　①积极治疗慢性病：包括眼部的疾患及全身性疾病，及时有效地控制血糖，防止病情的进一步发展；②患者应戒烟、戒酒，避免暴饮暴食；多食蔬菜、水果和富含维生素的食物；③遵医嘱用药，按时定期复查，如出现术眼剧烈疼痛、眼胀、分泌大量增多等情况应立即就诊；④注意保护眼睛，避免受伤；用眼劳逸结合，阅读和看电视的时间不宜过长。

【白内障患者的护理思维导图】

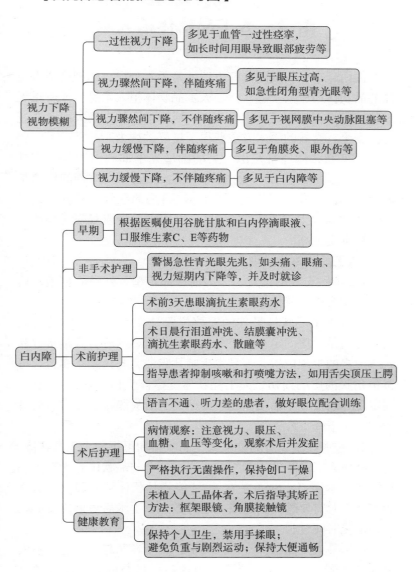

附录：人工晶状体植入术

白内障唯一有效的治疗方法就是手术治疗，即把已变得混浊的晶状体换成人工晶状体。人工晶状体植入术是目前矫正无晶状体眼最理想和最常用的选择。成千上万的白内障患者通过这种安全、有效的手术方法获得了良好的视力。

人工晶状体通常是由中央的圆形光学部和周边的支撑襻组成，光学部的直径一般在 5.5 ~ 6mm 左右，支撑襻的作用是固定人工晶状体，可以是两个 C 型或 J 型的线状支撑襻。人工晶状体物像放大率为 0.2% ~ 2%，可用于单眼或双眼无晶状体眼，视觉质量高。

【人工晶状体的类型】

1. 按照安放的位置，分为前房固定型、虹膜固定型、后房固定型人工晶状体。

通常人工晶状体最佳的安放位置是在天然晶状体的囊袋内，也就是后房固定型人工晶状体的位置。这种方式最接近晶状体原来的生理位置，不易发生瞳孔阻滞，与角膜距离较远可避免角膜内皮的损伤，人工晶状体支撑襻生物降解作用减少、固定良好以及人工晶状体光学部凸面与后囊膜接触使术后后发障发生率下降。

2. 按照硬度，分为硬质人工晶状体和可折叠人工晶状体。

硬质人工晶状体不能折叠，需要一个与晶状体光学部大小相同的手术切口（6mm 左右），才能将晶状体植入眼内。这样的伤口有时需要缝线，造成一定的散光；手术后短期内反应较大，恢复时间较长。

可折叠人工晶状体，可以对折，甚至卷曲起来，通过植入镊或植入器将其植入，待进入眼内后，折叠的人工晶状体会自动展开，支撑在指定的位置。手术切口一般是2.8~3.2mm，切口不需要缝合，散光也比较小，恢复时间更快，缺点是价格比普通晶状体贵。可预防后发障形成，尤其适合糖尿病患者。

3. 多焦点/可调节人工晶状体 前面的几种人工晶状体只有一个焦点，无调节力，看远清楚看近不清楚（老花现象），反之看近清楚看远需要近视镜补足。而多焦人工晶状体（包括区域多焦型、衍射多焦型），可同时看近和看远。但因必须将进入眼内光线的能量分为两部分，用一半看近，一半看远，视敏度受一定影响，有可能造成远近都不十分清楚，故应谨慎应用。

4. 非球面人工晶状体 减少像差，有效提高成像质量，明显提高夜间视力，接近于正常眼，尤其适于夜间行动不便的老人或司机患者。

5. 黄色人工晶状体 人工晶状体均加入紫外吸收剂阻挡紫外光，但普通人工晶状体不能阻挡蓝光，黄色人工晶状体设计目的在于阻挡蓝光，减少对黄斑的光损伤。

【人工晶状体植入方法】

可分为Ⅰ期和Ⅱ期植入，白内障摘除后同时植入人工晶状体的称为Ⅰ期植入；而白内障摘除后间隔一定时间再植入人工晶状体的称为Ⅱ期植入。临床上以Ⅰ期植入为多见，Ⅱ期植入多见于儿童、外伤性白内障等。

【人工晶状体屈光度的计算】

人工晶状体植入术除娴熟的手术技巧外，还必须有合适度数的人工晶状体，否则会导致术后患者视力不能达到最优状态，从而影响手术效果。推算人工晶状体度数的方法有理论公式和经验公式。理论公式是依据模型眼，根据几何光学原理推导出来的，计算公式繁多，且在实际应用时有时会产生一定的误差。通过大量的临床资料和对理论公式反复对比研究，经过统计学处理，用三元回归分析法，找到角膜曲率、眼轴长度和

人工晶状体度数之间的数学关系，形成了经验公式。最常用的是SRK公式：P=A−2.5L−0.9K

P=手术后正视眼所需人工晶状体屈光度（D）

L=眼轴长度（mm）

K=角膜屈光度（D）

A=人工晶状体常数（A常数是由人工晶状体制造厂提供，常在人工晶状体包装时标明，不同型号的人工晶状体和制造厂家的A常数都不相同）

【人工晶状体植入术适应证】

1. 年龄相关性白内障　单眼或双眼年龄相关性白内障的患者。

2. 单眼白内障患者　外伤或某些并发性白内障，对侧眼正常者。

3. 不能戴眼镜和角膜接触镜者　干眼症、过敏性结膜炎等不能戴角膜接触镜者。

4. 婴幼儿和儿童白内障。

【人工晶状体植入术后常见并发症】

1. 角膜水肿　术中机械性刺激如截囊、挽核、冲洗皮质及植入人工晶状体时对上方角膜内皮的损伤可引起角膜水肿。灌注液的种类、灌注速度、黏弹性物质、晶状体皮质黏附等，都会影响角膜内皮代谢而引起角膜水肿。

2. 术后浅前房　主要是切口不整齐使对合发生困难、缝合间距不一使创口关闭不全。发现浅前房后应立即双眼包扎，并用短效快速散瞳剂散瞳。

3. 继发性青光眼　术中应用的黏弹剂滞留前房、晶状体皮质堵塞滤帘、玻璃体脱出处理不当等都可引起继发性青光眼。术后2小时监测眼压，如眼压持续增高，应针对不同情况给予高渗剂、碳酸酐酶抑制剂等；避免缩瞳，以免加重虹膜炎而使晶状体与虹膜粘连。

4．术后眼内炎　人工晶状体植入后最严重的并发症。表现为突发眼球疼痛、球结膜充血水肿明显，前房及玻璃体内大量纤维素性渗出，有时伴前房积脓等。最主要预防措施是术前应彻底冲洗结膜囊及术眼皮肤，术中注意无菌操作，术后注意眼部卫生，避免感染。一旦确诊，应及时向玻璃体腔内注射抗生素；必要时行玻璃体切割手术，全身和局部应用足量的抗生素。

第十章 青光眼患者的护理

青光眼（glaucoma）是一组以视神经萎缩和视野缺损为共同特征的疾病，病理性眼压升高是其主要危险因素。青光眼是主要的致盲性眼病之一，且有一定的遗传倾向，在患者的直系亲属中，10%~15%的个体可能发生青光眼。

眼压是眼球内容物作用于眼球壁的压力。统计学上，正常眼压值是10~21mmHg。但实际上正常人群眼压并非呈正态分布，因此不能机械地把眼压＞21mmHg都认为是病理值。临床上，有部分患者眼压虽已超过正常上限，但长期随访却并不出现视神经损害和视野缺损表现，称为高眼压症（ocular hypertension）；也有部分患者眼压在正常范围，但已经发生了典型的青光眼视神经萎缩和视野缺损，称为正常眼压性青光眼（normal tension glaucoma，NTG）。

正常眼压不仅反映在眼压的绝对值上，还有双眼对称、昼夜压力相对稳定等特点。正常人双眼眼压差不应＞5mmHg，24小时眼压波动范围不应＞8mmHg。生理性眼压的稳定性主要通过房水的产生与排出之间的动态平衡来维持。房水循环途径任何一个环节发生障碍，都会影响到房水生成与排出之间的平衡，表现为眼压的波动。大多数青光眼眼压升高的原因为房水外流的阻力增高，或因房水引流系统异常（开角型青光眼），或是周边虹膜堵塞了房水引流系统（闭角型青光眼）。青光眼的治疗和护理也着眼于采用各种方法，或增加房水排出，或减少房水生成，以达到降低眼压、保存视功能的目的。

根据病因学、解剖学和发病机制等，青光眼可分为原发性、继发性和先天性三大类。根据眼压升高时前房角的开放状态，原发性青光眼又分为闭角型和开角型。根据青光眼发病速度，原发性闭角型青光眼又可分为急性和慢性。

第一节 原发性急性闭角型青光眼患者的护理

内容详见第二章第十节原发性急性闭角型青光眼患者的护理。

第二节 原发性开角型青光眼患者的护理

开角型青光眼（open-angle glaucoma，OAG）的特点为发病缓慢，症状隐匿，眼压升高但房角始终是开放的，并有特征性的视盘变化和视野缺损表现。

【护理评估】

了解患者起病时间、起病的缓急；疾病发作次数、有无规律性；发病时有无伴随症状；有无促使青光眼发病的因素存在；有无青光眼家族史。早期眼压不稳定，波动大，多数患者无任何自觉症状。少数患者眼压升高时，出现眼胀、雾视等症状。房角宽而开放，房水流畅系数降低。

典型的眼底表现是：①视盘凹陷进行性扩大和加深；②视盘上、下方局限性盘沿变窄，C/D（杯盘比，即视盘凹陷与视盘直径的比值）增大，形成切迹；③双眼凹陷不对称，C/D差值＞0.2；④视盘上或其周围浅表线状出血；⑤视网膜神经纤维层缺损。

正常人 C/D 多在 0.3 以下，双侧对称。若 C/D＞0.6 或两眼 C/D 差值＞0.2，多视为异常，应做进一步检查。

视功能改变特别是视野缺损，是开角型青光眼诊断和病情评估的重要指标。典型的早期视野改变为旁中心暗点、弓形暗点。随着病情发展，可出现鼻侧阶梯、环形暗点、向心性缩小，晚期仅存颞侧视岛和管状视野。过去认为开角型青光眼对中心视力影响不大，近年发现，开角型青光眼除视野改变外也损害黄斑功能，出现获得性色觉障碍、视觉对比敏感度下降及某些视觉电生理异常等。

【辅助检查】

1．房角镜检查　可看到房角宽而开放状态。

2．眼压监测　早期表现为眼压波动大，不稳定；如果 24h 眼压测定超过 30mmHg，波动大于 10mmHg 可帮助诊断；随病情进展，眼压进一步升高。如果怀疑高眼压症，再作角膜厚度测量，以排除高眼压假象。

3．视野　视野检查是开角型青光眼诊断和病情评估的重要指标之一。一般情况下，视野改变与视神经乳头凹陷等改变的严重性一致。早期最常见表现为旁中心暗点、鼻侧阶梯；随着病情发展，可出现弓形暗点、环形暗点、向心性缩小；晚期仅存颞侧视岛和管状视野。

4．黄斑功能异常　表现为获得性色觉障碍、视觉对比敏感度下降及电生理部分指标异常。

5．眼底彩照　可了解视盘损害程度。

6．24 小时眼压测定　在 24 小时内，每隔 2～4 小时测眼压一次，并记录。最高与最低差值正常不应＞5mmHg，若≥8mmHg 者为病理状态；双眼压差≥5mmHg 为异常。

【治疗要点】

降低眼压达到靶眼压、改善视网膜神经血循环以及保护视网膜神经节细胞。主要治疗方法有药物治疗、激光治疗和手术治疗，以滤过性手术可作为首选。药物治疗和手术治疗参照第二章第十节原发性急性闭角型青光眼患者的护理。

1. 药物治疗 使用抑制房水生成和促进房水排出的药物，常用的药物有：拟副交感神经药、β肾上腺能受体阻滞剂、前列腺素衍生物。如用一种药物可控制眼压，先使用单药治疗，如无法控制时才联合药物治疗，首选药物为β肾上腺能受体阻滞剂或前列腺素衍生物。

2. 激光治疗 当局部降眼压药物治疗不理想或患者无法耐受药物治疗时，可行激光治疗。氩激光小梁成形术（ALT）和选择性激光小梁成形术（SLT），利用激光在房角小梁网上产生生物效应改善房水流出易度，降低眼压。

3. 视神经保护治疗 青光眼治疗的最主要目的是保护和防止视神经损害的进展，维持患者有效的视功能。目前临床应用的有钙离子通道阻滞剂如倍他洛尔、尼莫地平、硝苯地平，抗氧化剂如维生素C、E，植物药如银杏叶提取物，中药如葛根素、当归素等。

【护理措施】

1. 参照第二章第十节原发性急性闭角型青光眼患者的护理。

2. 观察患者的视野改变情况，视野缺损明显者，鼓励其寻求帮助；患者的日常用品固定摆放；活动空间尽量宽敞，不设置障碍物，以免绊倒。

3. 密切观察眼压、视功能变化及青光眼症状。

4. 健康教育

（1）评估患者对疾病知识的了解程度，有针对性地进行讲解。

（2）强调遵医嘱坚持用药和按时复查的重要性。

（3）了解眼压和视功能的变化，及时调整治疗方案。

|第三节| 先天性青光眼患者的护理

先天性青光眼（congenital glaucoma）是由于胚胎发育时期，前房角发育异常，影响了小梁网及Schlemm管系统的房水引流功能，导致眼压升高。根据发病年龄的早晚分为婴幼儿型青光眼和青少年型青光眼。

【护理评估】

了解患儿发病时间，有无伴随症状，治疗经过，母亲妊娠情况，有无青光眼家族史。根据发病年龄的早晚分为以下类型：

1. 婴幼儿型 指3岁以内，约50%出生时就有临床表现，80%在1岁内出现症状。常见畏光、流泪、眼睑痉挛，尤其在强光下。检查发现：①眼球扩大，前房加深，呈轴性近视；②角膜直径增大，横径常＞12mm。角膜上皮水肿，外观呈雾状混浊；③眼压升高，常在全麻下测量；④眼底可见青光眼性视盘凹陷，且出现早、进展快。

2. 青少年型 6～30岁发病，早期一般无自觉症状，发展到一定程度可出现虹视、眼胀、头痛等症状。其房角多数是开放的，视野、眼底表现与开角型青光眼相似；有轴性近视；眼压升高，但波动较大。

3. 青光眼合并先天异常

【辅助检查】

眼压测量、超声、前房角镜检查 可辅助诊断。

【治疗要点】

一旦确诊应及早手术治疗，常用手术方式有前房角切开术、小梁切开术或房角分离术、小梁切除术等。术前用药物控制眼压。

【护理措施】

1. 用药护理 按照医嘱使用降眼压药物，并教会家属正确使用眼药水、眼药膏。

2. 围术期护理 参照第一章第四节眼部手术护理和全麻护理常规进行。注意保护患眼，防止意外伤。术后为防止碰撞，术眼加盖保护眼罩，防止患眼抓伤和碰伤。

3. 其余护理措施 参照第二章第十节原发性急性闭角型青光眼患者的护理。

4. 健康教育

（1）做好疾病的科普宣传，向家庭主要成员介绍本病的有关知识，婴幼儿如果出现怕光、流泪和不愿睁眼，应尽早到医院检查。

（2）如遇眼球明显增大的患儿，应特别注意保护眼睛，避免受到意外的伤害而出现眼球破裂。

（3）对于年龄较大的患儿，应正确引导，做好心理护理工作，消除其自卑情绪，恢复小朋友间的正常交往。

|第四节| 继发性青光眼患者的护理

继发性青光眼（secondary glaucoma）是由于眼部或全身性疾病的影响，干扰或破坏了正常的房水循环，使房水排出通道受阻而引起眼压增高的一组青光眼。多见于单眼发病。根据在高眼压状态下房角开放或关闭状态，继发性青光眼也可分为开角型和闭角型两大类。继发性青光眼除了眼压增高带来的危害外，还存在较为严重的原发病变，后者常使眼组织遭受一定程度的破坏，在诊断和治疗上往往比原发性青光眼更为复杂，预后也较差。继发性青光眼往往病因比较明确，一般无家族史。

【护理评估】

了解患者发病时间，有无伴随症状，治疗经过。了解眼部原发病变及用药情况，临床上常见的继发性青光眼有：

1．新生血管性青光眼　一种继发于广泛性视网膜缺血，如视网膜静脉阻塞、糖尿病性视网膜病变等之后的难治性青光眼，其特点是在原发性眼病基础上虹膜出现新生血管。疾病前期由于纤维血管膜封闭了房水外流通道，后期纤维血管膜收缩牵拉，使房角关闭，引起眼压升高和剧烈疼痛。

2．糖皮质激素性青光眼　长期滴用或全身应用糖皮质激素，可引起眼压升高，其临床表现与开角型青光眼相似，多数病例停用糖皮质激素后，眼压可逐渐恢复正常；对少数停药后眼压仍持续升高者可按开角型青光眼治疗原则处理。

3．睫状环阻滞性青光眼（恶性青光眼）　多见于内眼手术，特别是抗青光眼术后。主要表现为浅前房、房角关闭、眼压升高、睫状充血、疼痛等。

【辅助检查】

1．病史　是否有手术史，外伤史、原发病史等。

2．全面的眼科检查　可辅助诊断。

【治疗要点】

1．新生血管性青光眼　可选择滤过性手术、房水引流装置植入术。

2．糖皮质激素性青光眼　以预防为主，一旦出现眼压升高等青光眼症状，应立即停用激素，必要时可行滤过性手术。

3．睫状环阻滞性青光眼　可先用药物治疗降低眼压；散瞳无效时，应行抽吸玻璃体内积液并重建前房，前段玻璃体切除等手术治疗。

【护理措施】

1. 患者多有悲观、焦虑情绪，护士要进行心理疏导和鼓励，耐心听取患者主诉，讲解疾病相关知识及介绍治疗方案。

2. 评估患者的疼痛，遵医嘱给予降眼压药物，严密观察药物作用。

3. 严密观察眼压、视力等青光眼症状。

4. 其余护理措施参照第二章第十节原发性急性闭角型青光眼患者的护理。

【青光眼患者的护理思维导图】

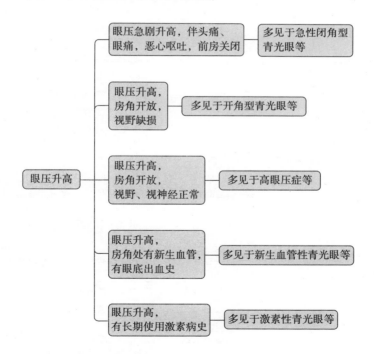

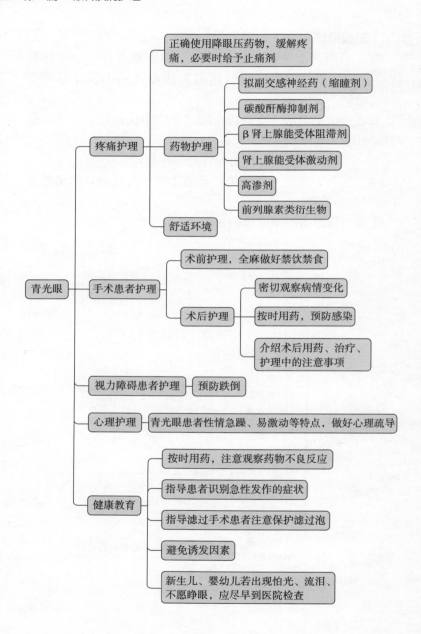

青光眼
- 疼痛护理
  - 药物护理
    - 正确使用降眼压药物，缓解疼痛，必要时给予止痛剂
    - 拟副交感神经药（缩瞳剂）
    - 碳酸酐酶抑制剂
    - β肾上腺能受体阻滞剂
    - 肾上腺能受体激动剂
    - 高渗剂
    - 前列腺素类衍生物
  - 舒适环境
- 手术患者护理
  - 术前护理，全麻做好禁饮禁食
  - 术后护理
    - 密切观察病情变化
    - 按时用药，预防感染
    - 介绍术后用药、治疗、护理中的注意事项
- 视力障碍患者护理
  - 预防跌倒
- 心理护理
  - 青光眼患者性情急躁、易激动等特点，做好心理疏导
- 健康教育
  - 按时用药，注意观察药物不良反应
  - 指导患者识别急性发作的症状
  - 指导滤过手术患者注意保护滤过泡
  - 避免诱发因素
  - 新生儿、婴幼儿若出现怕光、流泪、不愿睁眼，应尽早到医院检查

第十一章　玻璃体病患者的护理

玻璃体（vitreous）是眼内屈光介质的主要组成部分，对视网膜有支撑作用，是一种特殊的黏液状胶样组织，呈凝胶状态，主要由水、Ⅱ型胶原纤维网支架和交织在其中的透明质酸分子组成，玻璃体内还含有可溶性蛋白、葡萄糖、游离氨基酸和电解质等。玻璃体的正常代谢依赖于睫状体、脉络膜和视网膜的正常生理功能。

玻璃体病是玻璃体受周围组织病变的影响而发生的变性、出血、渗出等病理变化，表现为玻璃体液化、后脱离、混浊等。

第一节 玻璃体液化与后脱离患者的护理

1. 玻璃体液化（synchysis） 由于玻璃体内的代谢变化，或因光线与玻璃体内的维生素 C、氧和铁离子发生氧化反应，使透明质酸大分子降解，胶原纤维支架塌陷浓缩、水分析出，凝胶变性而成为液体。在裂隙灯下观察，玻璃体腔内有光学空隙，附近有点状白色混浊或膜状物漂浮。玻璃体液化的发生率随年龄和眼轴长度增加而增长，通常发生在40岁以后。

2. 玻璃体后脱离（posterior vitreous detachment，PVD） 指玻璃体后皮质从视网膜内表面分离。通常在玻璃体液化的基础上发生。随着玻璃体中央部的液化腔扩大，玻璃体后皮质层变薄并出现裂口，液化的玻璃体通过裂口进入玻璃体后间隙，使后皮质与视网膜迅速分离。

【护理评估】

了解是否存在眼病病史，如高度近视、眼外伤、葡萄膜炎、无晶状体眼等。玻璃体液化患者可以无自觉症状或眼前有黑影飘动。多数患者在发生玻璃体后脱离时没有急性症状，或有飞蚊症，表现有闪光感，眼前有漂浮物或黑影飘动，如飞蝇、点状物，也可出现视物变形等。如果脱离的玻璃体牵引视网膜容易导致血管破裂，从而引起玻璃体积血。

【辅助检查】

1. 眼部 B 超检查　了解玻璃体液化、后脱离及混浊的程度。

2. 裂隙灯或检眼镜检查　通过裂隙灯或检眼镜检查可见玻璃体中央有液化腔，玻璃体后脱离可见视盘前方的环形混浊物（Weiss 环）。

【治疗要点】

认真查找病因，积极预防与治疗原发眼病。玻璃体液化及后脱离均无特殊治疗措施，如出现视网膜裂孔或脱离应及早手术治疗。严重飞蚊症患者可行 FOV（Floaters Only Vitrectomy）针对飞蚊症的玻璃体切割手术治疗，是近年探寻的新方法。

【护理措施】

1. 心理护理　评估患者对疾病知识的了解程度，有针对性地进行讲解，鼓励患者表达自己的感受，并给予安慰与理解，告知患者黑影飘动或飞蚊症的原因，可逐渐适应，不必过度紧张，严重影响生活者可行手术治疗。

2. 积极寻找病因，预防与治疗原发疾病。

3. 健康教育　告知患者不要从事重体力劳动和剧烈运动，按医嘱用药和定期复查，发现视力异常及时就诊。

|第二节| 玻璃体积血患者的护理

玻璃体本身无血管，不发生出血。玻璃体积血（vitreous hemorrhage）主要因为视网膜血管病，如糖尿病性视网膜病变、视网膜裂孔或脱离、眼外伤或眼科手术等原因，造成视网膜和葡萄膜的血管或新生血管破损，血液进入玻璃体腔。

【护理评估】

了解患者有无视网膜血管性疾病及有无眼外伤或手术史。有无高血压、糖尿病史。玻璃体少量积血时，表现有飞蚊症，眼底检查可见玻璃体内有细小混浊点或漂浮物，视力多不受影响。大量积血时，玻璃体高度混浊，视力急剧减退，或仅有光感。

【辅助检查】

1. 眼部B超检查　了解玻璃体混浊程度，帮助诊断，排除眼内肿瘤或视网膜脱离。

2. 眼底检查　无红光或仅见微弱的红光反射。

3. 裂隙灯检查　可见前玻璃体内有大量红细胞或鲜红色血块。

【治疗要点】

1. 出血量少的不需要特殊处理，可自行吸收。

2. 怀疑存在视网膜裂孔时，嘱其卧床休息。待大部分血吸收后及时给予激光封闭裂孔或视网膜冷冻封孔。

3. 大量出血吸收困难，未合并视网膜脱离和纤维血管膜及其他视网膜疾病的可以观察2~3个月，如出血仍不吸收时，可进行玻璃体切割术，合并视网膜脱离或牵拉视网膜脱离时，应及时进行玻璃体切割术。

【护理措施】

1. 休息与卧位护理　指导患者绝对安静卧床休息，安置半卧位，双眼包扎以限制眼球运动，减少继续出血。

2. 用药护理 如果新鲜出血可给予云南白药、蝮蛇血凝酶（立止血、巴曲酶）、安络血等；如果陈旧出血给予碘剂如碘化钾、普罗碘铵注射液（安妥碘）、纤溶酶和透明质酸酶等，同时指导患者眼部热敷方法，促进积血吸收。

3. 手术护理 需行手术治疗患者，按玻璃体切割术护理。

4. 健康教育

（1）饮食护理：给予易消化、富含纤维素的食物，以保持大便通畅。

（2）指导患者卧床休息期间，室内常用的物品固定位置摆放，协助其做好生活护理，浴池、厕所等地方安置防跌设施，如扶手、坐便器等，并教会患者使用。

（3）避免负重与剧烈运动。

附录：抗VEGF治疗患者的护理

血管内皮细胞生长因子（vascular endothelial growth factor，VEGF）是新生血管形成过程中的关键性因子。许多血管源性眼病包括角膜新生血管、老年性黄斑变性（AMD）、糖尿病视网膜病变（DR）、早产儿视网膜病变（ROP）、新生血管性青光眼等，它们共同的病理改变是新生血管的形成，其伴随的渗出、水肿、增生以及瘢痕化均与血管内皮细胞生长因子（VEGF）有关，严重破坏了眼部正常结构和功能，造成视力损毁，甚至失明。玻璃体腔注射抗VEGF药物可使脉络膜新生血管膜缩小、液体渗漏减少，是血管源性眼病治疗新途径，并逐渐在眼科疾病的治疗中占有举足轻重的地位。

【种类】

随着抗VEGF药物研发的深入，临床上比较常用药物主要有4种：贝伐单抗（Avastin）、雷珠单抗（Lucentis）、阿柏西普（Eylea）、康柏西普（Combercept）。在眼科领域，它被用于血管增生性疾病治疗，并且取得了很好的治疗效果，尤其在治疗年龄相关性黄斑变性（age-related macular degeneration，AMD）及糖尿病性视网膜病变（diabetic retinopathy，DR）方面，抗VEGF药物可以有效抑制活动性新生血管、抑制黄斑水肿，使视网膜新生血管明显衰退，显著提高视力。

1．贝伐单抗 一种人源性VEGF亚型单克隆抗体，于2004年2月通过美国食品与药物管理局（food and drug administration，FDA）认证，是首个批准上市的抗癌作用的新药及抗血管生成制剂之一，自2005年起应用于眼科领域，给广大眼疾患者带来福音。

2．雷珠单抗 一种人源性VEGF亚型单克隆抗体片段的重组体，能高亲和力结合VEGF-A，阻断与血管内皮生长因子受体结合产生的级联反应。于2006年6月被美国FDA批准用于治疗渗出型AMD，同年被 Science 杂志列为2006年度10大科技突破之一。

3．阿柏西普 2011年11月在美国获准上市。它是包含人VEGF受体1和VEGF受体2关键结构域与人体免疫球蛋白G恒定区的融合蛋白，可与VEGF-A、VEGF-B和胚胎生长因子紧密结合而发挥作用。该药与VEGF有高度亲和力，在玻璃体内半衰期长，可以减少治疗的频次。

4．康柏西普 中国首个获得世界卫生组织国际通用名（INN）的Ⅰ类专利新的生物蛋白分子，为全人源化抗VEGF融合蛋白，可阻断VEGF-A和PIGF结合内源性VEGF受体，比单抗和内源性VEGF受体对VEGF-A的亲和力更强。

【手术方法】

玻璃体腔注射抗VEGF药物需在手术室进行。按眼科手术护理常规准备。手术步骤如下：

1．滴盐酸丙美卡因眼药水表面麻醉，按照内眼手术常规消毒铺巾。

2．查对抗VEGF药物有效期，药液是否有沉淀、变色及混浊，药液自冰箱取出后立即使用。

3．用1ml注射器，18G滤过针头抽取药液，更换30G针头将注射器内的气泡排出备用。

4．应用10%聚维酮碘消毒眼周皮肤、眼睑及眼睫毛。应用无菌开睑器。

5．应用5%聚维酮碘液消毒结膜囊。指导患者视线移开注射部位，在角膜缘后3.5～4.0mm处穿刺，注入抗VEGF药物避免水平轴取位，向眼球中心进针；缓慢推注药物，然后缓慢移除针头；再次注射轮换巩膜部位，以免同一位置反复注射。

6．术毕检查患者视力，检查眼底排除视网膜中央动脉阻塞，抗生素眼药膏结膜囊涂眼，眼贴膜贴术眼，术毕1小时后测眼压。

7．离院后继续用抗生素眼药水滴眼1周。

【护理措施】

1．心理护理

（1）玻璃体腔注射抗VEGF药物治疗是一项新技术，患者及家属对治疗不了解，易对治疗效果产生疑虑，对手术的安全存在疑虑。主动讲解玻璃体腔注射抗VEGF药物治疗的优点、作用机理、维持时间、注意事项以及可能出现的毒副作用等。通过做好健康指导，帮助患者消除紧张、恐惧心理。

（2）提供交流平台，请既往接受过注射的患者及家属向新接受注射者介绍经验。

（3）由于药物价格昂贵，而且患者均需多次注射，让患者及家属有足够的思想准备。

2．手术护理

（1）手术前护理

1）做好各种术前检查，如血常规、心电图、肝肾功能、

FFA、OCT检查等；术前患眼常规滴抗生素眼药水3天；术日晨冲洗患眼泪道和结膜囊，以排除慢性泪囊炎，防止眼内感染。

2）指导患者抑制咳嗽和打喷嚏方法，如用舌尖顶压上腭，以免影响手术。

3）对于语言不通、听力差的患者，应做好眼位配合训练，即手术前与患者约定眼球转动指令，如医师拍患者下巴示意眼球下转、拍额头示意眼球上转等。

（2）手术后护理

1）按眼科手术后护理常规，换药、滴眼药时，要严格执行无菌操作。

2）病情观察：注意视力、眼压、血糖、血压等变化；观察术后并发症：注射后可能出现眼痛、结膜出血、充血、对眼药过敏、眼内炎、继发性青光眼等，出现以上情况应及时报告医师，并给予对症处理。

3）避免危险性操作：注射后可能出现短暂性视力模糊症状，治疗后需要在这些视觉症状消失前避免高空作业、开车等伴有危险的机械性操作。

3. 健康教育

（1）注意眼部卫生，洗脸、洗头时防止污水进入眼内。

（2）3个月内不要进行游泳活动，以防止造成玻璃体腔内感染。

（3）指导患者避免用眼过度，保证睡眠质量，保持情绪稳定。

（4）遵医嘱坚持用药，教会患者正确滴眼药水的方法，2种以上的眼药水要交替使用，每次间隔时间5~10分钟以上，眼药水、眼药膏应放于阴凉避光处，眼药水、眼药膏在开启后超过使用有效期后不能再使用。

（5）患者不能吸烟，要合理饮食，适当运动，控制好血压、血糖。

（6）告知患者和家属下次抗VEGF治疗的时间及注意事项，以防延误治疗。

（7）嘱患者如有心梗、脑梗等病史应及时告知医生，半年内不宜行抗VEGF治疗，因抗VEGF药物有致动脉血管栓塞风险。

【玻璃体病患者的护理思维导图】

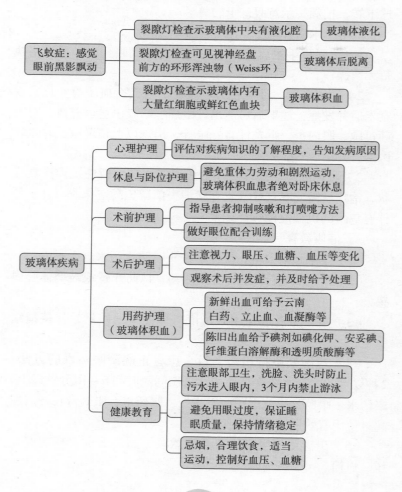

第十二章 视网膜病患者的护理

|第一节| 视网膜动脉阻塞患者的护理

内容详见第二章第一节视网膜动脉阻塞患者的护理。

|第二节| 视网膜静脉阻塞患者的护理

视网膜静脉阻塞（retinal vein occlusion，RVO）临床上根据阻塞部位可分为视网膜中央静脉阻塞和分支静脉阻塞，本病比视网膜中央动脉阻塞更多见，常为单眼发病，左右眼发病率无差别。其发病原因主要是血管内皮受损，血栓形成；可能与动脉硬化、血液黏度增加或眼压升高等有关；高血压、动脉硬化和糖尿病也是视网膜静脉阻塞的危险因素。

【护理评估】

了解患者的年龄，有无高血压、高血脂、动脉粥样硬化、糖尿病等病史，血液黏稠度和血流动力学检查是否异常，有无劳累、情绪激动、嗜酒等发病诱因。

1. 视网膜中央静脉阻塞 视力损害的程度依据黄斑区出血及囊样水肿的程度而不同，一般视力损害较严重，主要表现为突然不同程度视力减退，严重者可以下降到指数或手动。临床上分为缺血型（重型）与非缺血型（轻型）。眼底可见视网膜静脉扩张、迂曲，管壁的渗漏引起视网膜水肿，视网膜火焰状或片状出血。

（1）非缺血型：视力下降不明显，瞳孔对光反射和周边视野可正常或轻度改变。眼底视网膜静脉轻度扩张、迂曲，可有点状或片状出血；有轻度视盘水肿及黄斑水肿。眼底荧光血管造影示视网膜循环时间正常或延长，毛细血管渗漏。

（2）缺血型：视力下降明显，瞳孔传入性阻滞；周边视野向心性缩小，中心视野常有浓密的旁中心暗点；眼底视网膜静脉显著扩张，有明显出血和水肿，常见棉绒斑；视盘及黄斑高度水肿充血。眼底荧光血管造影：视网膜循环时间延长，视网膜片状出血，并显示大量毛细血管无灌注区。常因黄斑水肿和视网膜新生血管形成严重影响视力。

2. 视网膜分支静脉阻塞　多见于视网膜颞侧，尤其是颞上支。阻塞常位于动静脉交叉处。临床上可分为缺血型与非缺血型，缺血型的病变及预后较非缺血型严重。

视力正常或轻度减退，与黄斑水肿、出血有关。眼底可见阻塞点远端视网膜静脉扩张、迂曲，视网膜水肿、出血、渗出等；阻塞严重者，有时可见棉绒斑。眼底荧光血管造影示早期静脉充盈时间延长，阻塞处血管静脉呈笔尖状或完全压断而无荧光素通过；晚期可见毛细血管无灌注区、微血管瘤、新生血管与侧支循环形成。黄斑水肿和视网膜新生血管形成是视力丧失的主要原因。

黄斑区常发生管壁渗漏，引起阻塞侧的黄斑囊样水肿，中心视力依据黄斑区水肿及出血的程度而异，一般较总干阻塞者稍好。临床上主要从病因治疗和抗血栓治疗入手，运用纤溶酶、抗血小板凝集剂、尿激酶等，降低血液黏度，降血脂，扩张血管，改善视网膜微循环，提高视网膜供氧。

【辅助检查】

1. OCT　了解黄斑水肿的程度。

2．FFA 了解血管阻塞的程度，黄斑区是否有渗漏，视网膜毛细血管无灌注区的范围及有无视盘和视网膜新生血管形成等情况。

【治疗要点】

1．早期慎用溶栓抗凝治疗 如尿激酶、链激酶等，适用于血液黏度增高的患者。

2．治疗原发病 目前尚无有效的药物治疗，积极寻找病因，治疗原发病如高血压、糖尿病、动脉粥样硬化等。

3．全视网膜激光光凝治疗 适用于大面积毛细血管无灌注区或已产生新生血管者。

4．玻璃体积血者 可考虑玻璃体切割术。

5．玻璃体腔内注射抗VEGF药物治疗。

【护理措施】

1．心理护理 评估患者的焦虑程度，积极做好心理护理，增强患者恢复的自信心。

2．药物护理 用药期间注意观察药物的副作用，应用抗凝血药物时，应检查纤维蛋白原及凝血酶原时间，如果检验指标低于正常时，及时通知医师停药。

3．健康教育

（1）嘱患者严格按医嘱用药，定期复查，及早发现视网膜缺血和新生血管，早期治疗。

（2）积极治疗高血压、糖尿病、动脉粥样硬化等全身性疾病。

（3）指导患者进低脂肪、低胆固醇、清淡易消化饮食，保持大便通畅。

（4）密切观察病情变化，注意视力的恢复情况。患者视力未恢复期间协助患者生活护理。

（5）积极预防并发症。指导患者如有异常及时来医院就诊。

【 血管阻塞患者的护理思维导图 】

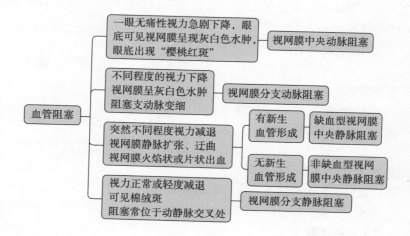

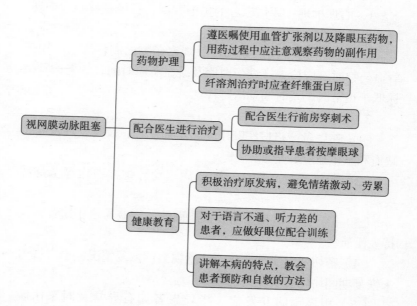

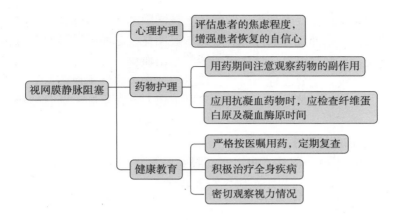

|第三节| 高血压性视网膜病变
患者的护理

高血压性视网膜病变（hypertensive retinopathy，HRP）是指由于高血压导致视网膜血管内壁损害的总称，可以发生于任何原发性或继发性高血压患者。大多患者可出现眼底改变。眼底改变与年龄、病程长短有关。年龄愈大，病程愈长，眼底改变的发生率愈高。

【护理评估】

了解患者的高血压史、血压控制情况以及是否合并其他高血压的并发症。患者表现为不同程度的视力下降，与视网膜损害的程度、部位有关。临床上根据病变进展和严重程度将高血压性视网膜病变分为四级：

Ⅰ级：主要是血管的收缩、变窄。视网膜小动脉反光带加宽，管径不规则，动静脉交叉处压迹虽不明显，但透过动脉管壁见不到其深面的静脉血柱。

Ⅱ级：主要表现为动脉硬化。视网膜动脉光带加宽，呈铜丝或银丝状外观，动静脉交叉处压迹明显，深面的静脉血管有改变，视网膜可见硬性渗出或线状小出血。

Ⅲ级：主要表现为渗出，可见棉绒斑、线性出血等。

Ⅳ级：在Ⅲ级眼底改变的基础上伴有视盘水肿、动脉硬化等并发症。

【辅助检查】

1. 散瞳查眼底　可以观察眼底血管情况及疾病的分级。

2. OCT　可显示黄斑区有无病变。

【治疗要点】

积极进行全身治疗控制高血压病，将血压控制在正常范围之内。眼部采取对症治疗，如渗出或出血可使用维生素C、维生素E、芦丁、碘剂及血管扩张剂。玻璃体腔内可注射抗VEGF药物治疗。

【护理措施】

1. 心理护理　通过与患者的交流，了解患者的心理状态，并给予心理安慰与支持。

2. 安全护理　做好视力下降患者的生活护理。

3. 健康教育

（1）指导患者进低盐、低脂、低胆固醇饮食。改变不良的生活方式，如戒烟、限酒，保证充足的睡眠，适当运动，并保持乐观的情绪。

（2）指导患者按医嘱服用降血压药物，定期测量血压、检查眼底，注意药物不良反应。

附录：眼底血管造影护理

【目的】了解病情、协助诊断。

【**用物**】2%碘酊、75%酒精、棉签、砂轮、压脉带、5ml注射器、7号头皮针、灭菌敷贴、造影剂、抢救用物。

【**操作步骤**】

1. 解释操作目的、方法、注意事项，取得患者配合。

2. 测量患者血压，如果血压高于160/100mmHg，暂缓造影检查。

3. 消毒前臂屈侧下段皮肤，用针尖在皮肤上划0.5～1cm长的条痕，以不出血为度，将荧光素钠滴于其上，轻轻擦之。

4. 在试验后15分钟观察结果，观察皮肤周围有无瘙痒、皮疹等，询问患者有无不适。

5. 如患者无不适主诉，用5ml注射器抽取所需的荧光素钠液，连接7号头皮针。

6. 选择好静脉，扎上压脉带，消毒皮肤，进针，固定。

7. 得到检查医师指令后，推注荧光素钠液，将针管内的造影剂冲入静脉。

8. 造影完毕，观察10～15分钟，患者无明显不适，再拔针，并嘱患者局部按压3～5分钟。

【**注意事项**】

1. 检查过程中密切观察患者反应。

2. 推注前确认针头在静脉内，观察进针局部有无渗漏。

3. 如患者出现恶心、呕吐，嘱患者深呼吸，可耐受者继续检查；如出现休克，应立即抢救。

4. 有荨麻疹患者继续观察，待荨麻疹消退后再让患者离开。

5. 嘱患者多饮水，并告知患者，皮肤与尿液颜色变黄属正常现象。

6. 有严重的肾功能障碍、碘过敏史、过敏性哮喘和精神疾患的患者，禁忌做眼底血管造影。

|第四节| 糖尿病性视网膜病变患者的护理

糖尿病性视网膜病变（diabetic retinopathy，DR）是指在糖尿病的病程中引起的视网膜微循环障碍，造成视网膜发生缺血和增殖性变化而引起视网膜结构和功能的改变，是糖尿病引起失明的主要并发症。研究表明，糖尿病病程10～14年者26%发生DR，病程15年以上为63%。我国糖尿病患者中糖尿病性视网膜病变的患病率达44%～51.3%，已成为防盲的重要课题。

【护理评估】

了解患者的糖尿病病史、血糖控制状况，是否合并有其他糖尿病并发症。糖尿病性视网膜病变的症状与体征为：早期患者自觉症状不明显，当病变累及视网膜、黄斑部时，可主诉闪光感和视力减退等症状。临床上将糖尿病性视网膜病变分为非增生性（单纯性）视网膜病变与增生性视网膜病变：

1. 非增生性（单纯性）视网膜病变 ①微血管瘤：最早的眼底病变，呈深红斑点，常先见于眼底后极部；②出血斑：小点状或圆形出血；③硬性渗出：黄白色边界清晰的蜡样斑点，可成片状；④黄斑病变：黄斑水肿为主，还可出现黄斑出血、渗出和微血管瘤等；⑤视网膜血管病变：表现为视网膜小动脉硬化、闭塞；视网膜静脉充盈、扩张呈串珠状；视网膜内微血管异常等视网膜严重缺血征象。

2. 增生性视网膜病变 可由非增生型玻璃体视网膜病变进一步发展而来，重要标志是新生血管形成。视网膜广泛缺血会引起视网膜或视盘的新生血管形成、视网膜前出血、玻璃体积血及牵拉性视网膜脱离等并发症。亦可形成视网膜前膜、视网膜下膜及黄斑皱褶等。这型患者如果没有得到及时治疗，常会导致视力丧失。

糖尿病性视网膜病变的临床分期

病变严重程度	眼底表现
非增生型	
Ⅰ	以后极部为中心，出现微血管瘤和小出血点
Ⅱ	出现黄白色硬性渗出及出血斑
Ⅲ	出现白色棉绒斑和出血斑
增生型	
Ⅳ	眼底出现新生血管或并有玻璃体积血
Ⅴ	眼底出现新生血管和纤维增殖
Ⅵ	眼底出现新生血管和纤维增殖，并发牵引性视网膜脱离

【**辅助检查**】

1. 血糖、糖化血红蛋白测量　确诊糖尿病。

2. 散瞳眼底检查　查找有无新生血管和黄斑水肿。

3. 荧光素眼底血管造影（FFA）　检查是否出现视网膜无灌注区、有无黄斑缺血、微血管瘤和新生血管。

【**治疗要点**】

1. 积极控制高血糖　将血糖控制在正常范围可减少视网膜病变的发生和发展。

2. 眼部治疗　非增生型早期可口服具有调节微血管壁的生理功能、降低血浆黏稠度、调节微循环功能的药物，如递法明、导升明等。

【**护理措施**】

1. 安全护理　视力严重下降的患者，应指导其家属在家庭和其他活动环境中保护患者，注意患者的安全，防止意外。

2. 心理护理　关心患者，解释疾病有关知识和治疗效果，帮助患者树立信心。

3. 健康教育

（1）向患者或家属传授糖尿病和糖尿病视网膜病变的预防和治疗知识，强调控制血糖的意义；向患者介绍饮食治疗的目的、意义及具体措施，并监督落实。

（2）指导患者按医嘱用药，并定期复查眼底，以便能早期发现糖尿病性视网膜病变，早期治疗。

（3）告知患者如出现眼痛、头痛、雾视、虹视、视力突然下降等，可能是并发症的发生，应立即来院就诊。

（4）观察视力、眼压变化，指导患者按医嘱用药和门诊复查，警惕新生血管性青光眼、牵引性视网膜脱离的出现。

附录：眼底激光患者的护理

【目的】协助治疗

【用物】治疗盘、消毒棉签、散瞳药、缩瞳药、表麻药、75%酒精棉球、笔灯、纸巾。

【操作步骤】

1. 解释操作目的、方法、注意事项，取得患者配合。

2. 洗手，戴口罩。

3. 做好身份识别，仔细查对病历上记录的治疗眼别。

4. 遵医嘱滴散瞳药或缩瞳药，用干棉签拭去眼周渗出的滴眼液。

5. 约30分钟后用笔灯检查瞳孔大小。

6. 治疗前2~5分钟患眼滴表麻药，眼部有分泌物或眼泪者，先用棉签拭去。

7. 消毒额托和颌托。

8. 协助患者于激光机前取舒适坐位。

9. 根据患者身高调节升降台。

10．嘱患者将下巴放在颌托上，前额抵住额托。

11．黑色眼罩遮盖非治疗眼。

12．嘱患者治疗过程中必须配合，避免突然转动眼球。

13．患者激光治疗过程中如有不适，及时告知医师。

14．治疗结束后，用棉签轻轻拭去患者脸上的泪液和滴眼液，合理安置患者，整理用物。

15．嘱患者遵医嘱进行休息和复查。

【注意事项】

1．仔细核对眼别与激光治疗的项目，正确地散瞳或缩瞳。

2．操作前向患者说明配合的重要性，以免误伤正常的视网膜组织，引起出血，甚至黄斑意外伤害等并发症。

3．如近期有大手术史的患者，应视病情择期治疗。

第五节　视网膜脱离患者的护理

视网膜脱离（retinal detachment，RD）是指视网膜的神经上皮层和色素上皮层之间的脱离。临床上分为孔源性（原发性）与非孔源性（继发性）视网膜脱离，后者又分为牵拉性及渗出性视网膜脱离。

1．孔源性视网膜脱离（RRD）　发生在视网膜裂孔形成的基础上，液化的玻璃体经裂孔进入视网膜，引起视网膜脱离。多见于老年人、高度近视、眼外伤和无晶状体眼者。

2．牵拉性视网膜脱离（TRD）　因增生性膜或机化组织收缩、牵拉引起的视网膜脱离，多见于糖尿病性视网膜病变、Eales病等引起的新生血管膜的牵拉，或眼球穿通伤引起的纤维组织增生的牵拉。

3．渗出性视网膜脱离（ERD）　由于病变累及视网膜或脉络膜血液循环，引起液体集聚在视网膜神经上皮下造成。多见于葡萄膜炎、Coats病、中心性浆液性脉络膜视网膜病变等。

【护理评估】

了解孔源性视网膜脱离患者有无高度近视、眼外伤史、是否为无晶状体眼，是否为老年患者等情况；了解牵拉性视网膜脱离患者有无妊娠高血压综合征、肾炎、糖尿病等情况；了解渗出性视网膜脱离患者有无中心性浆液性脉络膜视网膜病变、葡萄膜炎、糖尿病性视网膜病变、玻璃体积血等情况。视网膜脱离患者的主要表现为：①初发时有"飞蚊症"、眼前闪光感和黑影飘动；②视力不同程度的下降：如脱离范围扩大到黄斑，则中心视力明显减退，甚至仅存光感；③视野缺损：患者感觉眼前有阴影遮挡，范围相应于脱离区；④眼底改变：在散瞳下检查眼底，可见视网膜脱离区裂孔；⑤眼压多偏低。

【辅助检查】

1. 眼部B超　可显示视网膜脱离的范围、高度。

2. 眼底彩照　可以直观显示视网膜后极部的眼底情况。

3. 欧宝全景激光眼底照相　除了有眼底彩照的优点之外，还可以显示周边部视网膜。

【治疗要点】

1. 孔源性和牵拉性视网膜脱离　应尽早施行视网膜复位术，以手术封闭裂孔，去除玻璃体牵拉机制。常用闭合裂孔的手术方式有激光光凝、透巩膜光凝、电凝或冷凝，再在裂孔对应的巩膜外做顶压术、巩膜环扎术。复杂的视网膜脱离选择玻璃体内手术，去除混浊的屈光介质、剥除增殖膜、气体或硅油玻璃体腔内充填等，使视网膜复位。

2. 渗出性视网膜脱离　主要是针对原发病进行治疗。

【护理措施】

1. 安全护理

（1）安静卧床，减少头部移动，使裂孔区处于最低位，必要时进行双眼包扎。

（2）术眼散瞳的患者做好生活护理。

（3）患者卧床期间协助患者生活护理，满足患者各项生活所需。

2. 心理护理 术前向患者讲述手术的大概过程以及手术前后的注意事项，鼓励患者密切配合治疗，争取早日康复。

3. 手术患者的护理

（1）手术前护理

1）术眼充分散瞳，协助医师查明视网膜脱离区裂孔是关键。若病程短并且视网膜下积液较多，不易查找裂孔时，应卧床休息，戴小孔眼镜，使眼球处于绝对安静状态，2～3日后再检查眼底。

2）安静卧床，减少头部移动使裂孔区处于最低位，减少视网膜脱离范围扩大的机会。

（2）手术后护理

1）包扎双眼，安静卧床休息1周。

2）玻璃体注气或注油患者：使裂孔处于最高位，12～16小时/天，以帮助视网膜复位和防止晶状体混浊，待气体吸收后行正常卧位。

3）指导患者正确卧位方法，并告知患者及家属保持正确体位的重要性，提高患者的依从性，保证治疗效果。

4）同时做好舒适护理，根据其卧位给以额、颈、肩、胸、腰、腿垫，气圈及玻切体位桌并指导其定时变换体位，如俯卧位患者可轮流采取俯卧位、面向下坐位、面向下步行位，减少单一俯卧位引起的不适，使患者能较舒适、长时间地保持特殊体位。

4. 疼痛护理

（1）了解疼痛性质、程度，伴随症状，监测眼压。

（2）评估疼痛原因，术后患者有不同程度的眼痛，可伴有恶心、呕吐。术后当天疼痛多为手术中眼肌牵拉或高眼压症；手术注入气体、硅油也可使眼压升高、眼部疼痛；巩膜环扎手术患者也会明显眼痛。

（3）玻璃体注入气体多为惰性气体，如C_3F_8、SF_6，它有膨胀性，48～72小时膨胀至最大，术后可能使得眼压升高、眼痛。眼痛患者可及时给予止痛药或降眼压药，必要时适当放气。

5．用药护理　术后患眼散瞳至少持续1个月，做好散瞳期间患者生活护理。

6．预防并发症护理　注意观察眼部创口；了解头痛、眼痛等症状；监测视力、眼压情况，及时发现眼内出血、眼压升高、视网膜再脱离等情况。

7．健康教育

（1）术后恢复期遵医嘱继续坚持适当体位。

（2）避免眼压升高因素，在恢复期避免用力大便、咳嗽、剧烈运动或重体力劳动等，以防视网膜再次脱离。

（3）教会患者正确滴眼药水的方法，指导其注意眼部卫生，勿用手揉眼睛。

（4）玻璃体腔注气患者1个月内勿乘飞机、坐高铁，勿去海拔高地区，以免眼压增高。

（5）嘱按时用药，按时复查，如有眼痛、眼胀、突然视物模糊等请及时就诊。

【视网膜脱离患者的护理思维导图】

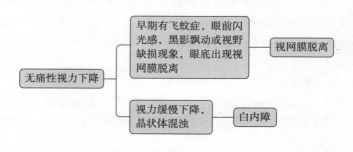

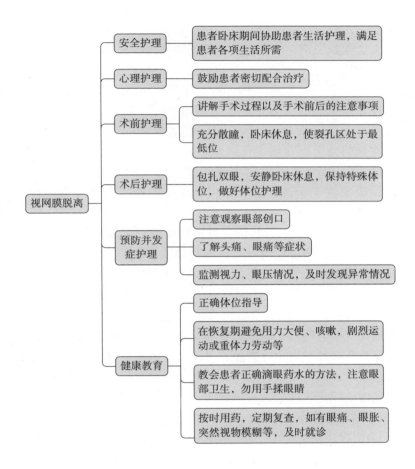

|第六节| 年龄相关性黄斑变性患者的护理

年龄相关性黄斑变性（age-related macular degeneration，AMD）亦称老年性黄斑变性或衰老性黄斑变性。发病率随年龄的增长而增高，双眼可同时或先后受累，是老年人常见致盲眼病。AMD确切病因不明，可能与遗传、环境因素、慢性光损害、营养失调、代谢异常、免疫性等因素有关。

【护理评估】

了解患者的发病年龄，有无家族史，视力损害是否为进行性。早期患者常诉中心视力减退、视物模糊，尤其在看近时，是大部分患者的首发症状，但很多时候患者没有症状或仅有视物疲劳，视物变形，如视物变小、变远；后期严重视力障碍。AMD根据临床表现和病理的不同分为萎缩型老年性黄斑变性（干性型）和渗出型老年性黄斑变性（湿性型）两型。

1. 萎缩型 患者初期自觉视物变形，视力轻度减退，双眼程度相近。眼底检查可见视网膜外层、色素上皮层、玻璃膜及脉络膜毛细血管均有不同程度的萎缩变性，色素上皮下可见大小不一的黄白色玻璃膜疣，视功能有不同程度的损害。

2. 渗出型 患者单眼视力突然下降、严重减退，视物变形或出现中心暗点。眼底检查可见视网膜下出血、渗出，有时可见黄色病灶或新生血管膜。神经上皮下或色素上皮下的出血颜色暗红，边缘略红，同时可伴有浅层鲜红色出血，附近有时可见玻璃膜疣，病变区可隆起。

【辅助检查】

1. 眼底荧光血管造影 可见脉络膜新生血管和荧光素渗漏。

2. OCT 可确定视网膜厚度、脉络膜新生血管厚度、黄斑水肿范围，并且可用于观察治疗效果。

【治疗要点】

目前尚无特效的治疗方法，常选择以下治疗措施：

1. 药物治疗

（1）抗VEGF药物治疗：主要用于眼科的有雷珠单抗（Ranibizumab）和康柏西普（conbercept）。VEGF是血管生成的关键部分，玻璃体腔内注入抗VEGF药物抑制新生血管再生，有助于疾病的愈合。

（2）抑制新生血管的糖皮质激素类药物：如曲安奈德和乙酸阿奈可他。

2．激光光凝疗法　软性玻璃膜疣，中心凹外的脉络膜新生血管膜（CNV）治疗。

3．光动力疗法　中心凹下的CNV治疗。

4．手术治疗　主要有视网膜切开CNV取出术和黄斑转位术，CNV取出后联合自体视网膜色素上皮细胞脉络膜植片移植是近年来研究探索的新方法。

【护理措施】

1．安全护理　将日常生活用品放在患者触手可及之处，合理安排病房内设施摆放，畅通走道。

2．玻璃体腔内注射抗VEGF围术期护理　参照附录：抗VEGF治疗患者的护理。

3．健康教育

（1）避免用眼过度。用眼应以不觉疲倦为度，并注意正确的用眼姿势，距离、光源是否充足等。勿长时间在昏暗环境中阅读和工作。

（2）避免长期过量接触辐射线，避免在强烈的阳光、灯光或其他辐射线照射下工作和学习，在户外活动时，应戴深色眼镜，以防辐射线直射眼睛。

（3）多食富含维生素C、维生素B_6、微量元素锌的蔬菜、水果、鱼、肉、蛋类、玉米等，补充类胡萝卜素，少食辛辣油腻食物。戒烟限酒。

（4）积极治疗高血压，将血压控制在正常范围内。

（5）保持心情愉快，情绪稳定，避免精神紧张和过度劳累。

（6）定期门诊复查，如有异常，随时就诊。尤其是60岁以上的老人应定期进行眼底检查，及时发现，及时治疗。

第七节　视网膜黄斑裂孔及黄斑前膜患者的护理

黄斑裂孔（macular hole）常见原因是严重眼部外伤、黄斑部囊样变性和水肿、高度近视、玻璃体牵拉等。其中老年人无明显病因引起的黄斑裂孔，称为特发性黄斑裂孔，常见于60~80岁老年人。

黄斑前膜（epiretinal membrane of macula）是由于不同原因致某些细胞在视网膜内表面形成纤维细胞膜，可以在视网膜的任何部位发生，位于黄斑及其附近的膜称黄斑前膜。大多数黄斑前膜形成原因不明，发生在无任何眼病的老年人，称为特发性黄斑前膜，其常见于50岁以上，男女均可发病，多为单侧，20%为双侧。

【护理评估】

1. 了解黄斑裂孔患者的发病年龄、有无眼外伤史、高度近视、严重眼内炎症、日光灼伤等。患者自觉视力有不同程度下降，黄斑部受累会引起中心视力明显下降、视物色暗、变形等。按Gass分期法，可分为4个时期：

Ⅰ期：形成前期，发生黄斑中心凹脱离，视力轻度下降。

Ⅱ期：黄斑裂孔形成期，黄斑中心凹或其周围全层裂孔，通常＜400μm，视力明显下降。

Ⅲ期：裂孔变大，400~500μm左右，玻璃体后皮质仍与黄斑粘连。

Ⅳ期：较大的全层黄斑裂孔，玻璃体后皮质完全脱离。

2. 了解黄斑前膜患者发病年龄，有无眼部外伤史、眼内炎、视网膜静脉阻塞、慢性黄斑水肿等。轻者患者无自觉症状，重者可有中心视力下降、视物变形。前膜收缩使视网膜内表面皱褶、出现放射状条纹，小血管被牵拉而伸直、扭曲和变形，严重时可致黄斑水肿、黄斑裂孔及浅脱离。

【辅助检查】

1. 黄斑裂孔

（1）检眼镜检查 可看到黄斑裂孔。

（2）OCT检查 可直观显示玻璃体后皮质与黄斑裂孔的关系。

2. 黄斑前膜

（1）检眼镜 可见到视网膜反光异常。

（2）荧光素眼底血管造影 轻者可见黄斑区视网膜小血管迂曲，重者可有荧光素渗漏。

【治疗要点】

1. Ⅰ期黄斑裂孔无明显进展可门诊随访观察。对于Ⅱ～Ⅳ期的特发性黄斑裂孔可以选择玻璃体手术治疗，包括玻璃体腔注入气体、玻璃体切除联合玻璃体腔填充等。

2. 目前治疗黄斑前膜无特效的药物。轻者如仅视力下降无需特殊处理。如视力进行性下降、且视物变形明显，可行玻璃体手术剥除黄斑前膜。

【护理措施】

1. 心理护理 向患者介绍疾病、药物、手术等知识，以得到患者及家属的支持。给予支持与安慰，指导放松技巧。

2. 健康教育

（1）休息与体位：对于伴有视网膜脱离患者应注意休息，不能剧烈活动，以免视网膜脱离范围扩大或再次发生脱离。玻璃体腔内注入气体或硅油填充患者，应根据裂孔位置采取正确卧位，使裂孔处于最高位，常选择俯卧位或侧卧位。参照本章第六节视网膜脱离患者的护理。

（2）指导患者正确地滴用抗生素眼药水或涂用眼膏的方法。

（3）指导家庭护理，提供必要的生活帮助，养成良好的卫生习惯。

|第八节| 中心性浆液性脉络膜视网膜病变患者的护理

中心性浆液性脉络膜视网膜病变（central serous chorioret-inopathy，CSC）是指眼底黄斑后极部类圆形区视网膜下透明液体积聚，是20~45岁年轻人常见的一种眼底病，病因不明，以男性多见，常单眼发病，属自限性疾病，3~6个月可自愈，但易复发。

【护理评估】

了解患者的发病年龄、性别、发病时间、病情的缓急、发作次数、有无规律性、用药情况等。了解患者有无精神紧张、情绪波动、睡眠不足、劳累等诱因。该病多表现为不同程度的视力下降、视物模糊、视物变形，如变小、变暗或变黄等。常单眼或双眼视物模糊，但视力常不低于0.5，且可用凸透镜进行矫正；同时患眼可有视物变小、变远，眼前固定暗影。眼底检查可见黄斑有一圆形反光轮，中心凹暗红，光反射消失。黄斑区可见灰白色视网膜后沉着物，后极部视网膜盘状脱离。

【辅助检查】

1. 眼底彩照　可见黄斑区视网膜浅脱，中心凹反射消失。

2. 荧光素血管造影和吲哚菁绿血管造影　显示静脉期黄斑部荧光素渗出，后者还可见脉络膜血管充盈延长或高灌注通透性增加。

3. 光学相干断层成像术（OCT）　对疾病诊断、随访观察有重要意义。

【治疗要点】

目前缺乏有效的药物治疗，一般在3~6个月内常可自愈。维生素C、维生素E、芦丁片等药物可减少毛细血管通透性。禁用糖皮质激素和血管扩张药。对明显的黄斑中心凹以外的荧光渗漏点，采用激光光凝治疗，可促使积液吸收，缩短病程。

【护理措施】

1. 心理护理　入院后介绍疾病及治疗相关知识，建立治疗疾病的信心。

2. 激光治疗护理

（1）激光治疗前护理

1）向患者简要介绍激光治疗知识，说明激光治疗的目的是预防、阻止和减缓病变发展。协助患者配合治疗，介绍各种治疗和检查的必要性，取得患者的配合。告知患者术中必须与医师积极配合，不能随意转动眼球，否则可引起黄斑受损，导致视力严重损害。

2）安全护理：将日常生活用品放在患者触手可及之处，合理安排病房内设施摆放，畅通走道。

（2）激光治疗后护理

1）患者术后视物模糊甚至看不见，向患者说明这是暂时性视力下降，散瞳后调节麻痹所致，一般5小时左右可恢复。

2）疼痛护理：少数患者眼底光凝术后有不同程度的眼及头部疼痛，可口服索密痛，多数24小时后消失。对视网膜新生血管或静脉阻塞者，嘱其避免提重物、剧烈运动和用眼过度，防止便秘及头低位，以免眼静脉压升高引起新生血管或毛细血管破裂出血。告知患者一旦感冒或上呼吸道感染时及时治疗，同时不要用含有麻黄素或肾上腺素的药物滴鼻、喷鼻或吸入。

3）有视网膜裂孔、襞裂或周边变性区的患者，不宜剧烈运动和眼球过度转动，病情较严重者，戴小孔眼镜或双眼包扎2周，至激光斑形成瘢痕粘连。

4）并发症的观察和护理：激光治疗后要注意眼底出血和眼压等变化。光凝过度可能伤及视网膜血管而出血，一旦发生出血，应告知患者不要惊慌和剧烈活动，给予适当止血剂；光凝治疗还可能发生虹膜炎、光凝周边视网膜裂孔，可能伤及虹膜瞳孔缘，术前充分散瞳，术后滴激素眼药水3天，一般可完全消退。另外，全视网膜光凝术后，可能会有眼压升高，可给予适当降眼压药物治疗。

5）做好饮食宣教，饮食宜清淡，禁烟酒。

6）嘱患者注意休息，避免情绪激动，同时密切观察患者病情变化，异常情况及时通知医师。

7）做好药物知识宣教，介绍滴用眼药水的方法。

3. 健康教育

（1）让患者及家属了解疾病发展规律，本病是一种自限性疾病，多数患者在3~6个月后能自行痊愈，视力恢复。部分患者，病情反复迁延，应做好患者的心理护理。

（2）为预防及减少疾病复发，注意避免精神过度紧张、劳累等应激状况发生。

（3）生活中应忌烟酒，尤其应避免摄入激素类药物。

第九节 早产儿视网膜病变患者的护理

早产儿视网膜病变（retinopathy of prematurity，ROP）是指在孕36周以下、低出生体重、长时间吸氧的早产儿的增殖性视网膜病变。其特征为视网膜缺血，新生血管形成，可造成视网膜变性、视网膜脱离、并发性白内障、继发性青光眼、斜视、弱视等多种并发症，对视力危害很大。

【护理评估】

了解患儿的发病年龄、性别、起病时间、起病的缓急、出生时间、出生体重、孕周数，有无早产、低出生体重、吸氧、新生儿窒息、动脉导管未闭、颅内出血、呼吸窘迫综合征等情况。该病多表现为不同程度的视网膜损害。按照视网膜病变在血管区和无血管区交界区域的严重程度，将ROP分为5期：

Ⅰ期表现为在眼底视网膜血管区与无血管区交界处形成的白色、平坦的分界线。

Ⅱ期是指在交界处形成了一条有一定高度及宽度的嵴，这条嵴通常是白色或灰色的。

Ⅲ期表现为新生血管延伸至嵴，并进一步延伸进入玻璃体，或者向后到达视网膜表面。这种视网膜外新生血管表现为小的球状，称之为"红色爆米花"。

Ⅳ期表现为由视网膜新生血管或者某些渗出性物质形成的纤维组织牵拉，导致部分视网膜脱离。

Ⅴ期ROP意味着全视网膜脱离，通常为漏斗状脱离。

【辅助检查】

眼底检查　发现早期病变，有利于对早产儿视网膜病变早期干预或随访。

【治疗要点】

目前的治疗手段主要是以手术治疗为主，药物治疗为辅。Ⅰ期、Ⅱ期和Ⅲ期病变定期随诊；对Ⅲ期的阈值前病变密切观察病情；对Ⅲ期的阈值病变（Ⅰ区和Ⅱ区的Ⅲ期+病变连续达5个钟点，或累积达8个钟点）行间接检眼镜下光凝或冷凝治疗；对Ⅳ期和Ⅴ期病变可以进行手术治疗。玻璃体腔注射抗VEGF药物治疗ROP可以有效地抑制ROP中的新生血管形成，并使已生成的新生血管退化及减轻视网膜血管的迂曲。

【护理措施】

1. 药物护理　按照医嘱使用散瞳及抗生素药物，并教会家属正确使用眼药水、眼药膏。

2. 围术期护理　参照眼部手术护理和全麻护理常规进行。注意保护患眼，防止意外伤。术后为防止碰撞，术眼加盖保护眼罩，防止患眼抓伤和碰伤。

3．健康教育

（1）向家庭主要成员介绍本病的有关知识，早产儿出现瞳孔区发白应尽早到医院检查。

（2）对于出生体重＜2000g的早产儿和低出生体重儿，要进行眼底病变筛查。首次检查应在出生后4～6周或矫正胎龄32～34周开始。

（3）对于年龄较大的患儿，应正确引导，做好心理护理工作，消除其自卑情绪，恢复小朋友间的正常交往。

（4）对ROP的防治工作重在预防，预防早产和减少高浓度氧的吸入，规范早产儿的用氧指征。

（5）提倡母乳喂养，补充肌醇可以降低早产儿视网膜病变的发生率。

（6）对检查中发现的Ⅰ期、Ⅱ期病变，患者家长应根据医师要求密切随访。

第十三章 视神经病变患者的护理

|第一节| 视神经炎患者的护理

视神经炎（optic neuritis）泛指视神经的炎性脱髓鞘、感染、非特异性炎症等一系列视神经病变，大多为单侧。临床上常分为视乳头炎和球后视神经炎。视乳头炎多见于儿童，球后视神经炎多见于青壮年。

【护理评估】

1. 视神经乳头炎 发病初期，可有前额部或眼球后疼痛和压迫感。视力急剧下降，可在 1～2 天内视力严重障碍，甚至无光感。发病初 1 周视力损害严重。除视力下降外，还可表现为色觉异常或视野损害，可伴有闪光感、眼眶痛，特别是眼球转动时疼痛。患眼瞳孔常散大，直接光反射迟钝或消失，间接光反射存在。炎性脱髓鞘性视神经炎患者视力可逐渐恢复，部分患者 1～3 个月视力恢复正常。

儿童视神经炎发病急，多因感染引起，预后好，约 70% 的患者视力可恢复至 1.0，50%～70% 的视光诱发电位（VEP）检测恢复正常。早期眼底可见视盘轻度充血，边界模糊。随着病情发展，视盘充血明显、扩大，边界极度模糊，但视盘隆起度一般不超过 3D。

2. 球后视神经炎 可分为急性与慢性两类，以慢性为多。多为双眼或单眼视力缓缓减退，或突然视力下降。

【辅助检查】

1．视野检查　中心暗点或视野向心性缩小。

2．视觉诱发电位（VEP）检查　P100波潜伏期延长、振幅降低。

3．磁共振成像（MRI）　了解脑白质有无脱髓鞘斑。

4．脑脊液检查　为视神经脱髓鞘提供依据。

【治疗要点】

急性首次发病或既往已诊断为多发性硬化或视神经炎的患者的复发期，可应用糖皮质激素冲击疗法；恢复期可使用营养神经药物，如B族维生素及血管扩张剂等辅助治疗。

【护理措施】

1．激素治疗的护理　大剂量糖皮质激素如甲基泼尼松龙冲击治疗，可引起一系列药物不良反应，应密切观察患者全身情况，如发现异常情况及时处理。

（1）用药期间应限制钠盐的摄入并每天测血压，每周测体重1次，定期复查肝肾功能、血生化，了解血钾、血钠的变化。

（2）注意消化道反应：观察患者有无腹部不适，有无腹泻、腹痛、便秘、胃痛等胃肠功能紊乱。重视患者的自觉症状，观察患者大便颜色。

（3）观察眼部情况：用药期间每天测量眼压，观察患者有无激素性青光眼、激素性白内障、激素性葡萄膜炎、视神经损伤、角膜巩膜变薄甚至穿孔。

（4）静脉注射部位的保护：患者需要长时间、大剂量的静脉输注，对血管刺激性大，要注意保护血管，由远而近，由细到粗地选择静脉，严格执行无菌技术操作。

2．颞浅动脉旁皮下注射护理　遵医嘱使用复方樟柳碱作颞浅动脉旁皮下注射时，注意避开颞浅动脉，选择正确的注射部位，呈45°角进针，注射方向应避开眼球。注射后会有皮丘隆起，稍后会逐渐消失，嘱患者勿用力按压。

3．疼痛护理　给予疼痛评估，做好解释工作，指导分散疼痛注意力方法。遵医嘱给药，观察药效。

4．安全护理　将日常生活用品放在患者触手可及之处，合理安排病房内设施摆放，畅通走道。

5．心理护理　因起病急，视力突然下降且伴眼球转动痛，患者感到焦虑不安甚至惊恐。护士应加强与患者的沟通，解释病情，帮助患者正确认识疾病发生机制及可治愈性，说明坚持长期治疗的必要性，使患者对治疗充满信心。治疗操作前做好解释工作，动作要熟练、准确、轻巧。

【视神经炎患者的护理思维导图】

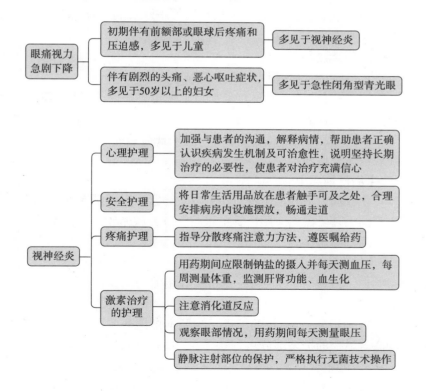

|第二节| 缺血性视神经病变患者的护理

缺血性视神经病变（ischemic optic neuropathy）是视神经的营养血管发生循环障碍的急性营养不良性疾病。临床上分前部和后部缺血性视神经病变两型。多见于60岁以上的老年人，单眼或双眼先后发病。本节主要阐述前部缺血性视神经病变（AION）。

【护理评估】

了解患者有无高血压、动脉硬化、心血管疾病、糖尿病病史。主要表现为突然发生无痛性、非进行性的视力减退。开始为单眼发病，可间隔数周至数年后另一眼发病，常为50岁以上的老年人。

【辅助检查】

1. 彩色多普勒超声 眼血流减少。

2. 视野检查 见视野缺损与生理盲点相连的弓形或扇形缺损，与视盘的改变部位相对应。

3. 眼底荧光血管造影检查 早期视盘弱荧光或充盈迟缓，晚期荧光素渗漏。

【治疗要点】

积极病因治疗；全身应用糖皮质激素，以缓解视神经营养血管的循环障碍；应用血管扩张药，改善微循环；口服乙酰唑胺，降低眼内压。

【护理措施】

1. 心理护理 入院时介绍疾病相关知识，树立患者治疗信心。

2. 做好激素治疗的护理 参照本章第一节视神经炎患者的激素治疗的护理部分。

3. 健康教育

（1）遵医嘱静脉滴注血管扩张药，改善微循环。密切监测血压变化，预防体位性低血压等并发症的发生，做好安全护理，并做好静脉注射部位的保护。

（2）口服乙酰唑胺降低眼内压，用药期间，嘱患者多次少量饮水，密切观察患者有无手脚麻痹、腰部疼痛、排尿困难、血尿等情况。

（3）加强营养摄入，避免辛辣刺激食物。

第三节｜Leber 视神经病变患者的护理

Leber病又称Leber遗传性视神经病变，或称家族性视神经病变。由德国医师Leber于1871年首先报道，故又称Leber病。

【护理评估】

了解患者有无家族发病史。发病多在青春期（18~23岁），两眼常同时或先后发病，多呈急性、亚急性和慢性萎缩期。临床特征呈无痛性视神经病变，急性期视力可急剧下降至眼前指数。视盘充血，视盘周围有毛细血管扩张及神经纤维肿胀，视网膜静脉不同程度迂曲、扩张。有研究认为早期可有视盘周围有毛细血管扩张性微动脉血管改变、视盘周围视网膜神经纤维层肿胀和视盘无渗漏三联症，慢性期视盘色淡或苍白，伴有头痛、智力障碍、癫痫、小脑性共济失调、肌张力障碍、膀胱无力症及心脏传导异常如预激综合征等。

【辅助检查】

实验室检查　无家族发病史者必须行血液检测mtDNA有无位点突变。

【治疗要点】

Leber遗传性视神经病变至今尚无有效的治疗方法。因为有些患者在病程中视力可以自然恢复，所以对任何治疗效果的评价均应慎重。目前此病被作为基因治疗的重点研究对象之一。

【护理措施】

1. 心理护理　向患者做好疾病相关知识宣教，嘱患者定期随访，密切观察视力变化。

2. 饮食护理　多食蔬菜，避免过多进食高热量饮食。

|第四节| 视神经萎缩患者的护理

视神经萎缩（optic atrophy）指外侧膝状体以前的视神经纤维、神经节细胞及其轴突病变导致的传导功能障碍。

【护理评估】

了解患者以往病史如糖尿病、遗传性疾病、外伤、眼部疾病病史等情况。该病主要表现为视力减退和视盘呈灰白色或苍白。

根据眼底表现及视神经损害的部位可分为原发性和继发性视神经萎缩：①原发性视神经萎缩，为筛板后的视神经、视交叉、视束及外侧膝状体的视路损害，如球后视神经炎、垂体肿瘤所致的视神经萎缩；②继发性视神经萎缩多因长期的视盘水肿或视盘炎引起的视盘、视网膜、脉络膜病变，呈上行性。

【辅助检查】

1. 眼底检查　早期视盘正常或色泽变淡，但无出血和渗出；晚期可见视盘颞侧苍白或全部苍白。

2. 视野检查及视觉诱发电位（VEP）检查　可以帮助诊断。

【治疗要点】

以病因治疗为主。早期，及时给予适当的糖皮质激素；中、晚期，则应给予神经营养类药、活血化瘀扩张血管类药及神经生长因子；此外针刺治疗也有一定效果，但必须坚持较长期的治疗；手术治疗主要针对病因，如垂体肿瘤可行肿瘤摘除术，术后加上放射治疗；如视神经管骨折者可行视神经减压术、骨折修复术。

【护理措施】

1．心理护理　安慰与鼓励患者，树立治疗信心，保持舒畅心情。

2．手术护理

（1）术前做好解释及各项检查。

（2）术后严密观察病情变化，观察患者是否有高热、头痛、脑膜刺激征等颅内感染症状。

（3）观察是否有呕吐、抽搐等反应，如有及时清除口鼻腔分泌物，保持呼吸道通畅。

（4）可用无菌生理盐水浸湿的纱布覆盖口腔，保持呼吸道湿润。

（5）定时观察患者视力、视野及眼球运动情况。

3．安全护理　合理安排病房内设施摆放，畅通走道。将日常生活用品放在患者触手可及之处，加强巡视。及时了解患者需求并提供帮助，嘱家属做好陪护工作。

4．药物护理　遵医嘱给糖皮质激素等，观察药物不良反应。

5．病情监测　观察血压变化，尤其是高血压患者，要保持血压稍高于正常人，不宜将血压降得过低。

第五节 外伤性视神经病变患者的护理

外伤性视神经病变（traumatic optic neuropathy，TON）是外力对视神经的冲击性损伤，可导致部分或全部视力的丧失。损伤可位于视神经的任何部位发生，约95%发生于管内段视神经，一般由于外力通过骨质或眼球的转动传递给视神经造成的间接损伤。

【护理评估】

了解患者有无眼部外伤史。该病多见于单眼，视力可不同程度减退，严重者甚至无光感。瞳孔直接对光反射迟钝或消失，间接反射存在，相对性传入性瞳孔障碍（RAPD）阳性。

【辅助检查】

1. PVEP　多见P100潜伏期延长或消失，波幅降低。

2. CT及MRI检查　可显示视神经管骨折，以内壁中段为多。

【治疗要点】

该病属眼科急症，有时需与神经外科、耳鼻咽喉科共同会诊诊治。主要采用大剂量糖皮质激素，配合脱水剂如20%甘露醇静脉滴注，目的在于减轻视神经水肿，改善局部血液循环；血管扩张剂和神经营养类药物可辅助治疗。

对症治疗无效情况下可行视神经管开放减压术。若视力无光感，又无视神经管骨折，则不必手术，反之，若有视神经管骨折，无论视力有无光感及时间长短均可行手术取出骨折片以观察疗效。

【护理措施】

1. 用药护理　根据医嘱选用糖皮质激素，注意药物毒副作用。正确使用脱水剂、血管扩张剂和营养神经药物，并观察用药后的疗效。

2. 病情观察　密切观察视力和眼局部伤口的变化。

3. 手术患者　按照手术常规护理。

4. 心理护理　眼外伤多为意外损伤，直接影响视功能，患者多有焦虑及悲观心理，应及时给予心理疏导，使患者情绪稳定，积极配合治疗。

第十四章 眼眶病患者的护理

眼眶疾病可分为先天性、炎症、肿瘤、囊肿、外伤等疾病。从部位来分主要有眶壁病变和眶内容病变两大类。

|第一节| 眶蜂窝织炎患者的护理

眶蜂窝织炎（orbital cellulitis）是眶隔后眶内软组织的急性细菌感染，儿童眼球突出的最常见原因。病原体多为金黄色葡萄球菌、溶血性链球菌。它不仅会影响视力，甚至可引起颅内并发症或败血症而危及生命。

【护理评估】

了解患者发病的时间以及症状，是否存在发热、神志萎靡等并发症，查血是否存在白细胞增高现象。眶蜂窝织炎多为单侧发病，偶有累及双眼者。起病急，眼眶疼痛，眼球突出、运动受限，眼睑红肿及球结膜高度水肿。视盘充血、水肿，视网膜出血，视网膜静脉充血扩张。后期形成眶内脓肿，近眶缘可出现波动感，伴有明显的全身中毒症状，包括白细胞增高等。病情进一步扩张可导致视力严重障碍，也可导致严重的颅内并发症或败血症而危及生命。

【辅助检查】

X线和CT检查　发现副鼻窦炎、骨折或异物等。

【治疗要点】

尽早全身应用足量抗生素治疗，根据结膜囊细菌培养及药敏试验结果，及时应用最有效抗生素。酌情使用皮质类固醇治疗；同时眼部用抗生素滴眼液，大量眼膏保护暴露的角膜；应用脱水剂降低眶内压，保护视神经。积极处理并发症：如脓肿已局限化，可在波动最明显处切开引流；若并发海绵窦血栓，则立即按败血症的治疗方法处理。

【护理措施】

1．疼痛护理　指导患者减轻疼痛的方法，安置患者于舒适体位，保持安静的环境，减少声光刺激，并耐心解释引起眼痛、肿胀等不适的原因，必要时遵医嘱使用药物止痛。

2．药物护理　保护静脉，观察药物的作用和不良反应，因患者需要长时间的静脉输注，且药物对血管刺激性大，要注意保护血管。选择静脉要由远而近，由细到粗，严格执行无菌技术操作。

3．饮食护理　嘱患者多进食高蛋白、高维生素、高热量食物，以增强抵抗力有利于病情恢复，忌辛辣食物。

4．病情观察

（1）加强病情观察，注意视力变化，了解视神经受累情况。

（2）同时观察全身情况，如患者出现剧烈头痛，谵妄甚至昏迷，可能为颅内并发症，应采取紧急措施。

5．健康教育

（1）注意保护患眼角膜，给予抗生素眼液和眼膏，上眼药时动作宜轻柔，避免按压眼球。

（2）患者因炎性渗出出现肿胀，可采取局部热敷或超短波治疗，因温热能促使局部血管扩张，从而改善血液循环，增加血流量，促进炎症的消散和水肿吸收。

第二节　炎性假瘤患者的护理

炎性假瘤（inflammatory pseudotumor）原发于眼眶组织的

非特异性增殖性炎症，其症状类似肿瘤，组织学表现属于特发性炎症，目前认为是一种免疫反应性疾病。它可累及眶内各种软组织如眼外肌、泪腺、巩膜球筋膜、视神经鞘及其周围的结缔组织等。

【护理评估】

了解患者的发病持续的时间和症状。如急性发病，表现为眼睑和结膜肿胀、充血，眼眶痛、眼球运动障碍、复视和眼球突出。眶缘可扪及肿物，有轻度压痛，呈结节状、多发，可推动。

【辅助检查】

1. 超声扫描、CT 或 MRI 检查　可发现炎性假瘤。

2. 活体组织病理学检查　可以确诊疾病。

【治疗要点】

全身应用糖皮质激素如口服泼尼松片，眼局部滴糖皮质激素，激素治疗无效者可应用免疫抑制剂如环磷酰胺或小剂量放疗，肿块型炎性假瘤可手术切除。

【护理措施】

1. 心理护理　主动与患者交流，鼓励其讲述心中的感受，给予理解与安慰，以缓解其紧张情绪。鼓励其家属多来探视，给予精神上的支持。

2. 做好激素治疗的护理　参照第八章第三节 Vogt–小柳原田综合征患者激素治疗的护理。

3. 疼痛护理　向患者解释疼痛的原因，缓解其紧张情绪，增强对疼痛的耐受性。鼓励患者诉说对疼痛的感受，给予安慰与支持。密切注意观察病情变化，遵医嘱及时给予止痛药，缓解疼痛。

4. 病情观察

（1）密切观察眼压变化，遵医嘱及时使用降眼压药，以降低眼压，减轻疼痛。

（2）向患者讲解进行手术的必要性，帮助其正确对待疾病，树立面对现实的信心。

（3）进行各项操作检查前，先向患者做好解释，操作准确、轻柔。

5. 健康教育

（1）保持环境清洁及适宜的湿度，避免人员流动过多造成灰尘飞扬，必要时戴眼罩保护角膜。

（2）嘱患者勿用手帕及不洁之手揉擦眼部。

（3）保护角膜　向患者讲解眼睑闭合不全对角膜的危害性，以引起患者重视。遵医嘱定时使用抗生素眼药水滴眼，预防角膜炎的发生。睡前涂抗生素眼膏或用湿盐水纱布遮盖双眼，防止角膜干燥。

第三节 甲状腺相关性眼病患者的护理

甲状腺相关性眼病（thyroid associated ophthalmopathy，TAO）又称Graves病、浸润性突眼，是一种自身免疫性疾病，是引起成人单眼和双眼眼球突出的最常见原因。

【护理评估】

了解患者甲状腺功能和免疫性疾病病史。该病主要损害上睑肌和眼外肌，重要体征为眼睑征，即眼睑退缩和上睑迟落，表现为睑裂开大，角膜上缘和上部巩膜暴露，瞬目次数减少，睑裂闭合困难；眼球向前突出，复视及眼球运动受限；球结膜充血。

【辅助检查】

1. 影像学检查　B型超声或CT扫描可发现眼外肌肥厚和球后改变，磁共振检查可显示特异的眼外肌及眶内组织的变化，还可了解病情轻重。

2.甲状腺功能的实验室检查　为了解甲状腺功能及免疫功能水平，可选择：①血清三碘甲状腺原氨酸（T3）、四碘甲状腺素（T4）、游离血清三碘甲状腺原氨酸（FT3）、游离四碘甲状腺素指数测定（FT4）、血清促甲状腺激素测定（TSH）；②T3抑制或Werner抑制试验；③抗甲状腺球蛋白微粒体抗体（Anti—TG Ab）、抗甲状腺过氧化物酶抗体（Anti—TPO Ab）和促甲状腺激素受体抗体测定（TRAb）。

3.电生理视觉诱发电位（VEP）检查　了解视神经损害的程度。

【治疗要点】

治疗方法包括保守治疗、手术治疗、放射治疗。

1.轻度TAO　只需随访观察。眼睑征患者有异物感时可滴用人工泪液、抗生素滴眼液，睡时涂抗生素眼膏。

2.中度TAO　如果疾病处于活动期，可以采用免疫抑制治疗。口服或静脉注射糖皮质激素。如果疾病处于静止期，则考虑康复性手术治疗，如眶减压术、眼外肌手术、眼睑手术。

3.重度TAO　可选择大剂量糖皮质激素冲击治疗或骨性眼眶减压术治疗。

【护理措施】

1.心理护理　患者容易激动、焦虑，护理上给予安慰、鼓励，主动解答患者疑问，并介绍治疗方法、目的、效果，并向他们介绍成功案例，树立战胜病情的信心。

2.眼部护理

（1）讲解眼睑闭合不全对角膜的危害性，以引起患者重视。遵医嘱定时使用人工泪液及抗生素眼药水等，预防角膜炎的发生。睡前涂抗生素眼膏或用湿房保护双眼，防止角膜干燥。

（2）有畏光流泪症状者，外出戴太阳镜，室内要适当避光。

3．做好激素治疗的护理　参照第八章第三节Vogt-小柳原田综合征患者激素治疗的护理。

4．手术护理

（1）眼眶减压术者应教会患者眼外肌运动训练方法，有利于水肿消退，防止眼外肌与周围组织粘连，并促进眼肌功能恢复。训练方法：术后第4~6天，患者仰卧于病床，伸出两手示指在眼前约1.5cm处，并左右摇摆做钟摆运动，患者目光随示指运动，每天3次，每次30分钟。鼓励患者克服训练过程中的疼痛、眩晕等，坚持训练。

（2）内镜下眼眶减压术者，应做好鼻腔护理，注意观察鼻出血情况，预防颅内感染。

5．健康教育

（1）保持环境安静、清洁及适宜的湿度，避免灰尘飞扬环境，必要时戴眼罩保护角膜。如有眼睑水肿，睡眠时应抬高床头。

（2）嘱患者多食高热量、高蛋白、高维生素和低碘食物，忌辛辣食物。

【甲状腺相关性眼病患者的护理思维导图】

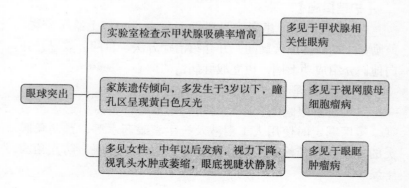

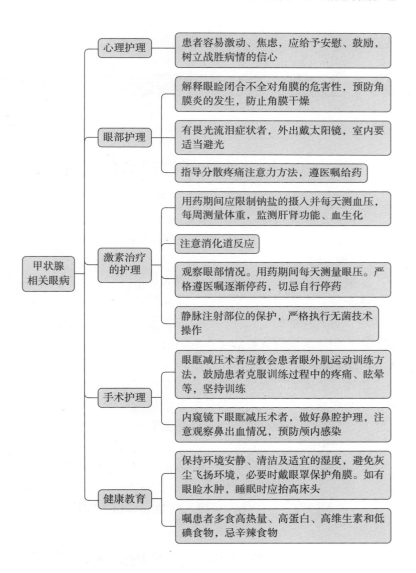

第十五章　眼部肿瘤患者的护理

|第一节| 角结膜皮样瘤患者的护理

角结膜皮样瘤（corneal dermoid tumor）来自胚胎性皮肤，是一种类似肿瘤的先天性异常，肿物内由纤维组织和脂肪组织构成。

【护理评估】

了解患者的年龄、肿物是否有增大等情况。肿物多位于角巩膜颞下方，少数可侵犯全角膜。肿物外表颜色如同皮肤，边界清楚，可有纤细的毛发存在。较大者常可造成角膜散光，视力下降。中央部位的皮样瘤可造成弱视。

【治疗要点】

治疗以手术切除为主，最理想的手术方式是肿物切除联合板层角巩膜移植，手术前后及时配戴眼镜矫正视力。若视力矫正不良，应配合弱视治疗，以达到功能治愈。

【护理措施】

1. 加强心理疏导，树立正确观念。向患者介绍成功手术案例，建立信心，积极面对疾病。

2. 手术护理　参照第六章第八节角膜移植术的护理。

|第二节| 脉络膜恶性黑色素瘤患者的护理

脉络膜恶性黑色素瘤（malignant melanoma of the choroid）

是成年人中最常见的眼内恶性肿瘤，主要来源于葡萄膜组织内的色素细胞和痣细胞。

【护理评估】

临床上多见单侧性，位于黄斑区肿瘤，较早出现视物变形或视力减退；周边部肿瘤早期自觉症状不明显，肿瘤较大时出现视力下降甚至失明。根据肿瘤生长情况，表现为结节型及弥漫型两种，前者居多。

1．结节型　相对多见，表现为突向玻璃体腔的球形隆起肿物，周围常有渗出性视网膜脱离。

2．弥漫型　沿脉络膜水平发展，呈普遍性增厚而隆起不明显。脉络膜恶性黑色素瘤主要通过局部侵袭和血行转移，最常见转移部位有肝、肺、胃肠道等，预后差。

【辅助检查】

B超、FFA、CT、MRI等检查　有助于诊断。

【治疗要点】

小的肿瘤可门诊随访观察或光凝、冷冻和经瞳孔温热疗法（TTT），局部手术切除、放疗；肿瘤较大累及视神经，考虑眼球摘除术；如果侵犯眼眶，行眶内容物摘除术。

【护理措施】

1．心理护理　眼球摘除术的患者，多有焦虑、恐惧和自卑等表现，严重的心理反应可直接影响手术效果，护士应多与患者主动交谈，鼓励其表述自己的内心感受，开导、劝慰和鼓励患者正确面对现实，增强患者战胜疾病信心。

2．手术护理　按眼科手术护理常规，术前3天抗生素眼药水局部滴眼，协助患者完成各项术前检查。术后密切观察眼部及全身情况，注意创口敷料分泌物渗出情况，预防感染。

3．指导患者做好义眼片的保养及配戴。

（1）在安放前清洗双手，把义眼片清理干净。

（2）安放时，拿住义眼片的鼻侧部位（义眼片的短边），打湿，轻拉上、下眼睑，将义眼片推进眼睑内，轻轻按压移动义眼片排出空气。

（3）取出义眼片时，眼睛向上看，下压下眼睑致义眼片底部脱出，推动义眼片底部，向下取出。

（4）配戴期间，嘱患者勿向鼻梁方向揉眼或揩眼泪，以免义眼片翻转或脱出。

（5）配戴初期，患眼可能有异物感，多数患者几秒钟后即可适应，少数患者持续时间稍长，可出现结膜充血、水肿、流泪等不适，需取下义眼片，以抗生素眼药水滴眼，待患眼恢复后再重新配戴。

（6）新的义眼片应干燥保存；取下的义眼片应保存于冷开水中，以免分泌物干掉而形成刺激物。避免用腐蚀剂清洗。使用3~5年后需更换新的义眼片。

第三节　视网膜母细胞瘤患者的护理

视网膜母细胞瘤（retinoblastoma，RB）是婴幼儿眼病中性质最严重、危害性最大的一种恶性肿瘤，有遗传型和非遗传型。前者具有家族遗传倾向，多发生于3岁以下儿童；后者多为体细胞突变所致，发病时间相对较晚。本病易发生颅内及远处转移，常危及患儿生命，因此早发现、早诊断及早治疗是提高治愈率、降低死亡率的关键。

【护理评估】

了解患儿家族史。由于肿瘤发生于婴幼儿，早期不易发现，往往因白瞳症（指瞳孔区呈现黄白色反光）或表现为视力障碍、内斜视或外斜视被家长发现才来医院。晚期肿瘤穿破眼球壁，表现为眼球表面肿块或眼球突出。根据肿瘤的表现和发展过程一般可分四期：①眼内生长期；②青光眼期；③眼外期；④全身转移期。

【治疗要点】

近年来对视网膜母细胞瘤治疗是根据肿瘤发展的不同阶段采取不同疗法，已摒弃传统的将眼球摘除为首选方法，使部分患者保存患眼和视力。

1. 保守治疗 早期较小的肿瘤可采取经巩膜冷凝，使肿瘤消退，形成脉络膜萎缩病灶。也可采用巩膜外敷贴放射治疗，使肿瘤萎缩。还可经瞳孔温热疗法、光动力学治疗等。目前国内多采用全身化疗，称为化学减容治疗。

2. 手术治疗 当肿瘤已占眼底面积达 1/2 以上，应行眼球摘除术，术中操作要轻，避免压迫眼球；如肿瘤已穿破眼球向眶内生长、或经视神经向颅内蔓延，应行眼眶内容物摘除术，术后联合放射治疗，但预后不好。

【护理措施】

1. 心理护理 护士应多与患儿家长交谈，鼓励其表述自己的内心感受，使患儿及家属能以正确心态面对，积极配合治疗。

2. 预防暴露性角膜炎 眼部涂用抗生素眼膏覆盖角膜，避免角膜干燥，加强眼部卫生，嘱家属勿让患儿揉眼。给患眼包扎柔软的无菌纱布，不可压迫眼部。

3. 围术期护理 全麻患者参照全麻护理常规。

4. 安全护理 家属做好陪护工作，护理上加强巡视，预防意外发生。

5. 健康教育 进行科普教育，提倡优生优育、遗传咨询，对有遗传倾向的家庭要定期眼部体检，以便早发现、早治疗。

|第四节| 皮样和表皮样囊肿患者的护理

皮样囊肿（dermoid cyst）和表皮样囊肿（epidermoid cyst）

是胚胎期表皮外胚层滞留于深层组织形成的囊肿，是一种迷芽瘤。囊肿由囊壁与囊内容物组成。

【护理评估】

了解患者肿物的发生时间、发展速度。该病增长缓慢，好发于外上眶缘，触诊为圆形肿物，表面光滑，无压痛；如囊肿压迫眼球可引起屈光不正；囊肿如位于眼眶深部，常表现为渐进性眼球突出并向下移位。

【辅助检查】

CT检查　低密度占位性病变，伴有眶壁凹陷改变。

【治疗要点】

手术治疗：肿块切除。

【护理措施】

1. 心理护理　向患者讲解疾病的相关知识，指导患者保持稳定的情绪，积极乐观地面对生活，树立战胜疾病的自信心，并做好围术期的护理。

2. 手术护理　各种治疗和护理前，应告知患者治疗和护理的方法、目的及注意事项，如教会患者和家属手术前后的自我护理知识。

3. 病情观察　加强巡视，密切观察病情变化及生命体征的变化。如有异常，及时通知医师处理。

|第五节|　眼眶肿瘤患者的护理

一、海绵状血管瘤患者的护理

海绵状血管瘤（cavernous hemangioma）又称窦性血管瘤，是成人眶内最常见的良性肿瘤。多见于中青年时期。

【护理评估】

了解患者是否有疼痛感、肿物是否进行性增大。常见无痛性、慢性进行性眼球突出，突出方向依肿瘤位置而定，视力一般不受影响。眶前部肿瘤可触到中等硬度、圆滑可推动的肿物；眶深部肿瘤按压眼球有弹性阻力。

【辅助检查】

1．X线检查　早期正常，后期见眶容积增大、骨密度增高。

2．超声检查　可见边缘清楚的中高回声、类圆形占位病变，透声性中等。

3．CT和MRI检查　可显示肿瘤的位置、大小和范围。

【治疗要点】

对体积小、发展慢的海绵状血管瘤，眼球突出不明显者可门诊观察随访；影响视力或有症状时，行手术切除。

二、神经纤维瘤患者的护理

神经纤维瘤病为常染色体显性遗传病，是基因缺陷使神经嵴细胞发育异常导致多系统损害。根据临床表现和基因定位分为神经纤维瘤病Ⅰ型（NFⅠ）和Ⅱ型（NFⅡ）。主要特征为皮肤牛奶咖啡斑和周围神经多发性神经纤维瘤，外显率高，基因位于染色体17q11.2。患病率为3/10万；NFⅡ又称中枢神经纤维瘤或双侧听神经瘤病，基因位于染色体22q。

【护理评估】

因神经纤维瘤病无法彻底治愈，需及时评估患者的心理状态。听神经瘤、视神经瘤等颅内及椎管内肿瘤可手术治疗，部分患者可用放疗。

【辅助检查】

1．X线平片　各种骨骼畸形。

2．椎管造影、CT及MRI　可见中枢神经肿瘤。

3．脑干听觉诱发电位　对听神经瘤有较大诊断价值。

4．基因分析　可确定NFⅠ和NFⅡ类型。

【治疗要点】

一般以手术切除肿瘤为主，但难以彻底切除。

三、视神经胶质瘤患者的护理

视神经胶质瘤是发生于视神经内胶质细胞的良性肿瘤，可沿视神经向颅内蔓延。多发于学龄前儿童，成人少见，部分与神经纤维瘤病伴发，疑有遗传倾向。

【护理评估】

了解患者的视力情况，临床表现为眼球突出、视力丧失、斜视。

【辅助检查】

1. 眼底检查　视盘原发性萎缩或水肿。

2. B超检查　可见视神经增粗，前角变钝，内回声缺乏或稀少，经眼轴位扫描不能显示后界，倾斜探头回声增多。

3. CT检查　视神经呈梭形或锥形增粗，可将眼球推向前方或一侧，边界清晰，瘤内密度多均匀，如不均质，可疑有液化区。视神经管增粗，可疑肿瘤有颅内蔓延。

4. MRI检查　T1WI呈中信号，T2WI呈中高信号。瘤内如有液化腔，则不增强。

【治疗要点】

1. 视力良好、眼球突出不明显，进展缓慢，影像学显示肿瘤距视神经管较远者可定期观察。

2. 视力低于指数、眼球突出明显，肿瘤局限眶内者可行外侧开眶术切除肿瘤。视神经断端仍有肿瘤者可行 X 刀或 γ 刀治疗。

3. 肿瘤侵犯管内段视神经或视交叉者，可经颅开眶切除视交叉前的肿瘤。侵犯对侧或双侧病变者可行放射治疗。

四、泪腺良性多形性腺瘤患者的护理

泪腺多形性腺瘤是最常见的泪腺上皮性肿瘤，约占50%，是由上皮和间质成分构成的良性肿瘤，过去称之为良性混合瘤。常见于20～50岁青壮年。

【护理评估】

主要症状为单眼进行性眼球突出及眼球下移位，眶外可扪及硬性肿物。肿瘤表面有泪腺时有颗粒感，无触痛，不能推动。

【辅助检查】

1．B超检查　肿瘤内回声丰富、分布均匀、边界清晰、声衰中等、不可压缩。

2．CT检查　肿瘤呈圆形、类圆形或椭圆形，边界清、光滑，位于泪腺窝，呈软组织密度，均质。少数有液化腔可呈片状低密度区。泪腺窝骨质因长期压迫可吸收变薄，甚至骨缺失。

3．MRI检查　T1WI呈中信号，T2WI呈中高信号，明显强化。肿瘤内有骨化生或液化腔者，可显示点片状不强化区。

【治疗要点】

以手术切除肿物为主。

五、眼眶脑膜瘤患者的护理

眼眶脑膜瘤（meningioma of the orbit）有源自眶内的脑膜瘤和继发于颅内的脑膜瘤两种，前者多来自视神经鞘的蛛网膜，大多为良性；后者由蝶骨脊脑膜瘤蔓延而来。

【护理评估】

脑膜瘤多见女性，中年以后发病。表现为眼球突出、视力下降、视盘水肿或萎缩及眼底视神经睫状静脉，称为脑膜瘤四联征。

【辅助检查】

X线检查、CT和MRI　了解脑膜瘤的位置和大小。

【治疗要点】

一般以手术切除肿瘤为主。

六、横纹肌肉瘤患者的护理

横纹肌肉瘤（rhabdomyosarcoma）为儿童最常见的原发性眶内恶性肿瘤，大部分患者在10岁前发病。肿瘤恶性程度高，发展快，预后不佳。

【护理评估】

急性发病时可见肿块短期内迅速增大，单侧突眼、结膜水肿、上睑下垂，皮肤充血、硬结，伴发热。如病变累及视神经，表现为视力丧失、眼球运动障碍。如不及时治疗，病变可累及颅内。

【治疗要点】

主要采用放疗、化疗与局部手术切除相结合的综合治疗。

七、眼眶肿瘤患者手术前、后护理

【护理措施】

1. 手术护理

（1）手术前护理：①向患者讲解疾病的相关知识，介绍治疗方法、目的、效果，向他们介绍已治疗成功的病例，多给予安慰、鼓励，以增强战胜疾病的自信心；②按眼科手术前护理常规完成各项准备工作。选择全身麻醉的患者按全麻护理常规，注意禁食时间。眼眶手术备皮范围是自患眼颞侧到发际。

（2）手术后护理：①参照眼科手术后护理常规及全身麻醉后护理常规。如果患者术后有呕吐反应，应向患者及家属解释可能是麻醉药物或眼肌牵拉引起，安置患者平卧头偏向一侧以防误吸，必要时根据医嘱应用止吐药；②密切观察病情变化：观察生命体征变化，特别注意有无颅压增高及神经系统征象、感染症状和眼压升高等术后并发症；观察创口纱布有无渗血、引流管的引流出量，一般引流管于术后48小时拔除；保持创口敷料清洁、干燥，及时更换污染敷料；肿瘤摘除后要保持加压包扎效果；换药时注意无菌操作；术后患者取半卧位，促进积血吸收。

2．疼痛护理　向患者解释疼痛的原因，鼓励患者诉说对疼痛的感受，给予安慰与支持；指导减轻疼痛方法，必要时遵医嘱给予止痛药，缓解疼痛。

3．眼球运动训练　指导患者进行眼球运动训练，训练方法参照第十四章第三节甲状腺相关性眼病患者的护理。训练期间，鼓励患者坚持，克服训练过程中的疼痛、眩晕等。

4．化疗药物护理　注意全身情况，观察药物副作用，如口腔炎、胃肠道反应、心脏毒性、骨髓抑制、神经毒性等；注意恶心、呕吐、贫血、脱发等症状出现。密切观察输液反应，做好用药护理，预防药物外漏。

（1）保护静脉，一般由细小静脉到大静脉、由远心端到近心端，并采用交替注射法，左右静脉交替使用。

（2）静脉穿刺尽量一针见血，切忌来回牵拉针头，以免损伤血管。

（3）推化疗药物之前先应用5ml生理盐水静推，确认针头完全在血管内后再推注药物。

（4）推药时速度应缓慢，每注射1～2ml抽回血一次，同时观察注射部位有无肿胀、疼痛等情况。

（5）同时注射两种以上的化疗药物时，在推注两药之间应注入10～20ml生理盐水。

（6）静脉推注化疗药物结束后，再推注10～20ml生理盐水，然后拔针或封管。采用快速拔针法，用干棉签沿穿刺点向上纵行压迫皮肤及血管内针眼3～5分钟。

（7）一旦发生渗漏要及早采取冷敷、拮抗剂、50%硫酸镁湿敷等方法，以避免发生更严重的并发症，减轻患者的痛苦。

5. 指导患者做好义眼片的保养及配戴，参照第十五章第二节脉络膜恶性黑色素瘤患者的护理。

6. 饮食护理与口腔护理 嘱患者多进食高蛋白、高维生素、高热量食物，以增加抵抗力有利于病情恢复，忌辛辣食物。如果有口腔炎要注意口腔护理，晨起、睡前、饭前后可选择生理盐水和碳酸氢钠漱口，以促进食欲。

【眼眶肿物患者的护理思维导图】

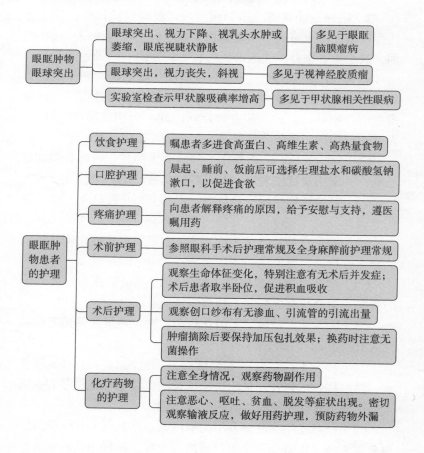

第十六章　眼外伤患者的护理

眼外伤（ocular trauma）指任何机械性、物理性或化学性等外来因素作用于眼部，造成视觉器官结构和功能的损害统称为眼外伤。眼外伤已成为发展中国家单眼盲的首要原因。根据眼外伤的致伤因素，可分为机械性和非机械性眼外伤两大类。前者包括钝挫伤、穿通伤和异物伤等；后者有热烧伤、化学伤、辐射伤和毒气伤等。

第一节　眼球钝挫伤患者的护理

眼球钝挫伤（ocular blunt trauma）是由机械性的钝力直接伤及眼部，造成组织的器质性病变及功能障碍。由于挫伤部位不同，表现的症状和体征也不同。

【护理评估】

详细了解患者的致伤过程，包括外伤史，受伤时间、地点、致伤物等。根据挫伤部位及程度不同，可有不同的症状和体征：

1. 眼睑挫伤　可引起眼睑水肿、皮下淤血、眼睑皮肤裂伤、泪小管断裂以及眶壁骨折与鼻窦相通而致眼睑皮下气肿。

2. 结膜挫伤　可引起结膜水肿、球结膜下淤血及结膜裂伤。

3. 角膜挫伤　可引起角膜上皮擦伤、角膜基质层水肿，增厚及混浊、后弹力层皱褶、角膜裂伤，甚至角膜破裂伤。

4. 巩膜挫伤 多见于巩膜最薄弱的角巩膜缘或眼球赤道部出现巩膜破裂，表现为眼压降低，视力不同程度下降，常伴有前房积血及玻璃体积血，严重者可仅剩光感或无光感。

5. 虹膜睫状体挫伤 可引起外伤性虹膜睫状体炎、外伤性散瞳、瞳孔括约肌断裂、虹膜根部离断及前房积血、挫伤使睫状肌的环形纤维与纵形纤维分离，虹膜根部向后移位，前房角加宽、变深称房角后退，甚至导致房角后退性青光眼。

6. 晶状体挫伤 可引起晶状体脱位或半脱位及外伤性白内障。

7. 玻璃体积血 由于损伤睫状体、脉络膜和视网膜血管引起。少量出血可有飞蚊症；大量积血使玻璃体高度混浊，视力下降。

8. 脉络膜、视网膜及视神经挫伤 表现为脉络膜破裂及出血、视网膜震荡和脱离以及视神经损伤。

【辅助检查】

1. X线或CT检查 明确眼眶壁有无骨折。

2. B超检查 可协助判断眼内出血的位置、玻璃体积血的程度、晶状体有无脱位、视网膜有无脱离及脱离程度、眶内有无血肿等。

【治疗要点】

根据挫伤部位、症状，进行治疗，包括药物治疗和手术治疗。

1. 非手术治疗 ①眼睑水肿及皮下淤血的早期指导患者冷敷，促进吸收，一般2周内逐渐吸收。②单纯的结膜水肿、球结膜下淤血及结膜裂伤者，选用抗生素眼药水，预防感染。③角膜上皮擦伤，选用抗生素眼膏，通常24小时可愈合。角膜基质层水肿者选用糖皮质激素治疗。④外伤性虹膜睫状体炎者应用散瞳剂、糖皮质激素眼药。⑤前房积血者，应半卧位卧床休息，注意眼压变化，并给予止血剂；如果眼压升高，应用降眼压药物。⑥视网膜出血应卧床休息，双眼包扎制动，并应用止血药物。视网膜震荡与挫伤，选择皮质类固醇、血管扩张剂及维生素类药物口服。⑦脉络膜破裂早期卧床休息、注意观察，无特殊处理。

2. **手术治疗**　①眼睑的皮肤裂伤、严重结膜撕裂伤、角巩膜裂伤，应及时手术缝合；②泪小管断裂应行泪小管吻合术；③严重虹膜根部离断伴复视者，可考虑虹膜根部缝合术；④前房积血多，尤其有暗黑色血块，伴眼压升高，经药物治疗眼压仍不能控制，应做前房穿刺术放出积血；有较大血凝块时，可手术切开取出血块；⑤晶状体混浊可行白内障摘除术，晶状体脱位导致的继发性青光眼，可行抗青光眼手术；⑥玻璃体积血者，于伤后3个月以上还未吸收，可行玻璃体切割手术；若伴有视网膜脱离应及早行视网膜复位手术。

【护理措施】

1. **心理护理**　眼外伤多为意外损伤，直接影响视功能和眼部外形，患者一时难以接受，多有悲观、焦虑、恐慌等情绪，应给予安静的环境，多给予心理疏导，使患者情绪稳定，配合治疗。如患者生活自理受限，给予协助生活护理。

2. **用药护理**　按医嘱及时给予用药，并观察用药后的疗效。非住院患者，教会患者或家属用药的方法及注意事项，需要手术的患者，做好术前准备工作。

3. **病情观察**　密切观察病情变化，包括生命体征、眼压、视力和眼局部伤口的变化等情况，如有异常及时通知医师处理。告诉患者减少引起眼压升高的行为，避免大声谈笑、咳嗽、打喷嚏、用力排便等。仔细观察患者对疼痛反应，耐心听取患者疼痛的主诉，解释疼痛的原因，给予支持与安慰，指导放松技巧。

4. **手术护理**　包括术前准备及术后护理工作。详细介绍手术相关知识及预后情况，增强其治疗信心。

5. 健康教育　①指导患者正确滴眼药水的方法，严格遵守无菌操作原则，指导患者养成良好的卫生习惯，不用脏手或不洁手帕揉眼；②指导患者加强锻炼，增强体质；加强营养摄入，多进食富含纤维素、易消化的软食；保持身心健康，避免不良情绪，积极配合治疗；③生活及生产安全教育，注意自我保护，预防眼外伤的发生；④定期随访，注意病情变化，如有变化及时来院治疗。

第二节 | 眼球穿通伤患者的护理

眼球穿通伤（perforating wound of eyeball）是指锐器造成眼球壁全层裂开，使眼内容物与外界沟通，伴或不伴有眼内损伤或内容物脱出。按其损伤部位可分为角膜穿通伤、角巩膜穿通伤和巩膜穿通伤。穿通伤的预后和功能恢复主要取决于损伤的严重程度和部位，其次是有无感染和并发症、治疗的及时性和正确性。

【护理评估】

详细了解患者的致伤过程，包括外伤史、受伤时间、地点、致伤物的大小、形态、性质、刺伤的速度、受伤的部位、污染的程度及有无眼球内异物存留等。根据受伤部位及程度不同，可有不同的症状和体征。

1. 角膜穿通伤　①单纯性：角膜伤口较小且规则，无眼内容物脱出，常自行闭合，检查时，仅见角膜线状条纹；②复杂性：伤口大且不规则，常有虹膜损伤、脱出及嵌顿，前房变浅，可伴有晶状体破裂及白内障等眼前段损伤。临床表现有明显的眼痛、流泪和视力下降。

2. 角巩膜穿通伤　伤口累及角膜和巩膜，引起虹膜睫状体、晶状体和玻璃体的损伤、脱出，以及眼内出血，伴有明显的眼痛和刺激征，视力明显下降。

3. 巩膜穿通伤　较小的伤口容易被忽略，表面仅见结膜下出血。大的伤口常伴有玻璃体脱出或脉络膜及视网膜出血等，预后差。

【辅助检查】

1. X线或CT检查　明确眼眶有无骨折和异物，以及异物的位置。

2. 超声波检查　可协助判断眼球壁有无破裂，有无眼内容物脱出，玻璃体有无积血等。

【治疗要点】

眼球穿通伤的适时、恰当处理对预后非常重要，其治疗原则为：初期及时清创缝合伤口，防治伤后感染及并发症的发生，后期针对并发症选择合适的手术。临床治疗可根据不同状况采取不同的治疗措施。

1. 伤口处理　角膜伤口 < 3mm，无眼内容物嵌顿或脱出，前房存在，可不必缝合，积极抗炎治疗； > 3mm 的伤口或有虹膜组织脱出时，需在显微镜下手术严密缝合，恢复前房。

2. 手术治疗　复杂病例采用二步手术，即初期缝合伤口，恢复前房，控制感染；在 1～2 周内，再行内眼或玻璃体手术。除非眼球不能缝合，否则不做初期眼球摘除。

3. 防治感染　常规注射破伤风抗毒素注射液，全身及眼局部应用抗生素糖皮质激素。感染性眼内炎者，可行玻璃体内注射抗生素、玻璃体切除术治疗。

【护理措施】

1. 心理护理　眼球穿通伤发病突然，患者一时很难接受视力下降，甚至眼球丧失的事实，积极进行心理疏导，给予安慰与鼓励，积极面对现实，密切配合治疗。

2. 用药护理　严格遵守无菌操作，按医嘱给予及时用药，并观察用药后的疗效。非住院患者，教会患者或家属用药的方法及注意事项，同时注意病情变化，如有变化及时来院治疗。需要手术的患者，做好术前准备工作。

3. 病情观察　严密观察眼部症状、眼压、视力、眼局部伤口的病情变化，避免眼内炎的发生。监测眼压变化情况，如眼压高，及时通知医师，并遵医嘱给予降眼压药物，必要时给予镇痛药物。注意外伤眼和健眼视力的变化，一旦健眼发生不明原因的眼部充血、视力下降及眼痛，要警惕交感性眼炎发生。

4. 预防感染　常规注射破伤风抗毒素注射液，全身及眼局部应用抗生素和糖皮质激素，包扎伤眼，并散瞳；加强患者眼部基础护理，遵守无菌操作原则。预防眼内炎的发生。如果发生感染性眼内炎，应充分散瞳，局部和全身应用大剂量抗生素或糖皮质类激素；玻璃体腔注药可以提供有效药物浓度，并抽取房水及玻璃体液做细菌培养和药敏试验；同时做好玻璃体切割手术准备。

5. 手术护理　参照眼部手术护理常规及时做好手术前准备，外伤眼手术前禁忌剪睫毛和结膜囊冲洗，防止对眼球增加压力和增加感染概率。术后严格按医嘱给予抗生素治疗等，严格执行各项无菌操作，帮助患者增加自身抵抗力，防止感冒，严防眼内感染的发生。

6. 疼痛护理　仔细观察患者对疼痛反应，耐心听取患者疼痛的主诉，解释疼痛的原因，给予支持与安慰，指导放松技巧，必要的时候给予镇痛药物。

7. 健康教育　①指导患者正确滴眼药水的方法，严格遵守无菌操作原则，指导患者养成良好的卫生习惯，不用脏手或不洁手帕揉眼；②指导患者加强锻炼，增强体质；加强营养摄入，多进食富含纤维素、易消化的软食；保持身心健康，避免不良情绪，积极配合治疗；③生活及生产安全教育，注意自我保护，预防眼外伤的发生。

第三节 眼异物伤患者的护理

眼异物伤是异物进入眼内引起机械性损伤和异物存留引起的刺激反应以及感染而导致并发症和后遗症。眼异物伤按异物留存部位，可分为眼外异物和眼内异物。异物的性质及异物留存的部位不同，引起的损伤及其处理也各有不同。

一、角膜及结膜异物

角膜、结膜异物伤是指异物黏附于角膜和结膜表层，以眼部异物感、疼痛、畏光、流泪为临床特征的常见眼外伤。常见异物包括金属性（如铜、铁）和非金属性（如灰尘、玻璃、木刺、竹签等）。不同性质的异物所引起的损伤不同，临床处理也不同。

【护理评估】

详细了解患者的致伤过程，包括外伤史，受伤时间、地点、受伤过程等情况。结膜异物摩擦会引起角膜刺激征，表现疼痛、畏光、流泪、异物感等。角膜异物以铁屑、煤屑多见，有明显刺激征。铁质异物可形成锈斑。若异物位于角膜深层或处理不当，容易继发感染，并发角膜溃疡、虹膜睫状体炎或角膜遗留瘢痕等，最终影响视力。

【辅助检查】

裂隙灯显微镜、前房角镜、三面镜等检查　了解异物位置及大小。

【治疗要点】

1. 结膜异物治疗　①浅层异物可用生理盐水或无菌棉签拭出；②对无刺激的结膜下异物可观察或待异物有排出倾向时

再取；③深层异物可用无菌注射针头剔除。

2. 角膜异物治疗　角膜异物多应尽早取出。术中应严格无菌操作，避免术后感染。①角膜浅层异物：可用生理盐水冲洗除去，如无效可在表麻后，用棉签将异物轻轻拭去；②嵌入角膜的浅层异物：在眼部表麻后，用针头剔除；③深层角膜异物，若为磁性异物，可在显微镜下，用磁铁吸出；④多发性角膜异物：可将暴露出角膜表面的异物先取出，再等异物逐渐排向表层时分次取出。如异物多而局部刺激重，视力又低于0.1者，可考虑板层角膜移植术；⑤异物取出后需眼局部使用抗生素，必要时结膜下注射。如发生感染，参照第六章第五节角膜炎患者的护理。

【护理措施】

1. 心理护理　做好心理疏导，指导患者采取积极的应对方式正确对待眼外伤，密切配合治疗。

2. 角膜及结膜异物剔除　根据医嘱剔除角膜和结膜异物：①浅表的异物，可用生理盐水冲洗除去，如无效可在表麻后，用棉签将异物轻轻拭去；②较深异物可用无菌注射针头呈15°轻轻插入异物边缘，将异物向角膜缘方向剔除，并仔细检查有无异物遗留；③铁屑异物若铁锈范围大而深，不能一次剔尽，则不应强行剔除，可分次进行；④对于细小的异物，应在裂隙灯显微镜下谨慎剔除，防止损伤过多角膜；⑤术后局部滴用抗生素眼药水，涂抗生素眼膏，包扎患眼，以防感染。如患眼剧烈疼痛，立即来院就诊。

3. 病情观察　观察结膜和角膜有无异物遗留，注意角膜伤口愈合情况，注意视力的变化及有无角膜感染等发生。

4. 健康教育　①做好生产安全预防指导，介绍角膜、结膜异物伤产生的原因，注意劳动时戴防护眼镜，预防眼外伤的发生；②若异物溅入，勿用手揉眼和自行剔除异物，及时到医院治疗；③嘱患者按医嘱用药，次日门诊复查。

二、眼内异物

眼内异物伤（intraocular foreign body）是指异物碎片击穿眼球壁，存留于眼内的损害，是严重危害视力的眼外伤。由于异物飞入眼内的方向不同，异物可存留在眼内的不同位置。任何眼部或眼眶外伤，都应怀疑并排除异物存留。

【护理评估】

详细了解患者的致伤过程，包括外伤史，受伤时间、地点、致伤物性质和大小等详细情况。依据眼球损伤程度、异物性质和存留部位，有不同临床表现：①多伴有眼球穿通伤的症状和体征，即角结膜伤口、眼压减低、晶状体混浊、眼内容物脱出和视力下降等；②眼内异物可存留于前房、晶状体、玻璃体视网膜等，可引起外伤性虹膜睫状体炎、化脓性眼内炎及交感性眼炎；较大异物可引起眼部刺激性反应，尤其是铜和铁；③常见并发症为眼球铜质沉着症、铁质沉着症、虹膜睫状体炎、白内障、视网膜脱离等。

【辅助检查】

1. X线检查　可定位金属异物。

2. 超声波检查　对于X线不易显影的异物，对区别异物在球内或是球外常有决定性意义。

3. CT检查　使用于非金属异物、以及用超声波难以发现的眼前部异物。

4. 检眼镜检查　对屈光介质透明者，可直接用检眼镜检查异物位置。

5. UBM检查　有利于眼前节小异物或多发异物的诊断。

【治疗要点】

1. 手术治疗　一旦发生眼内异物伤，应立即手术取出异物。眼球内铁质、铜质异物对眼内组织有严重损害，须及早取出。磁性异物可用磁铁吸出，非磁性异物需要通过玻璃体切割术取出。

2．控制感染　防治并发症的发生，全身及眼局部应用抗生素防治眼内炎，酌情使用糖皮质激素，以减轻眼内反应。

【护理措施】

1．心理护理　做好心理疏导，指导患者采取积极的应对方式正确对待眼外伤，密切配合治疗。

2．用药护理　按医嘱及时用药，并观察用药后的效果。

3．术前准备　按眼部护理常规做好术前准备，协助清洗面部血迹或污物，禁忌剪睫毛和冲洗结膜囊。

4．病情观察　①观察视力和眼局部伤口的变化，有前房积血者应注意眼压变化和积血的吸收情况，指导患者半卧位；②注意观察有无铁质沉着症等并发症的发生；③密切观察健眼的视力情况，一旦健眼发生不明原因的眼部充血、视力下降及眼痛，警惕交感性眼炎发生。

5．健康教育　①做好生产安全预防指导，介绍角膜、结膜异物伤产生的原因，注意劳动时戴防护眼镜，预防眼外伤的发生；②若异物溅入，勿用手揉眼和自行剔除异物，及时到医院治疗；③嘱患者按医嘱及时用药，定期复查。

【眼球外伤患者的护理思维导图】

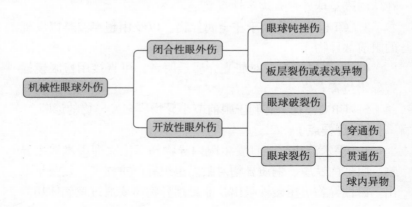

第四节　眼附属器外伤患者的护理

一、眼睑外伤

【护理评估】

详细了解患者的致伤过程，包括外伤史，受伤时间、地点、致伤物等。挫伤致眼睑小血管破裂，常引起眼睑水肿和出血。出血初为青紫色，后渐变为黄色，可在1~2周内完全吸收。严重者可出现眼睑皮肤全层裂伤，甚至达肌层、睑板和睑结膜。

【治疗要点】

眼睑淤血和肿胀较明显时，可在伤后48小时内予以冷敷，以后热敷；眼睑裂伤给予清创缝合，并予注射破伤风抗毒素（TAT）和抗生素。

二、眼眶外伤

【护理评估】

详细了解患者的致伤过程，包括外伤史，受伤时间、地点、致伤物等。当钝力打击、车祸或从高处跌落等，常引起眼眶骨折、眶内出血及视神经挫伤，表现为瞳孔直接对光反射消失或迟钝、瞳孔中等散大、视力可在光感以下。当眼眶深部组织损伤，可出现眼球运动障碍。

【辅助检查】

1. 眼科检查　包括观察眼球运动是否受限，触压眼睑是否有捻发感，观察是否有眼球破裂，前房积血等情况，同时应测量眼压。

2. 眼眶和头颅CT检查　排除骨折的可能。

【治疗要点】

一般的软组织损伤采用清创缝合，并予应用TAT和抗生素治疗；若视神经损伤，应及时应用大量糖皮质激素或行视神经减压术；对因出血引起的急性眶内压升高，及时做眶减压术；对闭合性眶骨骨折，一般不做特殊处理。

三、眼附属器外伤患者的护理

【护理措施】

1. 心理护理　眼外伤多为意外损伤，直接影响眼部外形，患者一时难以接受，多有焦虑及悲观心理，应多给予心理疏导，使患者情绪稳定，配合治疗。

2. 健康指导　眼睑水肿及皮下淤血者，通常数日至2周内可逐渐吸收，可指导患者早期冷敷、晚期热敷，促进吸收。

3. 预防感染　常规注射抗破伤风血清，全身及眼局部应用抗生素和糖皮质激素，加强患者眼部基础护理，遵守无菌操作原则。

4. 病情观察　监测生命体征、瞳孔、眼压、视力及眼局部伤口的变化情况，注意外伤眼和健眼视力的变化。

5. 大量糖皮质激素治疗者，应做好用药护理，包括静脉的保护、并发症的观察等。视神经减压术者，做好鼻腔护理、密切观察颅内并发症。

6. 手术患者应做好围术期护理，预防感染及创口出血，严格遵医嘱用药。

7. 做好环境介绍，教会患者使用呼叫器，以免发生意外。

8. 对患者进行各种治疗和护理前，应告知患者治疗和护理的方法、目的及注意事项，如教会患者和家属手术前后的自我护理知识。

第五节　眼化学伤患者的护理

内容详见第二章第四节眼化学伤患者的护理。

【眼化学伤患者的护理思维导图】

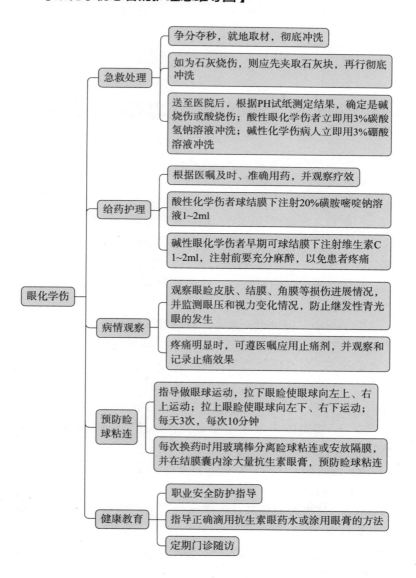

眼化学伤

急救处理
- 争分夺秒，就地取材，彻底冲洗
- 如为石灰烧伤，则应先夹取石灰块，再行彻底冲洗
- 送至医院后，根据PH试纸测定结果，确定是碱烧伤或酸烧伤；酸性眼化学伤者立即用3%碳酸氢钠溶液冲洗；碱性化学伤病人立即用3%硼酸溶液冲洗

给药护理
- 根据医嘱及时、准确用药，并观察疗效
- 酸性化学伤者球结膜下注射20%磺胺嘧啶钠溶液1~2ml
- 碱性眼化学伤者早期可球结膜下注射维生素C 1~2ml，注射前要充分麻醉，以免患者疼痛

病情观察
- 观察眼睑皮肤、结膜、角膜等损伤进展情况，并监测眼压和视力变化情况，防止继发性青光眼的发生
- 疼痛明显时，可遵医嘱应用止痛剂，并观察和记录止痛效果

预防睑球粘连
- 指导做眼球运动，拉下眼睑使眼球向左上、右上运动；拉上眼睑使眼球向左下、右下运动；每天3次，每次10分钟
- 每次换药时用玻璃棒分离睑球粘连或安放隔膜，并在结膜囊内涂大量抗生素眼膏，预防睑球粘连

健康教育
- 职业安全防护指导
- 指导正确滴用抗生素眼药水或涂用眼膏的方法
- 定期门诊随访

|第六节| 辐射性眼外伤患者的护理

内容详见第二章第五节辐射性眼外伤患者的护理。

|第七节| 眼部热灼伤患者的护理

眼部热灼伤（thermal burns of the eye）是高温液体溅入眼部或火焰喷射眼部引起的烧伤。

【护理评估】

了解患者眼部受伤情况，轻者表现为眼睑红斑、水疱，结膜充血水肿，角膜轻度混浊；重者引起眼睑、结膜、角膜、巩膜的深度烧伤，组织坏死。眼部组织愈合后常出现瘢痕性睑外翻、睑闭合不全、角膜瘢痕、睑球粘连等。

【治疗要点】

防治感染，促进创面愈合，预防睑球粘连。

1. 清除结膜和角膜表面的热物质、异物及坏死组织。若发生角膜坏死，行自体结膜或羊膜移植术或全角膜板层移植术。

2. 轻度灼伤，局部滴用散瞳剂、抗生素眼药水及包扎伤眼；重度灼伤，去除坏死组织，局部滴用抗生素眼药水。

3. 早期应用大量维生素C静脉滴注，以促进角膜损伤修复。

4. 预防和治疗睑球粘连等并发症的发生。

【护理措施】

1. 做好患者心理疏导，增强患者治疗信心，做好疾病相关知识宣教。

2. 做好患者疼痛护理。疼痛明显时，遵医嘱应用表面麻醉剂或止痛剂，并观察和记录止痛效果。

3. 观察并记录患者的视力状况，协助做好生活护理。

4. 指导患者正确滴用散瞳剂和抗生素眼药，并包扎患眼，嘱患者勿用手揉眼，防止角膜上皮损伤。

5. 羊膜移植、角膜移植术手术患者，手术护理参照第六章第八节角膜移植术的护理。

6. 做好职业防护指导。介绍眼部热灼伤产生的常见原因，进行生活与生产安全教育。

|第八节| 外伤性眼内炎患者的护理

外伤性眼内炎（traumatic endophthalmitis）是细菌或其他致病菌微生物由致伤物带入或从伤口侵入眼内引起的急性化脓性炎症。常见的感染菌有铜绿假单胞菌、葡萄球菌、真菌等。

【护理评估】

详细了解患者的致伤过程，包括外伤史，受伤时间、地点、致伤物性质和大小、眼球损伤程度、异物性质和存留部位等。外伤性眼内炎起步急，发展迅速，除真菌感染外一般发生于伤后 1~3 天，有明显眼痛、头痛、刺激症状，视力严重下降甚至无光感。典型的外伤性眼内炎常可发现角巩膜伤口有脓性分泌物或坏死组织，眼红肿、疼痛、畏光流泪、视力急剧减退，眼睑和结膜充血水肿、角膜水肿混浊甚至出现基质脓肿、房水混浊或有积脓，虹膜肿胀纹理不清、瞳孔缩小或伴有渗出膜，晶状体可有混浊甚至皮质溶解，玻璃体呈灰白色颗粒或碎片状混浊甚至形成脓肿，瞳孔区黄白或灰白色反光取代正常的橘红色眼底反光，眼底模糊不清。

【辅助检查】

裂隙灯显微镜、前房角镜、三面镜以及眼部 B 超，必要时进行X线、CT和MRI等检查，以排除眼内异物。

【治疗要点】

一旦怀疑为眼内炎，应积极治疗。

1. 药物治疗 发生感染性眼内炎，应充分散瞳，局部和全身应用大剂量抗生素或皮质类固醇；玻璃体腔注药可以提供有效药物浓度，并抽取房水及玻璃体液，送检细菌培养和药敏试验。

2. 手术治疗 对全身及眼局部用药治疗无效患者，应尽早行玻璃体切割手术。

【护理措施】

1. 按眼部护理常规做好术前准备。

2. 遵医嘱每天配置眼药水，并指导患者家属频繁点眼药水的方法。

3. 病情观察 监测生命体征、瞳孔、眼压、视力及眼局部伤口的变化情况，还要注意外伤眼和健眼视力的变化。

4. 全身应用糖皮质激素及抗生素，密切观察患者用药反应，如有不适，及时给以相应处理。

5. 术后禁忌包扎患眼，做好眼部清洁及护理。

第十七章 屈光不正患者及老视的护理

当眼处于非调节状态（静息状态）时，外界的平行光线（一般认为来自5米以外），经眼的屈光系统后，不能在视网膜黄斑中心凹聚焦，故不能产生清晰像，这种屈光状态称为非正视眼（ametropia）或屈光不正（refractive error）。屈光不正可分为近视、远视和散光三大类。

第一节 近视患者的护理

近视眼（myopia）指在眼的调节静止状态下，外界平行光线经过眼的屈光系统屈折后，聚焦在视网膜之前，为屈光力大于眼球轴长的一种屈光状态。按度数可分为：轻度为 < -3.00D，中度为 -3.00D ~ -6.00D，高度为 > -6.00D。

【护理评估】

1. 症状与体征评估

（1）远距离视物模糊，近距离视力好，近视初期常有远距离视力波动，注视远处物体时喜眯眼，容易产生疲劳。

（2）近视度数较高者，除远视力差外，常伴有夜间视力差、飞蚊症、漂浮物、闪光感等症状，并可发生程度不等的眼底改变。

（3）一般低中度近视患者，在未获得矫正时，由于在近距离某一点能获得清晰视力，所以很少发生弱视。但高度近视未矫正时，因对近视力已经有影响，容易发生眼底病变，故容易发生弱视。

2. 根据屈光成分分类

（1）屈光性近视：眼轴正常或基本在正常范围内，多由于眼各屈光成分异常或各成分间组合异常导致眼球屈光力增强，而使平行光束入眼经折射后聚焦于视网膜前，这种近视称为屈光性近视。

（2）轴性近视：眼各屈光成分基本正常，由于眼轴延长，使得平行光进入眼内聚焦于视网膜前。常见于病理性近视及大多数单纯性近视眼。

（3）混合近视：有上述两种情况并存的近视。

3. 根据是否有调节作用参与的分类

（1）"假性"近视：此类近视，并非真正意义上的近视，只是因为调节的原因，平常表现为近视症状，但用阿托品散瞳后，睫状肌麻痹、调节放松则近视度数消失，呈现为正视或远视。一般认为该类情况往往是近视发生、发展的初期阶段。

（2）真性近视：即通常的近视眼，指使用阿托品散瞳，睫状肌麻痹后检查，近视度数未降低或降低度数小于0.5D。

（3）混合近视：指使用阿托品散瞳，睫状肌麻痹后检查，近视屈光度明显降低，但仍未恢复到正视状态。

【辅助检查】

1. 屈光度数检查 近视度数的检查包括客观验光法、主觉验光法。对于年龄较大的患者可以直接通过以上方法验光，年龄较小或是调节力较大的患者，在验光前，均需要睫状肌充分麻痹后再验光，以此获得准确的度数。

2. 眼轴测量 可通过A超和IOL Master检查获得。

【治疗方法】

近视眼矫正常见的方法如下：

1. 框架眼镜 运用凹透镜（负镜片）进行中和矫正，配镜原则为矫正视力达到最佳视力的最低度数的镜片。

2. 角膜接触镜　角膜接触镜和框架眼镜矫正近视的光学原理相同，但由于顶点距离不同，在处方上存在差异。接触镜分硬性角膜接触镜（RGP）和软性角膜接触镜两类。

3. 角膜塑型术（OK镜）　是使用特殊设计的高透氧硬镜，通过机械压迫、镜片移动的按摩作用及泪液的液压作用达到压平角膜中央形状，暂时减低近视度数的作用。此法只能改变一定限度的角膜形态，故一般只能暂时矫正 –6.00D 以内的近视度数。一旦停止配戴，原屈光不正度数将逐渐恢复。此法容易引起严重并发症如角膜炎等，故对验配要求高。

4. 手术治疗

（1）角膜屈光手术　分为非激光与激光手术治疗。

1）非激光性屈光手术：包括放射状角膜切开术（RK）、表面角膜镜片术、角膜基质环植入术。

2）激光手术：①PRK（准分子激光屈光性角膜切削术）：PRK手术对低、中度近视（在 –1.00D ~ –4.00D 范围）矫治效果较好，手术并发症极少；②LASIK（准分子激光角膜原位磨镶术）：近视度数 –1.00D ~ –14.00D（ –8.00D 以下效果最理想），角膜厚度足够的患者，是目前最常用的方法；③LASEK（准分子激光角膜上皮瓣原位磨镶术）：是介于 LASIK 和 PRK 之间的一种手术，目前主要适用于角膜较薄、职业特点容易产生眼部外伤而导致角膜瓣移位或其他不宜进行 LASIK 的屈光不正患者，屈光矫正范围同 LASIK；④EPI–LASIK（准分子激光机械法上皮瓣下角膜磨镶术）：EPI–LASIK 是在 LASEK 的基础上发展起来的一项崭新的屈光手术技术，融合了 LASIK 和 LASEK 两种手术方式的优点，适用于角膜太薄或太扁平而不适合接受 LASIK 手术的患者；⑤飞秒激光切削术（FEMTO）：飞秒激光是一种以脉冲形式发射的激光，持续时间只有几个飞秒（1飞秒＝千万亿分之一秒），是目前人类在实验条件下所能获得的最短脉冲。凡是适合做 LASIK 手术的患者都可以接受这个手术，以往有五类不能做传统 LASIK 手术的人均有选择飞秒全激光手术的可能。

（2）眼内屈光手术：目前已开展的手术治疗方法有白内障摘除及人工晶状体植入术、透明晶状体摘除及人工晶状体植入术、有晶状体眼人工晶状体植入术。

（3）巩膜屈光手术：如后巩膜加固术、巩膜扩张术等。此法不能改变屈光状态，但对阻止近视度数继续加深有一定作用。适用于病理性近视，目的是稳定眼轴，控制近视进展，预防眼底病变加重，保护视力。

5．药物治疗　对于因为调节引起的一系列近视的症状即所谓的"假性近视"，可用 0.5% 托吡卡胺滴眼液，每晚睡前滴眼一次。滴眼时，注意眼内眦处按压数分钟，以免药液流到鼻腔吸收，引起全身症状。最新的研究亦表明，长期点用一定浓度的托吡卡胺滴眼液，能有效的减缓近视度数加深。

【护理措施】

1．加强健康教育，指导患者养成良好的用眼卫生习惯。①避免用眼过度：注意眼睛劳逸结合，不要长时间近距离视物；②养成良好的读写习惯和姿势；③定期检查视力，根据屈光检查结果及时调整眼镜度数；④高度近视患者应避免剧烈运动，如打篮球和跳水等，防止视网膜脱离。

2．向患者及家长解释近视视力矫正的重要性，纠正"戴眼镜会加深近视度数"的错误认知。建议在睫状肌麻痹状态下验光，以取得较为准确的矫正度数。

3．框架眼镜　它的特点是安全、简便、经济。配戴前须先经准确验光确定近视度数。镜片选择以获得最佳视力的最低度数的凹透镜为宜。指导患者和家属学会眼镜的护理：①坚持双手摘戴眼镜；②眼镜应戴在脸部的正确位置；③镜片沾上灰尘时，用流水冲洗，再以眼镜专用布或软纸擦干；④参加剧烈运动时不要戴眼镜，以免眼镜受到碰撞；⑤眼镜摘下后应放入眼镜盒内，避免挤压和磨损。

4. 角膜接触镜（隐形眼镜） 特点是可以增加视野，减少两眼像差，并有较佳的美容效果。根据材料不同可分为：①软性角膜接触镜：验配较简单，配戴舒适；②硬性透氧性接触镜（RGP），特点是透氧性强、抗蛋白沉淀、护理方便、光学成像质量佳，但验配较复杂，必须严格规范验配。配戴者需要一定的适应期，配戴前须向患者交代可能出现的问题，在戴镜时间、方式、更换、复查和清洁消毒等方面的注意事项要加以详细说明，使患者充分了解其重要性，以提高患者的依从性。初次戴镜一般第一天戴 5~6 个小时，然后每天延长 1~2 个小时，至 1 周后每日可戴镜 12~16 小时。必须定期复查；③角膜塑型镜（OK 镜）也是高透氧性硬镜，通过压迫角膜中央区，逐步使角膜的弯曲度变平，从而暂时降低近视度数，提高裸眼视力。验配较 RGP 更为复杂，因此在配戴前，要让配戴者了解该方法的原理、作用效果，严格选择患者、规范的验配、密切随访、及时发现和处理问题。

角膜接触镜的护理要注意：①养成良好的卫生习惯，取、戴前均应仔细洗手；②避免超时配戴和过夜配戴；③定时复查，如有异物感、灼痛感马上停戴；④定期更换镜片；⑤游泳时不能戴镜片；⑥如果戴镜后刺激症状强烈，应摘下重新清洗后再戴。

5. 角膜屈光手术护理

（1）角膜屈光手术前护理：①向患者详细解释不同手术方法的优缺点和适应证，使患者对手术效果有客观的认识，帮助患者选择合适的术式，提高患者满意度；②对选择 PRK、LASEK、EPI-LASIK 手术的患者要告知手术当天疼痛较为明显，并指导减轻疼痛的技巧；③告知患者术后短时期内视力可能不稳定，也有因调节适应问题出现看近物时有重影，均属于正常情况；④平时戴隐形眼镜者，须在停戴48~72小时后方可进行手术前眼部检查；长期戴者须停戴1~2周；戴硬镜者须停戴4~6周；⑤指导患者全面的眼部检查，包括视力、屈光度、眼底、瞳孔直径、角膜地形图、角膜厚度等。

（2）角膜屈光手术后护理：①术后隐形眼镜戴至复查时，不能自行取下；②首次复查时间为术后第一天；③术后三天内禁止洗眼睛，洗头、洗脸时切勿把脏水或灰尘落入眼睛；④术后一周尽量不要看书、电脑和电视，注意劳逸结合；⑤禁止用手揉擦眼睛，避免碰撞眼睛；⑥饮食方面避免辛辣刺激性食物，忌烟酒；⑦遵医嘱定期随访，复查视力、眼压、角膜上皮愈合情况等。如出现眼前黑点、暗影飘动、突然视力下降，应立即门诊复查；⑧术后3~5小时内出现异物感、畏光流泪为正常现象；⑨6个月内看电视，电脑，外出时配戴术后防护镜。

6. 眼内屈光手术　目前已开展的手术治疗方法有白内障摘除及人工晶状体植入术、透明晶状体摘除及人工晶状体植入术、有晶状体眼人工晶状体植入术。护理措施参照第九章白内障患者护理。

7. 巩膜手术　后巩膜加固术是将异体巩膜或非生物材料制成各种形状的条带或条块，加固眼球后极部巩膜，加强巩膜的抵抗力，阻止或缓解近视的发展。

第二节　远视患者的护理

远视眼（hyperopia）指在眼的调节静止状态下，外界平行光线经过眼的屈光系统折射后，聚焦在视网膜之后，为屈光力小于眼球轴长的一种屈光状态。远视眼按度数可分为：轻度为 < +3.00D，中度为 +3.00D ~ +5.00D，高度为 > +5.00D。远视按屈光成分分类为轴性远视、屈光性远视和混合性远视。

【护理评估】

远视患者常视远不清、视近更不清，且容易视疲劳，表现为视物模糊、头痛、眼球胀痛、眉弓部胀痛、畏光、流泪等。闭目休息后，症状减轻或消失。因屈光度、调节力不等，视力下降程度亦有差别：①远近视力均好：轻度远视。青少年，由于其调节力强，视力可无影响；②远视力好，近视力差：见于远视程度较高，或因年龄增加而调节力减弱者；③远近视力均差：见于高度远视，极度使用调节仍不能代偿者。

远视的早期诊断治疗非常重要，婴幼儿若无法获取清晰的视觉刺激，影响其视觉系统的发育，故较容易引起弱视。远视程度较重的婴幼儿容易产生调节性内斜视，同时产生斜视性弱视。

【辅助检查】

1. 屈光度数检查　远视度数的检查方法包括客观验光法、主觉验光法。对于年龄较大的患者可以直接通过以上方法验光，年龄较小或调节力较大的患者，在验光前，均需要睫状肌充分麻痹后再验光，以此获得准确的度数。

2. 眼轴测量　通过A超和IOL Master检查获得。正常的成人眼轴长度为24mm左右。

【治疗要点】

治疗方法选择凸透镜矫正。在远视矫正过程中，年龄因素也很重要，随年龄的增大，调节逐渐降低，根据特定人群要采取特定的处方原则：

1. 刚出生到6岁患儿　远视即使达到2D、3D都不一定需要矫正，除非患儿表现出视力和双眼视觉功能异常，并影响到日常生活和学习。

2. 6~20岁患者　如果症状确实存在，可给予正镜片矫正，一般主张保守治疗。由于年龄轻，调节相对较强，正镜片度数可作适当降低，以利于适应。

3. 20~40 岁的患者　屈光状态已经稳定。如果出现症状，远距离可给予正镜片矫正，度数可以适当减低，但视近则需要全矫。

4. 40 岁后患者　逐渐开始老视，看近、看远都需要正镜片矫正。视远可做少许减量，近距离应给予全矫。此年龄段可采用双光镜或渐变镜矫正。

5. 内斜　建议全矫，有可能还需要近附加。

6. 外斜　建议部分矫正。

【治疗方法】

常见的远视眼矫正方法如下：

1. 框架眼镜　运用凸透镜（正镜片）中和矫正。框架眼镜矫正远视的方法目前是比较成熟的、最经济和最安全的方法。

2. 角膜接触镜　角膜接触镜矫正和框架眼镜的光学是原理相同的，但由于顶点距离不同，在处方上存在差异，比框架眼镜度数稍高。接触镜分硬镜和软镜两类。

3. 手术治疗　手术方法参照本章第一节近视患者的护理。

【护理措施】

1. 定期视力检查，建议每半年复查一次。根据屈光检查结果及时调整眼镜度数。注意眼位变化，斜视患者应及早进行斜视矫正和正位视训练。

2. 向患者及家属宣传远视眼的相关知识，原则上远视眼的屈光检查应在睫状肌麻痹状态下进行，用凸透镜片矫正。12 周岁以下者或检查过程中调节能力强的患者应采用睫状肌麻痹剂散瞳验光配镜。轻度远视如无症状则不需矫正；如有视疲劳和内斜视，即使远视度数低也应戴镜；中度远视或中年以上患者应戴镜矫正以增进视力、消除视疲劳及防止内斜视。

3. 指导正确用眼的方法，做好眼镜、角膜接触镜护理。

第三节 散光患者的护理

散光（astigmatism）是平行光通过眼球折射后，由于眼球各屈光面在各径线（子午线）的屈光力不等，所成像并非一个焦点，而是空间不同位置的两条焦线和焦线之间的最小弥散圆的一种屈光状态。

【护理评估】

散光患者主要有两大症状：视力下降和视物疲劳。因散光的度数和轴位不同，视力下降的程度也不同。低度散光视力影响不大；高度散光，看远及看近均不清楚，似有重影。散光患者易出现视疲劳，表现为头痛、眼胀、流泪、看近物不能持久、单眼复视等，均喜眯眼，容易出现歪头，利用头位倾斜和斜颈等自我调节，以求得较清晰的视力。幼年时期的高度散光易引起弱视。

【辅助检查】

1. 散光表检查 散光表上有很多放射状条纹，检查时如果被检查者感到某一条子午线的条纹不清楚，说明存在散光。

2. 屈光检查 散光度数可以通过客观验光法或主觉验光法获得准确度数，必要时使用散瞳验光。

3. 角膜曲率检查 通过角膜曲率计检查，发现角膜表面在不同子午线方向的弯曲度不一样。

4. 角膜地形图检查 通过检查和记录角膜弯曲度的情况，以及角膜表面是否光滑，可以发现不规则散光。根据散光规则程度分类：

（1）规则散光：最大屈光力与最小屈光力的子午线相差90度，此类患者双眼主子午线上的柱镜度数通常是相等的。

（2）不规则散光：最大屈光力与最小屈光力的子午线相差不等于90度。通常是继发性的改变引起，此类患者双眼主子午线上的柱镜度数通常是不相等的。

【治疗要点】

散光可以通过柱镜中和矫正。根据不同类型的情况，可选用不同方式。

1. 规则散光的处理

（1）框架眼镜矫正：最常用的一种方式。对于初诊患者或无眼镜配戴史的患者，矫正时往往会有明显的不适应，虽然可以提高视力，但也可能会造成视物变形、行走不便、眩晕等症状。此时，可根据具体情况进行度数的适当调整。

（2）角膜接触镜矫正：可采用硬性角膜接触镜（RGP）进行矫正。

（3）手术治疗：对于中低度散光，可通过屈光手术治疗，手术方式参照本章第一节近视患者的护理。

2. 不规则散光的处理　一般的不规则散光可以通过RGP矫正。对于一些严重的病理性散光，如圆锥角膜引起的不规则散光、接触镜无法矫正的散光等，可行角膜移植术，效果较好。对于符合手术适应证的患者，也可采用屈光手术治疗。

【护理措施】

1. 向患者及家属讲解散光的相关知识，发现散光及时矫正，指导患者戴镜，防止弱视发生。如果使用硬性透氧性角膜接触镜（RGP）矫正，需要一定时间的戴镜适应期。

2. 用眼卫生知识、戴镜知识和手术治疗的相关护理参照本章第一节近视患者的护理。

|第四节| 屈光参差患者的护理

屈光参差（anisometropia）指双眼的屈光状态不相等，两只眼屈光度数（远视或近视）相差 2D，或者散光在同一子午线方向上相差1D以上者。可以是一眼为正视眼，另一眼为屈光不正；也可以两眼均有屈光不正，但两眼屈光不正的度数或性质不一样。

【护理评估】

根据屈光参差的不同程度，有不同的症状表现：

1. 轻度的屈光参差尚可以融像，产生立体视觉，此时患者大多靠调节来维持，但由于两眼的调节作用是同时且等量的，为了使一只眼睛的像变得清楚，就会影响另外一只眼睛的清晰度，产生矛盾，从而引起视疲劳。

2. 如果屈光参差发生在幼年且参差量较高，会产生一眼的抑制，进而发生废用性弱视，甚至继发外斜视；有些患者因融像困难，而养成两眼分别视近和视远的习惯，我们称之为交替性注视。此时将破坏双眼单视功能，丧失立体视觉。

【辅助检查】

1. 屈光度数检查　检查方法包括客观验光法、主觉验光法。对于年龄较大的患者可以直接通过以上方法验光，年龄较小或是调节力较大的患者，在验光前，均需要睫状肌充分麻痹后再验光，以此获得准确的度数。

2. 眼轴测量　可通过A超和IOL Master检查获得。正常的成人眼轴长度为24mm左右。

【治疗要点】

早期发现、早期矫正。矫正方法常用框架眼镜，角膜接触镜和屈光手术。屈光参差原则上应充分矫正，戴镜以保持双眼单视。

【护理措施】

1. 定期检查视力，建议每半年复查一次，根据屈光检查结果及时调整眼镜度数。

2. 向患者或家长解释屈光参差早期发现、早期矫正治疗的重要性，使患者理解如不及时矫正，度数高的眼会发生弱视。建议在睫状肌麻痹状态下验光，可取得较为准确的矫正度数。注意眼部休息，以免眼调节痉挛。

3．配镜的知识和相关护理内容以及屈光手术的护理参照本章第一节近视患者的护理。

第五节 │ 病理性近视患者的护理

近视度数大于600度（儿童>400度）的屈光不正叫高度近视。如果眼轴异常延长，近视度数持续加深，眼基质的改变如颞侧弧形斑、色素上皮变薄、豹纹状眼底、视网膜脉络膜萎缩等称为病理性近视。病理性近视可引起后巩膜葡萄肿、黄斑出血或裂孔、视网膜脱离、出血、萎缩及退行性病变等并发症。高度近视的发病原因尚不明确，遗传、环境因素可能均起到一定作用。病理性近视是引起低视力和盲的主要眼病之一。

【护理评估】

评估患者有无出现以下症状或体征：

1．屈光度加深　近视度数大于$-6.00D$，且存在持续加深现象。

2．眼轴变长　眼轴较正常人变长，因眼球前后径变长，有眼球向前突出现象。正常人眼轴长度为24mm左右。临床上可通过A超和IOL Master检查。

3．眼底改变　可见眼底豹纹样改变、近视弧形斑，黄斑部色素紊乱、变性、萎缩、出血；后巩膜葡萄膜肿，周边视网膜变性，常见有格子样变性，囊性变性等；若出现视网膜裂孔，可致视网膜脱离。

4．飞蚊症　因玻璃体液化、混浊而导致飞蚊症。

5．其他并发症　常见视网膜脱离、青光眼和白内障等。

【辅助检查】

1. 屈光度数检查　近视度数的检查包括客观验光法、主觉验光法。对于年龄较大的患者可以直接通过以上方法验光，年龄较小或是调节力较大的患者，在验光前，均需要睫状肌充分麻痹验光后再验光，以此获得准确的度数。

2. 眼轴测量　可通过 A 超和 IOL Master 检查获得。正常的成人眼轴长度为 24mm 左右。

3. 眼底检查　需要全面仔细的眼底检查，及时发现眼底病变。

【治疗要点】

病理性近视的治疗方法有佩戴框架眼镜、戴接触镜、手术矫治等，以屈光矫正和治疗眼并发症等对症处理为主。手术方法有两种：

1. 后巩膜加固术　将健康的异体巩膜或硬脑膜等加固材料条带，移植或固定在发生厚度变薄、强度减弱、扩张的后巩膜上，通过炎症反应、瘢痕形成等融合形成厚度增加、强度增大的"新巩膜"，限制后巩膜扩张，阻止后巩膜葡萄膜肿加重，保护脉络膜和视网膜，控制眼轴延长和近视屈光度数增长，防止眼底病变的发生和加重。患者术后矫正视力一般能够稳定或改善，但不能使眼轴缩短，不降低近视屈光度，对眼底已发生的近视弧形斑、豹纹状改变、黄斑劈裂等病变不能逆转。后巩膜加固术手术前需要检查包括视力、验光、眼压、眼轴、眼部 B 超、眼部 OCT 检查、眼底照相及散瞳眼底检查等，是术前评估和术后追踪随访的重要项目。

2. 屈光矫正术　目前有眼内屈光手术和角膜屈光手术。手术方式有：有晶状体眼人工晶状体植入术、屈光性晶状体置换术、准分子激光手术等。目的是为了降低近视屈光度，摘掉高度近视眼镜。后巩膜加固术后的患者，一般在 1 个月以后才可再次接受屈光矫正。近年来眼内屈光手术作为角膜屈光手术的补充,越来越受到临床关注。

【护理措施】

1. 后巩膜加固术前护理　①向患者及其家属解释手术相关知识、手术过程和注意事项,使患者情绪稳定,能配合手术;告知患者控制眼轴延长和近视屈光度数增长,防止眼底病变的发生和加重,但不能使眼轴缩短,不降低近视屈光度,对眼底已发生的近视弧形斑、豹纹状改变、黄斑劈裂等病变不能逆转;②做好生命体征及血糖、血压检测;③协助患者完成各项术前检查,检查包括视力、验光、眼压、眼轴、眼部 B 超、眼部 OCT 检查、眼底照相及散瞳眼底检查等;④协助患者做好个人清洁卫生工作;⑤做好各项术前准备工作。

2. 后巩膜加固术后护理　①在患者未醒期间去枕平卧,头偏向一侧,防止呕吐物误吸入气管;②术后纱布包眼,以防感染,避免碰撞;术后第一天即可去除纱布包眼;③遵医嘱局部用药或全身用药。术后因全麻药物反应和术中牵拉眼外肌有关,患者可有疼痛,恶心呕吐等,可按医嘱给予镇痛、止吐药等对症处理;④密切观察眼部敷料情况,如有渗血、渗液及时更换敷料;观察病情变化,特别是眼压、视力等情况,如有异常及时通知医师;⑤给予易消化饮食,多食蔬菜和水果,嘱患者控制血糖、血压,保持大便通畅,勿用力咳嗽,避免眼底出血;⑥预防并发症发生:如眼球穿孔,后巩膜葡萄膜肿破裂,视网膜玻璃体积血等;⑦出院宣教:保持眼部卫生,避免揉擦眼部,预防眼部感染发生。注意休息,避免情绪激动和剧烈运动。做好药物知识宣教,介绍滴用眼药水的方法。饮食清淡,多食蔬菜水果,保持大便通畅。一周后复诊,拆除结膜缝线,进行验光,眼轴和 OCT 检查,以后定期复诊。

3. 做好屈光手术护理,做好框架眼镜与角膜接触镜的护理。

【病理性近视患者的护理思维导图】

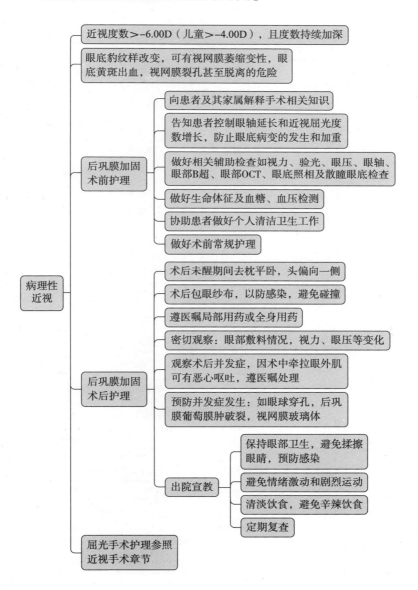

近视度数>-6.00D（儿童>-4.00D），且度数持续加深

眼底豹纹样改变，可有视网膜萎缩变性，眼底黄斑出血，视网膜裂孔甚至脱离的危险

病理性近视

后巩膜加固术前护理
- 向患者及其家属解释手术相关知识
- 告知患者控制眼轴延长和近视屈光度数增长，防止眼底病变的发生和加重
- 做好相关辅助检查如视力、验光、眼压、眼轴、眼部B超、眼部OCT、眼底照相及散瞳眼底检查
- 做好生命体征及血糖、血压检测
- 协助患者做好个人清洁卫生工作
- 做好术前常规护理

后巩膜加固术后护理
- 术后未醒期间去枕平卧，头偏向一侧
- 术后包眼纱布，以防感染，避免碰撞
- 遵医嘱局部用药或全身用药
- 密切观察：眼部敷料情况，视力、眼压等变化
- 观察术后并发症，因术中牵拉眼外肌可有恶心呕吐，遵医嘱处理
- 预防并发症发生：如眼球穿孔，后巩膜葡萄肿破裂，视网膜玻璃体

出院宣教
- 保持眼部卫生，避免揉擦眼睛，预防感染
- 避免情绪激动和剧烈运动
- 清淡饮食，避免辛辣饮食
- 定期复查

屈光手术护理参照近视手术章节

【屈光不正患者的护理思维导图】

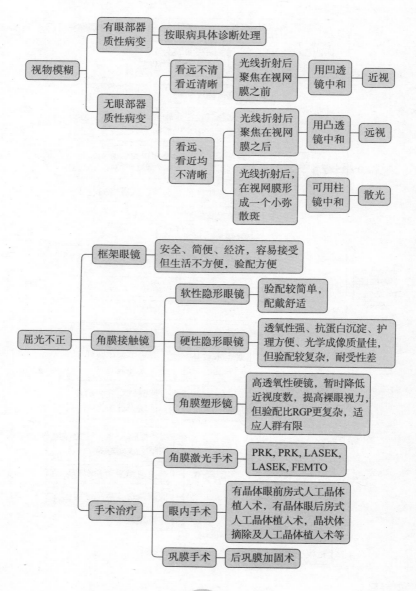

|第六节| 老视的护理

老视（presbyopia）指随着年龄增加，调节能力（调节幅度）逐渐下降，从而引起患者视近困难等症状，以致在近距离阅读或工作中，感觉困难的现象。老视是一种生理现象，不是病理状态，也不属于屈光不正，是人们步入中年后出现的必然的视觉问题，人们通常称为"老花"或"老花眼"，一般从40岁开始出现，近年来有年轻化的趋势。

【护理评估】

了解患者有无出现以下症状或体征：

1. 视近困难　在习惯工作距离阅读时，看不清小字体，不自觉地将头后仰或把书报拿得更远。

2. 喜欢在强照明下阅读或工作　因为足够的光线增加了书本背景与文字之间的对比度，又能使患者瞳孔缩小，从而提高视力。

3. 视近不能持久，易疲劳　容易出现头痛、眼胀、流泪，看近物不能持久等视疲劳症状。

【辅助检查】

1. 屈光度数检查　检查眼睛的屈光度数。

2. 老视检查　借助老视杆等辅助设备进行老视检查，老视度数即我们平常说的近附加（ADD）。

【治疗要点】

常用治疗方法有框架眼镜、隐形眼镜，也可选择屈光手术。最常用是框架眼镜。经规范屈光度数检查及老视检查后，选择合适的凸透镜，以弥补看近时调节力的不足。目前框架眼镜主要有单光镜、双光镜和渐变多焦镜。

【护理措施】

1. 对于老视者的检查应首先仔细询问病史，了解被检查者的视觉需求和存在的视觉问题，进行必要的眼健康状态检查和全身基本健康状况的了解，针对其近、中距离视觉状态进行检查。

2．了解老视者工作性质和阅读习惯，选择合适的镜片，使阅读保持持久的清晰和舒适，缓解视疲劳症状。

3．选择单光眼镜，根据需求配镜。如需要看近，则需要加上近附加，以满足近用阅读需求，但不能满足看远要求。如需要看远，则不需要加上近附加，以满足看远的需求，但不能满足近用阅读需求。

4．双光眼镜是将两种不同屈光力磨合在同一镜片上，成为两个区域的镜片。验配双光镜，必须使片子定位准确，配戴者才能获得清晰的远、近视力和足够的远、近视野。双光镜弥补了单光镜远近不能兼顾的不足，但外观上不够美观，且常出现像跳现象。

5．渐变多焦镜是通过改变镜片前表面曲率半径而使镜片屈光力发生变化，提供自远点到近点全程、连续的清晰视觉，具有更加自然的调节使用。有良好、自然的中间视觉，视觉自然，符合生理光学，适应较佳，不存在像跳等优点，但渐变多焦镜片的阅读区比一般双光镜片的位置要低，阅读时须将头抬高才能使眼球向下转至阅读区，存在中、近距离视野相对狭小，眼位、头位运动相对增加等缺点，因此需要通过专业验光师验配、合适地选择配戴者、镜片设计和规范地验配来减少对视觉的影响。验配前需要对配戴者详细地解释，使配戴者对渐变镜有初步的认识，同时了解配戴者的视觉需求，如最习惯工作距离、特殊视觉需求、与视觉有关的头部运动等。渐变镜除了给配戴者带来新的视觉感受外，还需要定期随访，了解配戴者的适应过程，并及时了解其屈光状态、眼镜配适情况的变化。

【老视患者护理的思维导图】

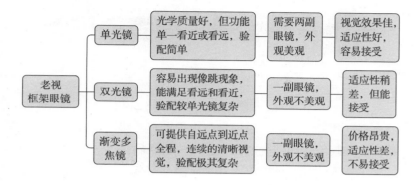

第十八章　斜视患者的护理

斜视（strabismus）是指一眼向前方注视时，另一眼视轴偏离平行的异常眼位。斜视是与视觉发育、解剖发育、双眼视觉功能和眼球运动功能密切相关的一组疾病。

正常人的眼球运动系统处于完全平衡状态，即便融合功能受到干扰，其双眼仍能维持正常位置关系，不发生偏斜，称为正视眼。目前临床尚无完善的斜视分类，根据病因变化，可分为共同性斜视和麻痹性斜视两大类。

|第一节| 共同性斜视患者的护理

共同性斜视（concomitant strabismus）是指眼球呈偏斜位，两眼不能同时注视一个目标，眼球运动无障碍，注视任何方向其偏斜度不变，而眼外肌及其神经支配无器质性病变的一类斜视。根据眼位偏斜方向的不同可分为共同性内斜视和共同性外斜视。共同性内斜视是儿童斜视中最常见的类型，又可分为调节性、部分调节性和非调节性内斜视。共同性外斜视包括间歇性外斜视和恒定性外斜视。

【护理评估】

了解患者斜视发生的时间，有无视物重影和歪头现象，有无早产及吸氧史，有无外伤史及家族史等。

1. 眼位检查　表现为眼轴不平行，眼球呈偏斜位。内斜视者，斜视眼的眼球偏向鼻侧；外斜视者，斜视眼的眼球偏向颞侧。

2. 眼球运动检查 眼球运动正常，无支配肌及神经核损害。

3. 斜视角检查 双眼向各个方向注视时，斜视角皆相等，即第一斜视角（健眼注视时斜视眼的偏斜角度）与第二斜视角（斜视眼注视时健眼的偏斜角度）相等。

4. 屈光检查 常有屈光不正现象，内斜视者多有远视，外斜视者多有近视。

5. 视力检查 多数斜视患者伴有弱视，内斜视患者更为多见。

6. 双眼视觉功能检查 可根据斜视严重程度与发生时间不同，出现不同程度的双眼视觉功能异常现象。多见于共同性内斜视和恒定性外斜视。

【辅助检查】

常用的斜视检查方法有遮盖试验、角膜映光法、三棱镜法和同视机检查法等。

1. 遮盖试验 包括交替遮盖和遮盖–去遮盖试验。遮盖实验用于检测有无斜视，遮盖–去遮盖试验可鉴别隐斜和显斜。

2. 角膜映光法 通过观察角膜光反射的位置及其与瞳孔的关系来判断斜视的类型和斜视度，是测量斜视角最简单常用的方法。检查时，检查者在自己眼前持手电筒将灯光投照到患者眼球上，同时嘱患者看灯光，然后评估光反射在两眼角膜上的位置。如反光点在角膜中间，则为正视眼，如反光点在角膜中心外侧者为内斜视，在角膜中心内侧则为外斜视。角膜反光点在瞳孔缘处则斜视角约为 $10° \sim 15°$，位于瞳孔缘与角膜缘之间的则为 $25° \sim 30°$，角膜缘处约 $45°$。

3. 三棱镜法 将不同棱镜度的三棱镜放在被测眼前以中和斜视度，直至中和，此时的三棱镜的度数则为斜视度。三棱镜检查配合遮盖试验，是斜视手术前定量最常用、最精确的斜视度测量方法。

4. 同视机检查法 可精确测量斜视的度数，还可进行双眼视觉功能测量与训练。

【治疗要点】

1. 共同性内斜视

（1）调节性内斜视患者：多有较高度数远视，需充分麻痹睫状肌后验光配镜，全天配戴矫正眼镜。远视全矫后则眼位正常。如伴有弱视者，应同时积极治疗弱视及双眼视觉功能。

（2）部分调节性内斜视患者：在充分麻痹睫状肌后验光配镜，矫正调节因素所致斜视部分后仍有遗留斜视，则需要斜视手术矫正。

（3）非调节性斜视患者：主要通过手术治疗，伴有弱视的则需要先治疗弱视。

2. 共同性外斜视

（1）间歇性外斜视：轻度间歇性外斜视早期，除去矫正屈光不正及治疗弱视外，可通过双眼集合训练控制眼球正位，可行双眼视觉功能训练维持。如训练无法控制，且斜视时间多于非斜视时间时，可行手术治疗。

（2）恒定性外斜视：通常需要手术治疗，如果斜视眼视力较低，建议先行治疗弱视，待视力到达一定水平时再行斜视治疗。

【护理措施】

1. 心理护理

（1）鼓励患者表达形象改变导致的心理感受和对其生活的影响。通过沟通交流，使患者感受到护士对他的关心、尊重的态度，并及时提供或督促其家属提供支持。

（2）帮助患者及家属正确认识疾病带来的形象改变，提高患者及家属适应自我形象改变的能力。

2. 手术前护理

（1）按外眼手术常规护理：需要全麻的患儿，需特别嘱家属做好全麻手术前禁食6小时，禁饮4小时，并充分做好其他术前准备。对于局麻手术的患者，做好患者的术前准备工作，并告知注意事项。

（2）做好患者的术前解释工作，介绍双眼视觉功能训练的相关治疗，斜视手术知识，增强患者及家属治疗信心。成人斜视且视力低下者，还需告知手术只能改善外观，并不能提高视力，以免患者抱有不切实际的期望值。

（3）评估术后发生复视的可能性，需要做三棱镜耐受试验或角膜缘牵引缝线试验。

3．手术后护理

（1）对于全麻患者，术后去枕平卧位，头偏向一侧，防止呕吐引发窒息，同时观察患者的血压、心率等生命体征的变化情况。

（2）术后双眼包扎，使手术眼得到充分休息，防止肌肉缝线因眼球转动而被撕脱。告诉患者及家属不要自行去掉健眼敷料，或自行观察矫正情况。

（3）认真观察术后患者有无恶心呕吐现象，指导减轻恶心感的方法，如舌尖抵着硬腭等，以缓解症状。严重者遵医嘱给予肌内注射止吐药物，并解释呕吐由于手术牵拉眼肌引起，不必惊慌。

（4）密切观察术后感染症状，如发现分泌物增多，应报告医师，去除敷料，戴针孔镜，并嘱患者控制眼球运动，以防缝线撕开。

（5）根据医嘱，持续进行弱视训练及眼视觉功能训练，以巩固和提高单眼视功能。

4．健康教育

（1）需要使用阿托品眼膏散瞳验光的患儿，指导家长正确的使用方法，使用眼膏后，需按压泪囊2～3分钟，以减少全身吸收，同时告知使用后可出畏光、口干、头晕、恶心、面色潮红、看近模糊等现象。畏光、看近模糊可持续三周左右，可指导患儿外出时配戴太阳镜缓解畏光症状。

（2）需要配戴眼镜治疗的患者，则应强调持续戴镜的重要性，不可随意脱戴。

（3）如有弱视的患者，则应向患者及其家属讲解弱视治疗的重要性及必要性，鼓励患者坚持规范的弱视训练。

（4）对于斜视手术的患者，指导患者按医嘱及时用药，定期随访。

|第二节| 非共同性斜视患者的护理

麻痹性斜视（paralytic strabismus）是由于先天性或后天性因素，使得支配眼球运动的神经核、神经或肌肉本身发生病变所引起的单条或多条眼外肌完全或部分性麻痹所致的眼位偏斜，又称为非共同性斜视。

【护理评估】

了解患者有无外伤、感染、肿瘤等病史，有无家族性疾病史，以及斜视发生的时间。麻痹性斜视的典型症状如下：

1. 复视与视混淆　可出现视物双影，伴头晕和恶心、呕吐等，遮盖一眼，症状可缓解或消失，还可出现因复视和视混淆引起的眼性眩晕及步态不稳。

2. 眼球运动受限　是麻痹性斜视的主要体征之一，主要表现在麻痹眼向麻痹肌作用方向运动受限。

3. 眼位偏斜　引起患者向麻痹肌作用相反的方向偏斜。

4. 第一斜视角与第二斜视角不等　第二斜视角大于第一斜视角。

5. 斜视度不同　因麻痹肌在眼球向各个方向转动时所起的作用不同，故不同方向注视的斜视度也不同。

6. 代偿头位　为避免或减轻复视的干扰，尽量不使用麻痹肌，患者的头向麻痹肌作用方向偏斜，使之直视时在尽可能大的视野范围内不发生复视。遮盖一眼则代偿头位消失。

【辅助检查】

1. 红波试验法　患者一眼前置一红波片，一眼不放红波片，双眼同时注视前方 1 米处的灯光，确定复像是水平的还是垂直的，交叉的还是同侧的，来判定内直肌还是外直肌麻痹。

2．双 Maddox 杆检查　可用于旋转性斜视的主观检查。进行双 Maddox 杆检查时，将红色和白色两片 Maddox 杆分别放在试镜架上。无旋转性斜视的患者看到两条互相平行的垂直线条；内旋眼看到线条的 12 点钟位向颞侧倾斜外旋眼看到线条的 12 点钟位向鼻侧倾斜。

3．Hess 屏检查　可发现麻痹受累肌肉。

4．Parks 三步法　是一种排除诊断法，以确定两眼四条垂直肌和四条斜肌中的麻痹肌，是诊断垂直肌麻痹的有效方法。

5．特殊检查　如牵拉试验、新斯的明试验、肌电图和眼电图检查等。

6．影像学检查　眼眶与颅脑 CT 检查等，排除颅脑、眼眶及神经系统疾病。

7．全身疾病的检查　排除全身疾病的可能。

【治疗要点】

在儿童中，不论何种斜视，均应先矫正屈光不正，积极治疗弱视后再行斜视治疗。

1．去除病因　如因器质性病变引起的麻痹性斜视，则需要对因处理。如颅内肿瘤应先行肿瘤切除等。

2．辅助治疗　可用维生素 B_1、维生素 B_{12}、肌苷、三磷腺苷、辅酶等药物及适量激素类药物，促进肌肉功能恢复。

3．三棱镜中和法　部分麻痹性斜视患者，可通过配戴三棱镜中和矫正的方法，消除或部分消除复视现象，以获得良好的视觉效果。

4．单眼遮盖　其他方法无法消除复视者，可通过遮盖一眼以消除复视，缓解症状。

5．针灸疗法及理疗。

6．手术治疗　先天性麻痹性斜视可行手术治疗。后天性麻痹性斜视，病因消除后药物治疗半年以上无效者可考虑手术治疗。

【护理措施】

1. 心理护理　向患者及家属解释疾病知识、治疗方法和预后等知识。帮助患者及家属正确认识疾病带来的形象改变，鼓励患者表达形象改变的心理感受和生活影响。同时应告知患者仍有可能存在术后复视的情况，使患者和家属对手术有客观的认识。

2. 遮盖治疗　患者需要进行遮盖治疗时，指导并说服患者遮盖一眼（最好是健眼），以消除因复视引起的全身不适和预防拮抗肌的挛缩。严密观察肌肉挛缩情况。

3. 辅助治疗　遵医嘱给予患者肌肉注射维生素 B_1、B_{12} 等药物，给予指导针灸和理疗，促进麻痹肌肉的恢复。

4. 手术护理　本章第一节共同性斜视患者的护理。

5. 健康教育　嘱患者保持身心健康、生活规律、增强体质，积极配合治疗。积极消除引起麻痹性斜视的疾病，如感冒、脑炎、颅内肿瘤等疾病。

【斜视患者的护理思维导图】

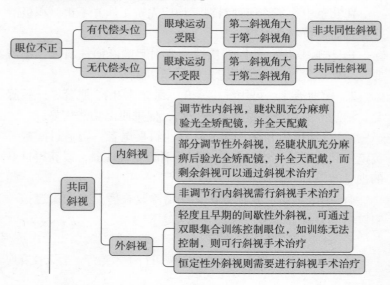

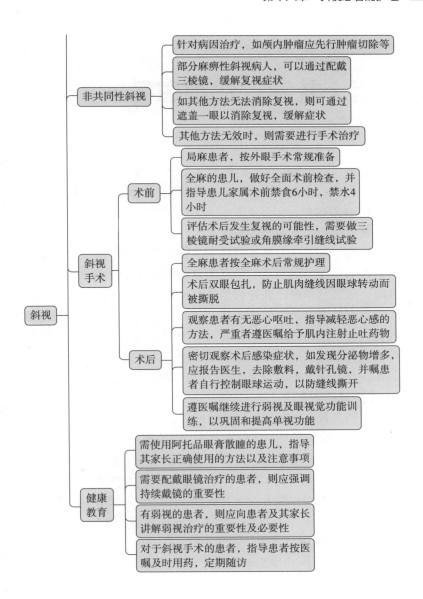

斜视
├─ 非共同性斜视
│   ├─ 针对病因治疗，如颅内肿瘤应先行肿瘤切除等
│   ├─ 部分麻痹性斜视病人，可以通过配戴三棱镜，缓解复视症状
│   ├─ 如其他方法无法消除复视，则可通过遮盖一眼以消除复视，缓解症状
│   └─ 其他方法无效时，则需要进行手术治疗
├─ 斜视手术
│   ├─ 术前
│   │   ├─ 局麻患者，按外眼手术常规准备
│   │   ├─ 全麻的患儿，做好全面术前检查，并指导患儿家属术前禁食6小时，禁水4小时
│   │   └─ 评估术后发生复视的可能性，需要做三棱镜耐受试验或角膜缘牵引缝线试验
│   └─ 术后
│   ├─ 全麻患者按全麻术后常规护理
│   ├─ 术后双眼包扎，防止肌肉缝线因眼球转动而被撕脱
│   ├─ 观察患者有无恶心呕吐，指导减轻恶心感的方法，严重者遵医嘱给予肌内注射止吐药物
│   ├─ 密切观察术后感染症状，如发现分泌物增多，应报告医生，去除敷料，戴针孔镜，并嘱患者自行控制眼球运动，以防缝线撕开
│   └─ 遵医嘱继续进行弱视及眼视觉功能训练，以巩固和提高单视功能
└─ 健康教育
    ├─ 需使用阿托品眼膏散瞳的患儿，指导其家长正确使用的方法以及注意事项
    ├─ 需要配戴眼镜治疗的患者，则应强调持续戴镜的重要性
    ├─ 有弱视的患者，则应向患者及其家长讲解弱视治疗的重要性及必要性
    └─ 对于斜视手术的患者，指导患者按医嘱及时用药，定期随访

第十九章　弱视患者的护理

弱视（amblyopia）是较常见的儿童眼病，通常为单侧，也有双侧。弱视的传统定义为眼本身无器质性改变，但视力减退与病变不相符合，屈光异常且矫正视力＜0.9者，统称为弱视。现在也有定义为眼本身无器质性改变，但视力减退与病变不相符合，屈光异常且不能矫正，视力低于同年龄正常儿童的视力即为弱视。弱视是一种可治愈的眼病，发现越早，治疗越及时，则预后越好。弱视根据诱发原因分为多种类型，主要有形觉剥夺性弱视、斜视性弱视、屈光不正性弱视、屈光参差性弱视。根据注视性质不同，弱视分为中心注视弱视与偏心注视弱视。注视性质的确定，对弱视治疗、训练方法的选择和预后的评估具有很重要的意义。

【护理评估】

评估患者有无出现以下症状或体征：

1. 视力减退　视力下降，矫正视力到＜0.9，或达不到该年龄层的正常视力。临床上将屈光矫正后视力在0.6～0.8者定为轻度弱视，0.2～0.5者为中度弱视，≤0.1者为重度弱视。

2. 拥挤现象　患儿对排列成行的视标分辨力较单个视标差。

3. 屈光不正　多数弱视患者伴有屈光不正现象。

4. 对比敏感度功能下降。

5. 双眼单视功能障碍。

6. 视觉皮质诱发电位（VEP）改变　振幅下降，峰时延长。

7. 可伴有斜视、眼球震颤等现象。

【辅助检查】

1. 视力检查　弱视表现为视力减退，但在暗淡光线下，弱视眼的视力改变不大，临床上弱视患儿往往无主诉，常在视力检查时发现异常。为了保证视力检查的准确性，建议在充分散瞳后验光检查。常用视力检查方法如下：

（1）2岁以内婴幼儿：①观察法：婴幼儿视力检查比较困难，不伴有斜视的弱视则更不易发现。可用临床观察法衡量婴幼儿的视力。如交替遮盖法：先后交替遮盖患儿的一只眼，观察和比较他的反应；或用一件有趣的图片或玩具引逗他，连续移动，根据他的单眼注视和追随运动来估计他的视力；②视动性眼震颤方法：利用能旋转的黑色条纹的眼震鼓，观察眼动状态；③儿童条栅视力表检测法：利用不同频率的条栅板，来引起婴幼儿的注意力，根据反应，来判断视力情况。

（2）2~4岁儿童：图形视力表或E视力表检测，有无拥挤现象。

（3）5岁以上儿童：与成人一样，用E视力表检测。

2. 屈光检查　在睫状肌充分麻痹的情况下进行验光检查。一般采用阿托品凝胶（迪善）点眼，一天2次，连续点3天，使睫状肌处于全麻痹状态，再次验光。如果是高度远视，则立即配镜；如果不是，则待瞳孔恢复正常后再验光配镜。临床上也有用快速散瞳的方法，即用盐酸环喷托酯滴眼液（赛飞杰）点眼2次，待瞳孔散大，调节反射消失，再次进行验光。三天后，待瞳孔恢复正常再行验光。

3. 眼底检查　极为重要，首先要排除引起视力低下的眼底病理性改变。同时需要确认注视性质，确定是中心注视还是偏心注视，为以后的弱视治疗方案设定提供指导。

4. 眼部疾病检查　排除眼部器质性病变，如白内障等。

5. 特殊检查　必要的时候需要进行视觉电生理（VEP）检查。

【治疗要点】

弱视治疗的关键及疗效取决于开始治疗的年龄、弱视程度、弱视类型和对治疗的依从程度等。弱视治疗的方法多样，一般采取综合治疗，提高疗效，缩短疗程。早期发现，早期治疗仍是保证效果的关键。

1. 矫正屈光不正　大多数弱视患者伴有轻重不等的屈光不正现象。而屈光不正性弱视和屈光参差性弱视约占全部弱视的50%～70%。如弱视患者存在屈光不正，则需要充分散瞳，准确验光后，配戴适合的眼镜，才能获得满意的治疗效果。

2. 遮盖治疗　单眼弱视或双眼弱视但是双眼视力相差较大，则需要配合遮盖治疗。利用遮盖视力较好一眼，即优势眼，消除双眼相互竞争中优势眼对弱视眼的抑制作用，强迫弱视眼注视，大脑使用被抑制眼，提高弱视眼的固视能力和提高视力。这是弱视患儿最有效、最常用的治疗方法。遮盖时间及其类型，根据视力及年龄情况而定。治疗过程中，需警惕遮盖性弱视及斜视的发生。

3. 压抑疗法　利用光学、药物或半透明的塑料膜等降低优势眼的远视力或近视力，压抑优势眼，使原来的优势状态发生颠倒，限制优势眼的使用，迫使弱视眼使用以提高视力。压抑疗法不适用于重度弱视。

4. 弱视训练仪器治疗　根据弱视类型及弱视程度，可选择不同的训练方式。弱视训练有红光闪烁治疗法、红波片治疗法、CAM视觉刺激仪治疗法、后像灯治疗法、海丁格刷治疗法及精细目力作业等。

5. 手术治疗　通过手术，解除原发性疾病，消除形觉剥夺，如白内障、上睑下垂等。

【护理措施】

1. 向患儿和家属详细解释弱视的危害性、可逆性、治疗方法、可能发生的情况及注意事项等，取得他们的信任和合作。

2．向患者家属讲解散瞳的必要性。散瞳验光是应用药物使眼睛的睫状肌完全麻痹，失去调节作用的情况下进行验光，这主要是青少年眼睛的调节力较强，验光时如果不散大瞳孔，麻痹睫状肌，睫状肌的调节作用可使晶状体变凸，屈光力增强，而影响结果的准确性。同时讲解散瞳的注意事项。由于阿托品可使瞳孔散大，患者自觉畏光、视近困难等。散瞳期间应避免强光刺激，尤其避免强的太阳光刺激，户外应戴遮沿帽或太阳镜。极少数患儿散瞳后若出现明显的颜面潮红、口渴、发热、头痛、恶心、呕吐、便秘、幻视、痉挛、兴奋、眼睑水肿等症状，考虑为阿托品不良反应，应立即停药或咨询眼科医师。散瞳停药后大约三周，瞳孔才能恢复正常，但因个体差异，瞳孔恢复时间也会有所不同，均属正常。

3．矫正屈光不正　向患者解释平时及训练时，配戴眼镜的重要性。嘱家长三个月或半年，需要重新验光配镜，根据眼睛度数变化而更换眼镜。

4．遮盖疗法指导　是弱视患儿最有效、最常用的治疗方法。遮盖期间鼓励患儿用弱视眼做描画、写字、编织、穿珠子等精细目力的作业。遮盖健眼要严格和彻底，避免偷看而影响疗效，同时警惕发生遮盖性弱视。具体遮盖时间及程度应根据患儿年龄大小、双眼视力相差情况作适当调整。

5．后像疗法指导　用强光照射弱视眼（黄斑中心凹 $3° \sim 5°$ 用黑影遮盖保护），再在闪烁的灯光下，注视某一视标，此时被保护的黄斑区可见视标，而被照射过的旁黄斑区则看不清视标。每天 $2 \sim 3$ 次，每次 $15 \sim 20$ 分钟。

6．其他治疗方法指导　压抑疗法、红光闪烁治疗、海丁格刷治疗法、视觉刺激疗法（CAM光栅疗法）、红色滤光胶片疗法等。

7．定期随访　为巩固疗效、防止弱视复发，所有治愈者均应随访观察，经过3年随访，视力仍保持正常，则认为治愈。

【弱视患者的护理思维导图】

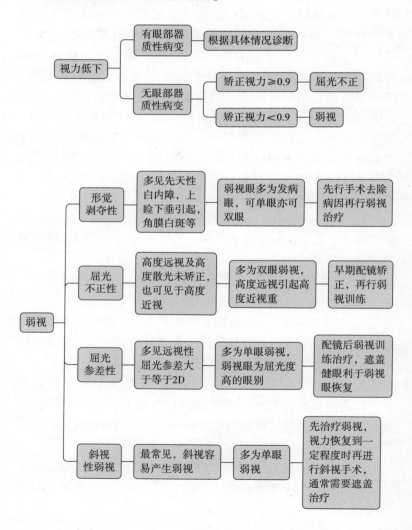

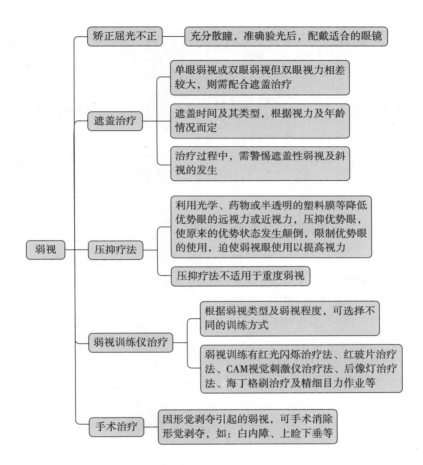

第二十章 视功能障碍患者的护理

|第一节| 盲和低视力患者的护理

一、盲和低视力患者的护理

盲（blindness）和低视力（low vision）是指一种视觉状态，根据WHO 1972年提出的盲和视力损伤的分类标准，低视力指双眼中视力较好眼的最佳矫正视力低于0.3，但大于等于0.05，盲指双眼中视力较好眼的最佳矫正视力低于0.05或视野<10°者。

1992年WHO在泰国曼谷提出并在1996年西班牙马德里推荐的低视力标准（曼谷-马德里标准）为低视力是指一个患者即使经过治疗或标准的屈光矫正后仍有视功能损害，其视力<0.3~光感，视野半径<10°，但能够或有可能应用其视力去安排或去做某项工作。

主要致盲原因：白内障、青光眼、角膜病、沙眼、儿童盲、糖尿病视网膜病变、屈光不正和低视力等。白内障是我国致盲的首要原因，而老年性白内障盲是一种可治盲，因此大力开展白内障复明手术，可以大大降低我国盲的患病率。

世界卫生组织（WHO）于1973年提出了盲和视力损伤的分类标准，将盲和视力损伤分为5级。我国于1979年第二届全国眼科学术会议上决定采用这一标准。具体见表1-20-1。

表1-20-1　视力损伤的分类（WHO，1973）

视力损伤		最佳矫正视力（双眼中好眼）	
类别	级别	低于	等于或优于
低视力	1级	0.3	0.1
	2级	0.1	0.05（3米指数）
盲	3级	0.05	0.02（1米指数）
	4级	0.02	LP（光感）
	5级	NLP（无光感）	

注：如中心视力好而视野缩小，以注视点为中心，视野半径≤10°而＞5°为3级盲，如半径≤5°为4级盲。世界上不同国家采用不同的诊断盲的标准。如有些国家采用下列标准：①经济盲者：双眼中较好眼的视力＜0.1，但≥0.05者；②社会盲者：双眼中较好眼的视力＜0.05者。

【护理评估】

了解有无引起盲和低视力的原发性疾病及有无家族史。了解低视力患者平时的日常习惯跟目前的工作及生活需求，了解患者的全身状态等。

【辅助检查】

1. 视力检查　包括远视力检查和近视力检查。

（1）远视力检查：最好选用LogMAR视力表或低视力专用视力表。患者视力检查时，因患者视力较差，检查方法与一般患者有所不同，可根据患者的视力情况，调整视力表的距离。

（2）近视力检查：检查距离一般为30cm或40cm，也可以根据患者习惯距离测量，记录检查距离及视力。查视力时需根据患者加强或减弱光源亮度。

2. 屈光检查　低视力患者眼的屈光状况往往较一般人复杂，故以客观验光法为主。验光方法包括电脑验光、检影法验光和插片法验光。

3. 视野检查　视野是视功能的一个重要方面，准确的视野检查可以了解患者病变程度，同时为低视力助视器验配参考。如青光眼、视网膜色素变性、眼底病变等疾病引起的低视力患者，往往有视野缺陷。视野缺损可为中心缺损，也可为周边视野缺损。

4. 对比敏感度检查　低视力患者的对比敏感度阈值均明显受损，对比敏感度下降造成视功能减弱。对比敏感度检查不仅准确测知其残余视力，而且能检查视觉系统的生理敏感性，全面了解其功能。同时还使我们进一步了解低视力患者戴助视器后阅读能力变化。

5. 其他检查　根据病情还需进行色觉、双眼单视功能、眩光、暗适应和电生理等检查。

【治疗要点】

1. 眼病治疗　积极应用手术复明、药物治疗、改善环境卫生等手段治疗可治盲，如白内障患者，可尽早手术，恢复视力。

2. 屈光矫正　对于有屈光不正的患者，给予屈光矫正，以获得更清晰的像。

3. 低视力助视器验配　针对患者的视力及需求进行正规的助视器验配并选择合适的助视器，使其最大可能的运用残余视力，满足患者的需求。可以改善低视力患者活动及生活能力的任何一种装置或设备，均称为助视器。助视器可分为光学性助视器和非光学性助视器。

4. 低视力康复训练　对于已接受治疗但仍达不到患者需求时，应积极采取低视力康复训练来提高残余视力的利用能力，使盲或低视力患者获得尽可能大的功能、幸福感、满意的独立性和最佳的生活质量。低视力康复训练包括助视器的使用，定向行走能力，日常生活技能及工作技能。

【护理措施】

1. 积极治疗可治性盲，提高视力 如白内障和角膜病可通过手术复明；沙眼可通过手术治疗、抗生素治疗、清洁脸部和改善环境卫生（SAFE防治策略）等手段控制其发病和严重程度；角膜疾病患者应积极治疗和预防，必要时行角膜移植术提高视力；对于青光眼、糖尿病性眼病等不可逆致盲眼病应及早发现、早治疗，避免发展到盲的状态；加强孕期保健、优生优育宣传，减少儿童盲的发生。

2. 指导低视力及盲患者进行家居布置 室内的布置应以整洁清爽，方便生活为原则，注意色调、照明、隔音等相关因素。选择家具时，选用色调明亮、对比度大的为宜，照明设计成可调式的，根据需求增加或减低照明亮度。家具的放置以方便使用为原则，选购不宜破碎、不宜碰撞的为宜。若空间太大，可利用家具作适当分隔，构成回声定位及触觉回应效果，以利于定向行走。室内避免悬挂太低的挂饰或家具如吊灯、吊兰等。

3. 协助助视器验配 根据患者视力及具体需求，配合医师做好低视力助视器的验配。常用的光学性助视器有眼镜助视器、手持放大镜、立式放大镜、望远镜等，还有近年来推出的闭路电视（CCTV），携带式电子助视器（阅读机）、各种放大软件和GPS系统。非光学助视器包括大字体印刷读物、改善照明系统设备、有声设备等。根据用途又分为远用助视器和近用助视器。

4. 助视器康复训练指导 首先了解患者的基本情况及需求，评估患者的眼科疾病诊断，视力，视野，对比敏感度等视功能情况，视患者的全身疾病情况及自身认知等情况制定个体的训练计划，根据计划逐步训练。助视器康复训练包括远用的望远镜、视近的放大镜和电子助视器以及远近两用的放大镜等。

5. 患者生活技能康复训练　对有生活技能康复训练需求的患者，进行指导。生活技能康复训练包括食物准备、烹饪技能、餐桌技能、通讯技能、清洁技能、衣服管理、个人护理、头发护理等。指导患者根据需求，适当增加物品对比度；运用标记技术，在电器按键，插板等物品上制作标志，利于识别；训练患者桌面物品的整理技术及衣物整理技术，如何更安全的倒水（热水、冷水），安全使用插板，安全使用刀具和削皮器等技能等。

6. 定向行动能力　指导患者及家属视觉引导、盲杖的使用及导盲犬运用等相关知识。

7. 儿童低视力康复训练　视觉器官是获得信息最主要的来源，视觉缺陷对儿童的身心发育影响较大。对于儿童低视力患者，早发现、早治疗、早接受康复训练非常重要。①在康复初期，鼓励低视力儿童阅读，可利用助视器阅读或给予大字印刷体读物；②训练低视力儿童使用助视器时，儿童动作慢，适应能力差，需耐心给予指导；③指导家长鼓励低视力儿童尽量使用助视器，协助克服心理障碍，告知低视力儿童，助视器只是学习工具之一，不要害怕难看或者被人取笑，有需求就取出助视器，并坚持使用；④训练及使用过程中如发现有心理障碍，应及时疏通，寻求心理医师的帮助。

8. 老年人低视力康复训练　对老年低视力患者进行康复训练的目的是通过学习和使用助视器来提高其生活自理能力，增强自信心，使其尽可能独立生活。训练方法主要是通过验光配镜和配戴助视器。患者对助视器的选择目的必须明确。对于知识型老人，首先解决阅读和书写问题，要求不同距离、不同环境下的视力改善和增进。老人患病前阅读较少，则助视器能满足其家庭日常活动即可。常用助视器有眼镜式助视器、手持式助视器和立式放大镜。

二、低视力视觉康复训练

1. 望远镜的使用 望远镜训练应为先简单后复杂，先低倍后高倍，先训练静止的后训练动态的循序渐进进行。训练初期，根据患者的视力及身体条件调整训练时间，防止身体疲劳，影响训练效果。望远镜的训练内容包括目标定位、注视训练、定位注视联合训练、跟踪训练、追踪训练和搜寻训练。

（1）目标定位：进行目标定位寻找目标训练。指导者以患者为目标，二者之间距离为 2～3 米，调节望远镜焦距，直至看清患者。后二者互换位置，让患者手持望远镜，通过望远镜看清指导者，重复训练，直至掌握。

（2）注视训练：掌握目标定位后，训练注视技术，让患者学会调焦。低视力患者，自幼视力低下，没有清晰的像的概念，可通过投影放大的方法让患者分辨清晰的或是模糊的像。

（3）调焦训练：学会调焦后，即可进行定位注视联合训练。定位与注视的联合训练包括在不用望远镜的情况下找到目标，再用望远镜寻找目标，使目标与眼为一条线中的两点，然后对望远镜调焦，直到看清楚目标为止。有些患者因裸眼或不戴望远镜定位时，由于头位或眼部位置改变而找不到目标，此时可用一纸筒放在眼前，然后进行定位、注视等训练。各种方法均不满意时，可使用低倍数望远镜进行训练。

（4）跟踪训练：是介于注视与追踪之间的一种训练。指导者可以在黑板上或纸板上画一连续的直线，然后用望远镜看到此线，再画一条更长的直线，练习用望远镜从线的开端看到线的末端。移动的时候，保持头部（非眼球）跟望远镜同步慢慢匀速移动。先开始训练实线再虚线，先直线后折线再到曲线等。

（5）追踪练习：是跟踪一个运动的目标，患者需要练习使用望远镜时，头部的运动速度及方向跟上目标的运动速度和方向。在室内指导者可以手持目标，进行简单运动，患者注视指导者手持的目标进行跟踪练习。在室外，可以练习追踪一个玩耍的小孩或是一辆跑动的汽车。如有可能，到公车站实地练习，增加实际运用的能力。

（6）搜寻练习：当患者需要用到搜寻时，应用直线、重叠、一行一行的扫描方法来覆盖要搜寻的区域，而不是快速、不规则或无规律的方法进行搜寻工作。训练方法是，患者戴上望远镜，面对黑板，其上画一个搜寻图形（实线）。患者按箭头方向，跟踪此图读出线旁的号码，熟悉后改为虚线图。水平跟踪训练掌握后，改为垂直跟踪训练，同时可使线条变细，号码变小，照明变暗等方式，增加难度，进行继续训练。实地练习时，可以练习在拥挤的人群中搜寻患者熟悉的人，搜寻十字路口的红绿灯、街道牌或各种不同的建筑物等。

2. 近用放大镜的使用　训练前，指导者应根据患者自身的情况及环境情况，给予适合的照明度，最好使用可以调节明暗的灯，保持患者的舒适体位。

（1）调焦训练：近用放大镜分定焦放大镜和不定焦放大镜。定焦的放大镜，在使用的过程中不需要调焦，可以直接使用。不定焦的放大镜，就需要用到调焦训练。训练时，让患者通过放大镜中心部位看目标，目标与眼的距离以患者能辨认清楚为宜。准备对比度较好的阅读材料，首先使放大镜跟阅读材料直接接触，然后手腕部在桌面上找到一个支点，然后提起放大镜，慢慢远离阅读材料，直到清晰为止。如果超过焦距，目标将变得模糊，此时可往下移动放大镜直至清晰为止。重复以上步骤直到熟练。

（2）定位训练：让患者手持读物或将读物放在阅读架上，

用示指指向文章的开头处或指向文章的标题，然后使用助视器的情况下重复上述练习。如上述练习困难时，可以使用裂口阅读器，这样更容易定位。

（3）搜寻训练：指导患者运用系统搜寻法进行训练。在阅读时，慢慢从左到右阅读，读完一行，从原行末尾回到第一个字，然后移到下面一行。如果在搜寻训练中遇到困难，可以采取以下方法解决：如使用裂口阅读器或在读过的每行字下面做出标记。患者可以用手指压住每行的一个字，眼与手指同步移动；另外尚可在纸上画横线，线的两端标出大数码，进行搜寻或扫描阅读训练。

（4）注视训练：如患者使用助视器也难以保持注视能力，即可应采取下列方法进行训练，增加训练目标，如阅读时使用大字印刷品，设法增加对比度，可改变助视器的种类或降低助视器的放大倍数。

（5）在无助视器的情况下如能很好地使用残余视力，则应用助视器后便容易获得成功，更易于充分发挥残余视力的作用。

3．电子助视器的使用　电子助视器有大型的CCTV和便携式的电子助视器。前者体积较大，需要配备电脑显示屏，屏幕较大，视野广，可有看近或同时看远、近功能；后者体积较小，容易便携，但屏幕较小，视野小。使用过程中均需要用到电源，后者配有锂电池，可以充电后使用。电子助视器在训练时，定位、搜寻等训练大体上跟近用助视器使用方法类似。使用电子助视器前需要教会患者助视器上各个按钮的用途。使用时不需要调焦，可以直接放在阅读物上，根据自己的需求，调整放大倍率，同时可选用患者喜欢的对比度，比如可以调成白底黑字或是黑底白字。有些电子助视器可有引导线功能，如有追踪功能障碍的可使用此类功能。

【低视力患者康复训练的思维导图】

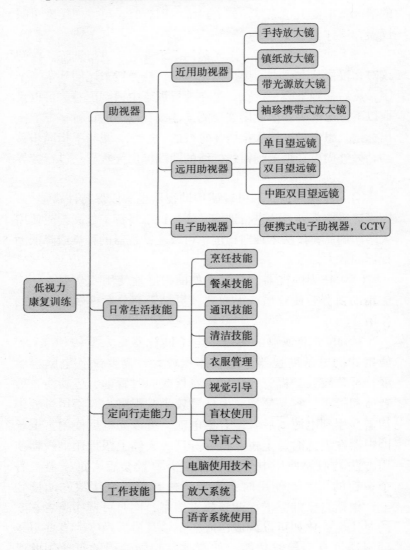

【低视力助视器的训练思维导图】

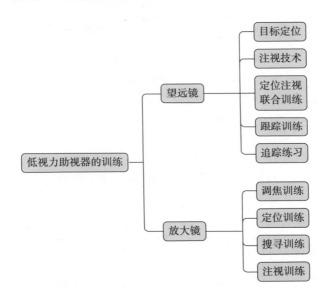

第二节 色觉障碍患者的护理

　　色觉（color vision），即颜色视觉，是指人或动物的视网膜受到不同波长光线刺激后产生的一种感觉，是视网膜视锥细胞的一种功能。正常情况下，视锥细胞有红、绿、蓝三种感光色素，每一种感光色素各吸收不同波长的光线而产生色觉。如果视锥细胞内感光色素异常或不全，则导致色觉异常。色觉异常，也称色觉障碍，主要指对颜色的分辨困难或分辨不能。患者丧失辨色能力，则为色盲；患者对颜色辨别能力降低，则为色弱；患者对不应有色泽的物体看成各种颜色，则为色视症。

【护理评估】

了解有无家族史或伴有全身性疾病。

1. 根据患者的颜色分辨能力可分为色盲和色弱。

（1）色盲又可分为部分色盲或全色盲。

1）全色盲指色觉的完全缺陷，为视锥细胞的完全性功能障碍。典型的全色盲患者视物只有明暗之分，而无色彩之别，常觉红色发暗，蓝色发亮，并伴有视力低下、昼盲、畏光、中心暗点、眼球震颤等。非典型性全色盲则仅有色觉的完全丧失，全色盲较少见。

2）部分色盲指对色彩不能正确分辨，患者有色彩感，但所感受到的颜色与正常人不同。可分为红色盲、绿色盲、蓝色盲。红色盲患者光谱为蓝色、黄色，表现为对红色的不识别，混淆红绿色，对单色光敏感性下降；绿色盲患者表现为对绿色的不识别，主要为不能分辨绿色与紫红色；蓝色盲患者光谱为红色、绿色，表现为对蓝色的不识别。其中红绿色盲最为常见。

（2）色弱：患者能够分辨颜色，但对颜色的感觉不同于正常人，往往能够分辨色调鲜明、饱和度高、亮度高的颜色，对暗色调、低饱和度、低照度的颜色则分辨困难。有红色弱、绿色弱、蓝色弱以及红绿色弱等，其中红绿色弱最常见。

2. 根据引起色盲的原因不同分为先天性和后天性色觉异常。

（1）先天性色觉异常：一般双眼发病，通常为遗传性疾病。

1）X染色体连锁遗传：最常见，男性发病多于女性，患者多为红绿色盲或色弱。

2）先天性视锥细胞营养不良：表现为全色盲伴视觉异常。

3）其他一些遗传性疾病亦可伴有色觉异常，如意大利萨丁尼亚岛居民因缺乏葡萄糖-6-磷酸脱氢酶而有溶血性贫血及红绿色盲。

（2）后天性色觉异常：是指某些眼病、颅脑疾病、全身疾病及中毒等引起的色觉异常，又称获得性色觉异常。如白内障、视网膜病变尤其是黄斑病变、视神经病变、铊中毒等。

3. 除颜色分辨障碍外，色觉异常还包括色视、色视力疲劳和色觉加重。

（1）色视症：患者仿佛戴有有色眼镜，对不应有色泽的物质也看成各种颜色。多见于屈光间质的改变引起的光学变化或药物等物质的化学性毒副效应。主要有蓝视、红视、黄视、绿视等。

（2）色视力疲劳：检测色觉时，患者开始时能迅速辨别颜色，但如果辨色时间较久，或颜色复杂、对比强烈、耀眼炫目时就不能辨认或否定开始时辨认结果。休息片刻后又能辨认。

（3）色觉加重：见于吸氧、吸食大麻或印度大麻，服乙硫异烟胺、仙人球毒碱等。

【辅助检查】

进行色觉检查，可应用假同色图（色觉检查图）、FM-100色彩试验、D-15色盘试验、色觉镜等，以便确诊色觉障碍和了解色觉障碍的程度、性质。

【治疗要点】

对于色盲或是色弱患者，目前可选择配戴色盲接触镜。色盲接触镜是根据色谱原理设计，用于提高红绿色盲及色弱患者辨色能力的彩色接触镜。一般选择非优势眼配戴色盲接触镜，通过光谱拮抗的作用，配戴红色色盲镜片的眼睛只能看到红色光，完全看不到绿色光，而另一只眼通过对比则可分辨绿色光，从而双眼可感受红色和绿色的不同灰度，经过中枢神经系统的整合，患者可在一定程度上分辨红色和绿色，但配戴者对红色和绿色的感受与正常人并不相同。先天性色觉障碍，除配戴色盲眼镜改善辨色能力外，目前并无特殊的治疗方法。而后天性色觉障碍，则需要进一步对因治疗。

【护理措施】

1. 先天性色觉障碍具有遗传性，注意优生优育的宣传教育。

2. 后天性色觉障碍患者可采取针对疾病的治疗，减少视锥细胞受损，预防或减缓色觉障碍的发生，如治疗视神经病变、视锥细胞病变等。

3. 让患者认识到自己色觉障碍的性质及程度，并协助患者如何正确辨认。如红绿色盲患者，要让其正确辨认红灯、绿灯，以注意安全。

4. 如有配戴色盲接触镜，参照第十七章第一节近视患者角膜接触镜的护理。

【色盲患者的护理思维导图】

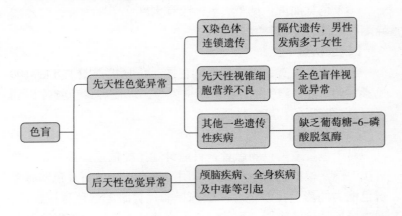

第三节　夜盲患者的护理

夜盲（nyctalopia）是指患者暗视力和暗适应下降的表现，

患者夜晚或黄昏的室内视物不清，行走困难。视杆细胞的病变是引起夜盲的主要原因。

【护理评估】

了解有无家族史或有无全身性疾病。夜盲常见于以下情况：

1. 视网膜病变 各种视网膜变形、先天性梅毒性脉络膜视网膜炎、视网膜铁锈症及铜质沉积症、全视网膜光凝术后等。其中常见于视网膜色素变性，表现为进行性夜盲伴视野缩小。

2. 脉络膜病变 脉络膜病变可导致视网膜色素上皮和视细胞的继发性改变从而引起夜盲，如无脉络膜症、脉络膜毛细血管萎缩等。

3. 先天性的暗适应不良 大多伴有近视，而无其他眼部疾病。

4. 维生素A缺乏 多见于营养不良的儿童，成人见于肝脏疾病等。

5. 周边屈光间质混浊 如年龄相关性白内障初发期，这些病变所表现的夜盲，并非真正的夜盲，也可称为假性夜盲。

【辅助检查】

暗适应检查可确诊夜盲和了解夜盲的程度。

【治疗要点】

病因治疗 治疗原发性疾病，补充维生素A等。对先天性夜盲，一般无特殊治疗。

【护理措施】

1. 先天性夜盲具有遗传性，注意优生优育的宣传教育，并做好孕妇早期保健护理。

2. 后天性夜盲患者可采取针对疾病的治疗，降低或减少视杆细胞受损，预防或减缓夜盲症状的发生。如青光眼可采用降眼压措施，视神经炎者可使用免疫抑制剂、激素等治疗，高度近视者可使用眼镜、手术等方法。

3．对于维生素A缺乏导致的夜盲，可通过饮食来补充维生素A，预防和改善夜盲症状。症状重者，可服用浓缩鱼肝油，但需注意适量，防止因为过量引起中毒现象。服用鱼肝油的适当剂量是每个月5万～10万国际单位，分5～10天服完。

4．指导患者多摄入富含维生素A的食物，如胡萝卜、动物肝脏、鸡蛋以及芹菜、菠菜等黄绿色蔬菜。

5．嘱患者夜间尽量减少外出，如一定要外出，应有人相伴，并可带照明度强的手电筒。

【夜盲患者的护理思维导图】

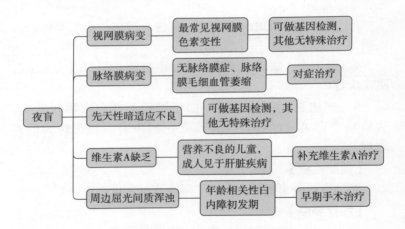

第二篇

眼科药物的特点与护理

第一章 眼部抗感染药物的特点与护理

|第一节| 抗 细 菌 药

一、氨基糖苷类

氨基糖苷类（aminoglycosides）药物主要有：

1. 妥布霉素［tobramycin（托百士、信妥明）］

【药理作用】妥布霉素主要是与细菌核糖体30s亚单位结合，抑制细菌蛋白质的合成。

【适应证】适用于革兰阴性杆菌，尤其是绿脓杆菌所致的外眼及附属器的局部感染。

【用法】眼液：3～4次/日，每次1～2滴；眼膏：2～3次/日，每次长约1.5cm。白天用滴眼液和夜晚用眼药膏效果更佳。

【药物护理】

（1）不良反应观察：偶见局部刺激症状，如眼睑灼痛或肿胀、结膜红斑等，罕见过敏反应。长期应用将导致非敏感菌株的过度生长，甚至引起真菌感染。如果出现二重感染，应及时给予适当的治疗。眼药膏可能会延缓角膜损伤的愈合。

（2）注意事项：长期应用本品可能导致耐药菌过度生长甚至引起真菌感染。

（3）药物相互作用：交叉过敏，对一种氨基糖苷类抗生素如链霉素、庆大霉素过敏的患者，可能也对本药过敏。若出现过敏反应，应立即停药。

2. 妥布霉素+地塞米松（典必殊、典舒）

【药理作用】妥布霉素主要作用于细菌蛋白质合成过程，引起细菌死亡。具有抗敏感微生物的活性。地塞米松可抑制各种因素引起的炎症反应，同时也可延缓伤口愈合。

【适应证】适用于眼睑、球结膜、角膜、眼球前段组织及确诊的感染性结膜炎等炎症性疾病、慢性葡萄膜炎，化学性、放射性、灼伤性及异物穿通性角膜损伤。

【用法】眼液：3~4次/日，每次1~2滴；眼膏：1~2次/日，每次长约1.5cm。白天用滴眼液和夜晚用眼药膏效果更佳。

【药物护理】

（1）不良反应观察：长期应用可使眼内压升高，并能导致青光眼，偶见视神经的损害，后囊下白内障形成和伤口愈合延迟。在合用抗生素和激素后可能发生二重感染。

（2）注意事项：长期使用可能导致角膜真菌感染或产生抗药性菌种，如发生二重感染，应给予适当的治疗。

3. 庆大霉素（gentamicin）

【药理作用】庆大霉素主要作用于细菌蛋白质合成过程，使之合成异常的蛋白，阻碍已合成蛋白的释放等，引起细菌死亡。本品与β内酰胺类合用时，多数可获得协同抗菌作用。

【适应证】适用于大肠杆菌、绿脓杆菌、变形杆菌等引起的眼部感染。

【用法】滴眼，3~4次/日，每次1~2滴。

【药物护理】有过敏史病人忌用，肝功能减退病人慎用。全身用药注意耳毒性和肾毒性反应。

4. 卡那霉素（kanamycin）

【药理作用】卡那霉素主要与细菌核糖体30S亚单位结合，抑制细菌蛋白质的合成。

【适应证】适用于细菌性角膜炎、虹膜睫状体炎等。

【用法】滴眼，3~4次/日，每次1~2滴。

【药物护理】对本品或其他氨基糖苷类过敏者禁用。卡那霉素与链霉素、新霉素有完全交叉耐药，与其他氨基糖苷类可有部分交叉耐药

5. 新霉素+泼尼松龙 ［neomycin（帕利百）］

【药理作用】新霉素主要作用于细菌蛋白质合成过程，从而抑制细菌。醋酸泼尼松龙属强效的皮质类固醇药物，抗炎作用强。

【适应证】适用于敏感革兰阴性杆菌所致的结膜炎、泪囊炎、角膜炎、眼睑炎、睑板腺炎等。

【用法】滴眼，3~4次/日，每次1~2滴。

【药物护理】对本品或其他氨基糖苷类过敏者禁用。

6. 阿米卡星［amikacin（丁胺卡那霉素）］

【药理作用】本品为半合成氨基糖苷类抗生素滴眼液，对细菌所产生氨基糖苷类钝化酶稳定。能切断耐药菌的氨基酰化酶对药物的破坏作用，对临床耐药菌的有效率较高。

【适应证】适用于凝固酶阴性和阳性葡萄球菌、大肠杆菌、变形杆菌等革兰阴性杆菌（尤其是对其他氨基苷类抗菌素耐药菌株）及淋球菌所致结膜炎、角膜炎、泪囊炎、眼睑炎、睑板腺炎等。

【用法】滴眼，3~4次/日，每次1~2滴。

【药物护理】本品有轻微的刺激性。偶见过敏反应，出现充血、眼痒、水肿等情况。

二、大环内酯类

红霉素（erythromycin）是常用的大环内酯类（macrolides）药物之一。

【药理作用】通过抑制细菌蛋白质合成而产生抗菌作用，

对大多数革兰阳性菌（包括对青霉素耐药菌株）和某些革兰阴性菌有较强抗菌活性。

【适应证】适用于细菌性角膜炎、细菌性结膜炎、沙眼、睑缘炎。

【用法】眼液：3～4次/日，每次1～2滴；眼膏：1～2次/日，每次长约1.5cm。白天用滴眼液和夜晚用眼药膏效果更佳。

【药物护理】有过敏史病人忌用，全身用药时注意胃肠道反应，如恶心、呕吐、腹痛等，肝功能减退病人慎用。

三、喹诺酮类

喹诺酮类（quinolones）药物主要有：

1. 诺氟沙星［norfloxacin（氟哌酸）］

【药理作用】诺氟沙星为杀菌剂，通过作用于细菌DNA螺旋酶的A亚单位，抑制DNA的合成和复制，迅速抑制细菌的生长和繁殖，杀灭细菌，对细胞壁有很强的渗透作用。具广谱抗菌作用，尤其对需氧革兰阴性杆菌抗菌活性高。

【适应证】适用于敏感菌所致的外眼感染，如结膜炎、角膜炎等。

【用法】眼液：3～4次/日，每次1～2滴；眼膏：1～2次/日，每次长约1.5cm。

【药物护理】轻微一过性局部刺激，如刺痛、痒、异物感等，严重肾功能不全患者慎用。

2. 氧氟沙星［ofloxacin（氟嗪酸、泰利必妥、迪可罗）］

【药理作用】通过干扰DNA回旋酶活性，使细菌DNA分裂受阻而产生抗菌作用。对革兰阳性菌及阴性菌均有较好的抗菌作用，具有抗菌谱广和抗菌活性强的特点，对绿脓杆菌和沙眼衣原体也有抗菌作用。

【适应证】适用于敏感菌引起的细菌性结膜炎、角膜炎、角膜溃疡、泪囊炎、术后感染等外眼感染。

【用法】眼液：3～4次/日，每次1～2滴；眼膏：1～2次/日，每次长约1.5cm。

【药物护理】

（1）不良反应观察：偶有皮疹、头痛、眩晕、失眠、肝肾功能不良。眼膏偶可见休克样症状，如恶心、四肢冰冷、呼吸困难。

（2）注意事项：对喹诺酮类抗菌剂有过敏史者禁用。肾功能不全者慎用，孕妇、儿童忌用。不宜长期使用，限制在治疗疾病所需的最少时间以内。沙眼患者一般用药8周，之后继续用药时应慎重。老年患者应注意减量。

3．左氧氟沙星［levofloxacin（可乐必妥、海伦、佐凯、朗悦）］

【药理作用】左氧氟沙星是氧氟沙星的左旋体，它的主要作用机理是通过抑制细菌拓扑异构酶和DNA旋转酶的活性，阻碍细菌DNA的复制而达到抗菌作用。

【适应证】抗菌活性强，约是氧氟沙星的2倍；抗菌谱较广，对革兰阳性菌及革兰阴性菌均有较好的抗菌作用，用于敏感菌引起的细菌性结膜炎、角膜炎等。

【用法】眼液：3～4次/日，每次1～2滴。

【药物护理】偶尔有轻微似蜇样的刺激症状。对氧氟沙星及喹诺酮类抗菌剂有过敏史者禁用。本品应遮光、密闭、阴凉处保存。

4．洛美沙星［lomefloxacin（卓悦）］

【药理作用】本品对革兰阴性菌、革兰阳性菌及部分厌氧菌均显示较强的杀菌作用，对耐甲氧西林的金黄色葡萄球菌也有抗菌作用。

【适应证】适用于敏感细菌所致的结膜炎、角膜炎、角膜溃疡、泪囊炎等眼前部感染。

【用法】眼液：3～4次/日，每次1～2滴。

【**药物护理**】偶有短暂刺激，如局部烧灼感等。不宜长期使用。使用中如出现过敏症状，立即停止使用。

四、四环素类

四环素类（tetracyclines）药物主要有：

1. 四环素（tetracycline）

【**药理作用**】特异性地与细菌核糖体30S亚基的A位置结合，抑制肽链的增长和影响细菌蛋白质的合成。为广谱抑菌剂，高浓度时具杀菌作用。

【**适应证**】适用于急慢性沙眼、细菌性结膜炎、麦粒肿及细菌性眼睑炎等。

【**用法**】眼膏：1～2次/日，每次长约1.5cm。

【**药物护理**】四环素类药物过敏史者禁用。

2. 金霉素（chlortetracycline）

【**药理作用**】金霉素可抑制细菌蛋白质的合成。对眼部常见的革兰阳性菌及沙眼衣原体有抗菌作用。

【**适应证**】适用于急慢性沙眼、细菌性结膜炎、麦粒肿及细菌性眼睑炎等。

【**用法**】眼膏：1～2次/日，每次长约1.5cm。

【**药物护理**】可有轻微刺激感，偶见过敏反应，如充血、眼痒、水肿等症状。

五、酰胺醇类

氯霉素［chloramphenicol（润舒）］是常用的酰胺醇类（amphenicols）药物之一。

【**药理作用**】通过抑制细菌蛋白质合成而产生抑菌作用，为广谱抗生素，对大多数革兰阴性和阳性菌有效，而对革兰阴性菌作用较强。

【**适应证**】适用于细菌性、病毒性结膜炎、角膜炎。

【用法】滴眼，3~5次/日，每次1~2滴。

【药物护理】

（1）不良反应观察：偶见眼睛疼痛、视力改变、持续发红或者刺激感。流入口腔可感苦味，此为氯霉素物理特性，可继续使用。

（2）注意事项：新生儿不应使用氯霉素。儿童应该在成人监护下使用。出现不良反应立即停止使用。当药品性状改变时禁止使用。

六、其他类抗菌药

林可霉素（lincomycin）

【药理作用】可抑制细菌蛋白质的合成，对大多数革兰阳性菌和某些厌氧性革兰阴性菌有抗菌作用。

【适应证】适用于结膜炎、角膜炎等。

【用法】滴眼，3~5次/日，每次1~2滴。

【药物护理】

（1）不良反应观察：长期和大剂量使用后，易出现二重感染。偶见有皮疹、瘙痒等过敏反应；过量使用并吸收可导致中性粒细胞减低，血小板减低等；尚有耳鸣、眩晕等副作用。

（2）药物相互作用：与新生霉素、红霉素有配伍禁忌。

第二节　抗病毒药

1. 利巴韦林［ribavirin（病毒唑 Virazole、三氮唑核苷）］

【药理作用】为广谱抗病毒药，干扰DNA合成从而阻止病毒复制。对多种病毒（包括DNA和RNA）有抑制作用。

【适应证】适用于疱疹性、牛豆苗性角膜炎，流行性出血性结膜炎、流行性角结膜炎。

【用法】常用滴眼液浓度为0.1%，每小时1次，病情好转改为2小时1次，再逐渐递减。

【药物护理】

（1）不良反应观察：偶有结膜炎和低血压。

（2）注意事项：妊娠初三个月者慎用，乳母在用药期间需暂时停止授乳，乳汁也应丢弃。

2. 阿昔洛韦［acyclovir，ACV（无环鸟苷、正大捷普）］

【药理作用】为抗病毒药，选择性抑制疱疹病毒的DNA合成。眼内通透性良好，通过角膜上皮和浅表眼组织迅速吸收。

【适应证】适用于单纯性疱疹性角膜炎、结膜炎。

【用法】眼液，每2小时1次，每次1~2滴；眼膏，每4小时1次。

【药物护理】

（1）不良反应观察：眼部用药时不良反应轻，主要有眼部结膜充血、烧灼刺激感等，眼膏可引起轻度疼痛和烧灼感，但易被患者耐受，不必终止治疗。

（2）注意事项：孕妇慎用，小于2岁小儿不推荐使用。

3. 更昔洛韦［ganciclovir（丽科明、晶明）］

【药理作用】选择性作用于疱疹病毒诱导的胸腺嘧啶核苷激酶和DNA聚合酶等，从而抑制病毒的生长。对单纯疱疹病毒、水痘、带状疱疹病毒及EB病毒等均有效。

【适应证】适用于单纯疱疹病毒性角膜炎、急性流行性出血性结膜炎。

【用法】涂眼，4次/日，每次约8mm。

【药物护理】

（1）不良反应观察：凝胶滴眼时有短暂刺痛、灼热感等。

（2）注意事项：对本品过敏者及孕妇禁用。在低于10℃环境可能会有沉淀析出，升高环境温度即溶解，溶解后可正常使用。

4．干扰素［interferon（滴宁、安达芬）］

【药理作用】干扰素与细胞表面受体结合，诱导细胞产生多种抗病毒蛋白，从而抑制病毒在细胞内的复制，有效的遏制病毒侵袭和感染的发生，具有广泛的抗病毒及免疫调节功能。

【适应证】适用于眼部病毒性疾病，对单纯疱疹病毒性眼病疗效显著。对带状疱疹性眼病、腺病毒性结膜角膜炎、流行性出血性结膜炎等也有良好的效果。

【用法】滴眼，3～5次/日，每次1～2滴；也可结膜下注射。

【药物护理】

（1）不良反应观察：偶见一过性轻度眼结膜充血，少量分泌物，黏涩感、眼部刺痛、痒感等症状。

（2）注意事项：本品一般开启后1周内使用。

第三节　抗 真 菌 药

1．两性霉素B（amphotericin B）

【药理作用】抗真菌药，通过损伤真菌细胞膜通透性而发挥抑制真菌生长的作用。临床用0.1～0.5%的两性霉素B溶液。

【适应证】适用于真菌性眶蜂窝组织炎、眼内炎、角膜溃疡及其他外眼真菌感染。

【用法】用注射用水溶解后滴眼，3～6次/日，每次1～2滴。

【用药护理】

（1）不良反应观察：用后可导致肾脏、肾上腺损害与溶血等毒性反应。

（2）注意事项：①需避光、4℃冰箱保存，抗菌效价保持6周；②需用注射用水溶解，不能用生理盐水稀释，因会引起沉淀；③口服和肌注均难吸收，眼内通透性差，眼内感染须做玻璃体腔注射；④长期真菌感染者，角膜创口愈合明显延迟，故常规应用抗生素以防止细菌继发感染；⑤主张与氟胞嘧啶或利福平联合应用，可增强疗效。

2. 那他霉素［natamycin（那特真）］

【药理作用】广谱类抗真菌药，通过损伤真菌细胞膜通透性而发挥抑制真菌生长的作用。通过药物分子与真菌细胞膜中的固醇部分结合，形成多烯固醇复合物，改变细胞膜的渗透性，使真菌细胞内的基本细胞成份衰竭。疗效优于两性霉素。

【适应证】适用于真菌性睑炎、结膜炎和角膜炎。

【用法】配制成5%混悬液滴眼，从每小时1滴，改为3~6次/日，每次1~2滴。

【用药护理】眼内通透性极差，不能透过角膜、结膜或其他黏膜表面，仅用于治疗外眼真菌感染。使用前应充分摇匀。

3. 氟康唑［fluconazole（大扶康、普芬）］

【药理作用】通过抑制真菌细胞膜上麦角固醇的生物合成，损伤真菌细胞膜和改变其通透性，抑制真菌氧化酶和过氧化酶的活性，引起细胞亚微结构的变形，从而使真菌死亡，并能很好通透血-眼屏障，在眼内达较大浓度。

【适应证】适用于真菌性角膜溃疡、真菌性眼内感染等。

【用法】用注射用水溶解后滴眼，3~6次/日，每次1~2滴。

【用药护理】肝功能异常患者和儿童慎用，孕妇禁用。

|第四节| 抗 结 核 药

利福平（rifampicin）

【药理作用】通过抑制细菌RNA合成达到杀菌作用，对结核杆菌和其他分枝杆菌有明显的杀菌作用，对金黄色葡萄球菌及大型病毒、衣原体也有抑制作用。浓度为0.1%。

【适应证】用于治疗沙眼及结膜炎。

【用法】滴眼，用法：4～6次/日，治疗沙眼的疗程为6周。

【药物护理】

（1）不良反应观察：可致恶心、呕吐、食欲不振，偶可致皮疹等过敏反应。

（2）注意事项：肝功能不全、胆道阻塞者和孕妇禁用。

第二章　眼部抗炎药物的特点与护理

第一节 糖皮质激素

1. 地塞米松（dexamethasone）

【药理作用】抗炎作用及控制皮肤过敏的作用比泼尼松更显著，而对水钠潴留和促进排钾的作用较轻微，对垂体肾上腺皮质的抑制作用较强。

【适应证】用于过敏性、急性或亚急性结膜炎，角膜移植后排斥反应，角膜炎及巩膜炎，眼部手术后炎症反应等。

【用法】滴眼，1~4次/日，根据病情可调整至每小时1次。球旁（或球周）注射，每次2.5~5mg。球后注射每次2.5~5mg，常与妥拉唑林合用。

【药物护理】

（1）不良反应观察：长期使用可致激素性青光眼、激素性白内障、激素性葡萄膜炎、视神经损伤、角膜巩膜变薄甚至穿孔。

（2）注意事项：过敏者禁用，用药时要注意感染的扩散与二重感染，用于感染性疾病时应与有效抗生素合用，停药时应逐渐减量。

2. 泼尼松龙［prednisolone（百力特）］

【药理作用】抗炎作用较强，可减轻炎症反应时的组织水肿、纤维沉积，抑制毛细血管扩张、吞噬游走细胞，也可抑制

285

毛细血管的增生、胶原的沉积及瘢痕的形成。有很强的角膜通透性，在房水可达到较高的药物浓度。

【适应证】适用于治疗睑球结膜、角膜及其他眼前段组织对糖皮质激素敏感的炎症。

【用法】滴眼，1~4次/日，根据病情可调整至每小时1次。

【药物护理】同地塞米松。

3. 氟米龙［fluorometholone（0.1%的艾氟龙、0.02%氟美瞳）］

【药理作用】本品为局部外用皮质激素类药，能抑制由机械、化学或免疫特性等刺激因子所致的炎症。较易穿透角膜进入房水，抗炎作用是可的松的50倍，眼压升高明显低于地塞米松等滴眼剂。

【适应证】适用于治疗对皮质类固醇敏感的睑结膜、球结膜、角膜及其他眼前段组织的炎症。

【用法】滴眼，2~4次/日，每次1~2滴。

【药物护理】长期使用可致激素性青光眼、激素性白内障、激素性葡萄膜炎、视神经损伤、角膜巩膜变薄甚至穿孔。用药时要注意感染的扩散与二重感染，用于感染性疾病时应与有效抗生素合用，停药时应逐渐减量。使用前应充分摇匀。

第二节 非甾体抗炎药

1. 双氯芬酸［diclofenac（迪非）］

【药理作用】本品通过抑制环氧酶活性，从而抑制前列腺素的合成，发挥抗炎作用。

【适应证】适用于治疗葡萄膜炎、角膜炎、巩膜炎，抑制白内障手术中的缩瞳反应，缓解眼部外伤及手术后的疼痛、炎症反应。

【**用法**】滴眼，3~4次/日，每次1~2滴。

【**药物护理**】

（1）不良反应观察：滴眼有短暂刺痛、流泪等，极少数可有结膜充血、视物模糊。

（2）注意事项：本品与缩瞳剂不宜同时使用。青光眼患者术前3小时停止使用。戴接触镜者禁用，但角膜屈光手术后暂时配戴治疗性亲水软镜者除外。

2. 普拉洛芬［pranoprofen（普南扑灵）］

【**药理作用**】本品抑制环氧化酶生成，从而抑制前列腺素生成以及稳定溶酶体膜，发挥抗炎作用。

【**适应证**】适用于外眼及前节炎症，如眼睑炎、结膜炎、角膜炎、巩膜炎、虹膜睫状体炎、术后炎症等的对症治疗。

【**用法**】滴眼，3~4次/日，每次1~2滴。

【**药物护理**】

（1）不良反应观察：眼部可有刺激感、异物感、眼睑发红、肿胀、眼睑炎、分泌物、流泪、结膜充血、结膜水肿、角膜炎等。

（2）注意事项：本品可掩盖眼部感染，因此对于感染引起的炎症使用本品时，一定要仔细观察，慎重使用。本品开封后必须避光保存。

第三章 保护角膜与促进上皮生长药的特点与护理

1. 乙酰半胱氨酸［acetylcysteine（光安眼药）］

【药理作用】乙酰半胱氨酸为胶原酶抑制剂，可以提高细胞呼吸及组织营养，促进角膜上皮再生。

【适应证】适用于点状角膜炎、单纯疱疹性角膜炎等眼病。

【用法】滴眼。用前将粉末倒入溶剂瓶内，振摇溶解后滴眼用。每2小时1次。

【药物护理】注意事项：①制成溶液后，应在7天内使用完毕；②禁与碘化油、糜蛋白酶、胰蛋白酶配伍。

2. 重组人表皮生长因子［recombinant human epidermal growth factor（金因舒）］

【药理作用】本品的活性成分为重组人表皮生长因子（rhEGF），可促进角膜上皮细胞的再生，从而缩短受损角膜的愈合时间。

【适应证】适用于各种原因引起的角膜上皮缺损，包括角膜机械性损伤、各种角膜手术后、轻度干眼症伴浅层点状角膜病变、轻度化学烧伤等。

【用法】滴眼，3~4次/日，每次1~2滴。

【药物护理】本品需在2~8℃冰箱保存。应在开启后1周内用完。对天然和重组rhEGF、甘油、甘露醇有过敏者禁用。

3. 重组牛碱性成纤维细胞生长因子［recombinant bovine basic fibroblast growth factor（贝复舒）］

【药理作用】本品为外用重组牛碱性成纤维细胞生长因子（bFGF），对来源于中胚层和外胚层的组织具有促进修复和再生的作用。

【适应证】适用于各种原因引起的角膜上皮缺损和点状角膜病变，如复发性浅层点状角膜病变、轻中度干眼症、大泡性角膜炎、角膜擦伤、轻中度化学烧伤、角膜手术及术后愈合不良、地图状单疱性角膜溃疡等。

【用法】滴眼，3～4次/日，每次1～2滴。

【药物护理】需在2～8℃冰箱保存。开启后用药时间不宜超过2周。

4. 硫酸锌尿囊素［Zinc sulfate and allantoin（正大维他）］

【药理作用】本品以尿囊素、硫酸锌为主要成分，具有消炎、收敛作用，能改善炎症部位的微循环，增强毛细血管通透性，加速新陈代谢，快速消除眼部充血及球结膜下出血症状；并可促进基质中纤维增长，在角膜结膜表面形成一层保护膜，促进角膜结膜表面创伤的愈合；还可增加眼睛营养和抵抗力，消除视疲劳引起的视力模糊。

【适应证】适用于防治结膜炎、球结膜下出血、结膜充血、角膜损伤、视疲劳、戴隐形眼镜引起的不适及眼病等。

【用法】滴眼，3～4次/日，每次1～2滴。

【药物护理】密闭，在阴凉处保存。

第四章 白内障用药的特点与护理

1. 吡诺克辛钠［pirenoxinum natricum（白内停、卡林 –U、卡他灵）］

【药理作用】吡诺克辛钠可以竞争性地阻碍醌型化合物与晶状体水溶性蛋白质的结合，防止晶状体内不溶性蛋白质的形成，预防老年性白内障的产生和发展。

【适应证】适用于老年性、糖尿病性及其他类型的白内障。

【用法】白内停、卡他灵需将药片溶于所附溶媒（15～20ml）中溶解后使用，滴眼，4次/日。

【药物护理】

（1）不良反应观察：用后偶可有弥漫性表层角膜炎、眼睑缘炎、结膜充血、刺激感等。

（2）注意事项：药液溶解后应避光保存，于20天内用完。卡林 –U使用前应先摇匀。

2. 谷胱甘肽［glutathione（去白障、依士安）］

【药理作用】该药为还原型谷胱甘肽。当晶状体受损发生变性混浊时酶的活性显著下降，还原型谷胱甘肽结构中的巯基对晶状体中某些重要酶有良好的修复和保护作用，使酶的活性得到恢复，并保护水溶性蛋白免受氧化，从而防治白内障的发生和发展，同时具有解毒、激活多种酶及维持眼角膜及晶状体透明性的作用。

【适应证】适用于治疗早期各种白内障、单纯疱疹病毒性角膜炎。

【用法】滴眼，3～4次/日，每次1～2滴。

【药物护理】将该药于溶媒中溶解后使用，2%，即5ml：0.1g。

3. 苄达赖氨酸［bendazac lysine（莎普爱思）］

【药理作用】抑制醛糖还原酶的活性，达到预防或治疗白内障的作用。

【适应证】适用于早期老年性白内障。

【用法】滴眼，3次/日，每次1～2滴。

【药物护理】

（1）不良反应观察：用后偶可有一过性烧灼感、流泪等反应，但能随着用药时间延长而适应。眼外伤及严重感染暂时不用。

（2）注意事项：经冰箱冷藏（4℃左右）可降低刺激性的发生率和强度。

第五章 青光眼用药的特点与护理

|第一节| 拟 胆 碱 药

毛果芸香碱 [pilocarpine（匹罗卡品）]

【药理作用】本品主要作用于瞳孔括约肌及睫状肌的 M-胆碱受体，使瞳孔缩小、睫状肌收缩等，使房水流出通畅，眼压降低。有0.5%和2%两种浓度。

【适应证】适用于原发性青光眼及扩瞳验光后缩瞳。滴眼后1小时开始出现降眼压作用，持续4~8小时。

【用法】滴眼，2~3次/日至每1~2小时1次，或遵医嘱，眼膏每晚1次。

【药物护理】

（1）不良反应观察：①全身反应少见，主要包括流涎、流泪、出汗、恶心、呕吐、腹痛等，重者可致死。②眼部反应：调节痉挛甚至出现调节性近视，长期应用者可能会损害角膜上皮细胞和促进近视发展，还可造成强直性小瞳孔、瞳孔后粘连及白内障发生，少数人出现过敏性结膜炎。

（2）注意事项：滴眼后应指压内眦部3~5min，以免药物经鼻黏膜吸收引起中毒反应。孕妇及甲亢者慎用，新生血管性青光眼、哮喘患者禁用。如需长期用药，可与左旋肾上腺素等散瞳药交替使用，否则可引起强直性小瞳孔或瞳孔后粘连等。

｜第二节｜ 拟肾上腺素药

1. 去氧肾上腺素［phenylephrine（新福林，苯肾上腺素）］

【药理作用】主要作用于 α 受体，收缩结膜血管和散瞳作用，维持时间短，无睫状肌麻痹作用。

【适应证】适用于散瞳检查眼底。

【用法】5% 滴眼，3~4 次/日，每次 1~2 滴。

【药物护理】可能诱发闭角性青光眼。

2. 可乐定［clonidine（可乐宁）］

【药理作用】本品为中枢性降压药，局部应用后，约有 2/3 的药物被吸收，兴奋延髓内 α 肾上腺素受体，不但可引起全身性反应（如血压下降），还可使另一侧眼压也下降。

【适应证】适用于开角型青光眼、闭角型青光眼及继发性青光眼，尤其适用于患高血压的青光眼患者。一般在用药后 15~30 分钟眼压开始下降，可持续 4~8 小时。

【用法】滴眼，3~4 次/日，每次 1~2 滴。

【药物护理】

（1）不良反应观察：可引起头痛、头晕、心率减慢、血压下降等不良反应，停药后立即消失。用于闭角型青光眼急性发作期时，需同时使用缩瞳剂。

（2）注意事项：因本品可使视盘血液及脑血流减少，故低血压及低眼压性青光眼禁用，动脉硬化者慎用。

（3）药物相互作用：与噻吗洛尔合用有协同作用。

3. 安普乐定［apraclonidine（辰泽）］

【药理作用】安普乐定为可乐定的衍生物，可通过激活视前区的 α 肾上腺素受体，减少房水的生成和增加房水的流出，从而降低眼压。本品脂溶性低，不易透过血—脑屏障，在降眼压的同时，不会引起全身血压下降。

【**适应证**】适用于控制和预防各种眼科手术引起的眼内压急剧升高，如氩激光虹膜切除术、Nd：YAG后房穿刺术。滴用后15～30分钟开始起效，3～5小时降眼压作用达到最大。

【**用法**】滴眼。在开始激光手术前1小时给手术眼滴1滴，激光手术完成后立即滴入第2滴。

【**药物护理**】偶有眼刺激、心律不齐、瞳孔放大等不良反应。每1滴使用单独的容器，使用后立即弃去。

4. 溴莫尼定［brimonidine（阿法根、沐欣）］

【**药理作用**】本品是α_2肾上腺素能受体兴奋剂，既可减少房水生成，又可显著增加房水经葡萄膜巩膜途径外流。对心率和血压的影响很小。

【**适应证**】适用于降低开角型青光眼、高眼压症患者的眼内压。用药后2小时降眼压效果达到峰值。

【**用法**】滴眼，推荐剂量为1次／日，每次1滴。眼内压在下午达到高峰或眼内压需要另加控制的患者，下午可增加1滴。

【**药物护理**】滴眼后主要副作用是口干、眼红、眼烧灼感及刺痛感、头痛、视物模糊、疲劳或倦怠感、眼部过敏反应。

第三节 β-肾上腺素能受体阻滞剂

1. 噻吗洛尔［timolol（噻吗心安、右旋噻吗洛尔又名迪立见）］

【**药理作用**】本品为非选择性的β-肾上腺素能受体阻滞剂，抑制房水产生，从而降低眼压，不影响瞳孔及视力调节。对高眼压患者和正常人均有降低眼内压作用。

【**适应证**】适用于原发性开角型及继发性青光眼、各类高眼压症及对其他药物或手术治疗无效的青光眼病人。

【用法】滴眼，1～2次/日。使用时间为早上8点、晚上8点，切勿在睡前使用，因患者入睡时，眼内房水生成减少一半，此时使用本品，对房水分泌无抑制作用。

【药物护理】

（1）不良反应观察：可出现轻微眼部刺激症状，点状角膜炎及蓝视，对泪腺功能低下者有导致干眼症的可能。个别人可导致心率减慢、血压下降、头晕、头痛、呕吐、心悸及皮疹等，不需停药。

（2）注意事项：①支气管哮喘、房室传导阻滞者禁用。②如原用其他药物，在改用本品治疗时，原药物不易突然停用，应自滴用本品的第二天起逐渐停用。③两种药物同时使用时，应间隔至少10分钟。④遮光，密闭保存。

（3）药物相互作用：与肾上腺素合用可引起瞳孔扩大。心功能损害者，使用本品时应避免服用钙离子拮抗剂，因可引起房室传导阻滞、左心室衰竭及低血压。

2．卡替洛尔［carteolol（美开朗）］

【药理作用】本品为非选择性β-肾上腺素能受体阻滞剂，通过抑制房水的产生而降低眼压。具有内在拟交感活性，可减少药物副作用，如支气管痉挛、心动过缓和血管收缩。不影响瞳孔直径，也不对角膜反射产生抑制作用。其降眼压作用与噻吗洛尔相似，但持续时间较长。

【适应证】适用于原发性青光眼、高眼压症，其他药物或手术治疗无效的青光眼也可应用。用药后1小时开始起效，降眼压作用可维持8～24小时。

【用法】滴眼，2次/日，每次1～2滴。

【药物护理】

（1）不良反应观察：偶有眼部刺激症状：视物模糊、畏光、暂时性眼烧灼、眼刺痛及流泪、结膜充血。

（2）注意事项：难以控制的心脏器质性病变患者、支气管哮喘患者、对本剂所含成分有过敏症病史的患者禁用。滴后用手指压迫内眦角泪囊部3~5分钟。

3. 左布诺洛尔［levobunolol（贝他根）］

【**药理作用**】本品为非选择性β-肾上腺素能受体阻滞剂，通过抑制房水生成起降压作用，可降低正常眼压，同时不伴有缩瞳作用。

【**适应证**】适用于开角型青光眼、手术后未完全控制的闭角型青光眼和高眼压症。用药1小时后起效，降眼压作用可维持24小时。

【**用法**】滴眼，1~2次/日，每次1~2滴。

【**药物护理**】

（1）不良反应观察：偶有睑结膜炎、一过性眼烧灼、心率及血压下降等。

（2）注意事项：对应用全身性降血压药患者，本品可产生协同降压作用。难以控制的心脏器质性病变患者、支气管哮喘患者、有严重的慢性阻塞性肺部疾病患者禁用，戴软性角膜接触镜者不宜使用。

4. 倍他洛尔［betaxolol（贝特舒）］

【**药理作用**】本品为选择性$β_1$-肾上腺素能受体阻滞剂，同时具有钙离子拮抗作用，可通过减少房水的生成起到降眼压的作用，并可增加眼血流量；无细胞膜稳定作用，故不影响角膜的敏感性，且无明显心血管及肺的副作用。本药使用离子交换树脂技术，使药液点入眼睛后缓慢释放，眼睛可以充分吸收，达到缓释、控释的效果，而刺激性和副作用则大大减少（药物经鼻泪管的吸收减少）。

【**适应证**】适用于慢性开角型青光眼、低眼压性青光眼、高眼压症。用药后30分钟内起效，降眼压作用可维持12小时。

【**用法**】滴眼，2次/日，每次1~2滴。

【药物护理】

（1）不良反应观察：偶可引起暂时性局部不适、视物模糊、异物感、畏光、流泪。

（2）注意事项：对本药过敏、患有窦性心动过缓、I度以上房室传导阻滞、有明显心功能衰竭的患者禁用；糖尿病患者慎用，尤其是自发性低血糖患者。

（3）药物相互作用：同时口服其他β-受体阻滞剂或促进儿茶酚胺代谢药物（如利血平），可能产生药物相加反应，因而出现低血压或心动过缓。

|第四节| 拟前列腺素药

1．拉坦前列腺素［latanoprost（适立达）］

【药理作用】拉坦前列腺素是一种选择性前列腺素$F_{2\alpha}$受体激动剂，通过增加葡萄膜巩膜房水流出通路而降低眼压。

【适应证】适用于原发性开角型青光眼和高眼压症。给药后3~4小时起效，降眼压作用可维持24小时。

【用法】滴眼，每晚滴用1次。

【药物护理】偶见眼部局部充血、角膜点状浸润和虹膜颜色加深。儿童患者不推荐使用。开封前2~8℃冷藏，避光保存。开封后可在低于25℃室温下保存，并在4周内用完。

2．曲伏前列素［travoprost（苏为坦）］

【药理作用】本品是一种选择性的FP前列腺素类受体激动剂，降压机制为增加葡萄膜巩膜通路房水外流，但其准确的作用机制至今尚不清楚。

【适应证】适用于开角型青光眼或高眼压症患者升高的眼压，这些患者对使用其他降眼压药不耐受或治疗不佳。

【用法】滴眼，每晚滴用1次。

【**药物护理**】不良反应观察：常见的有眼充血、视力下降、异物感、畏光、结膜下出血和流泪。非眼部不良反应包括心动过缓、气管炎、胸痛、感染、头痛、高血压、低血压、抑郁等。

3. 贝美前列腺素［latanoprost（卢美根）］

【**药理作用**】贝美前列腺素是一种合成的前列酰胺，选择性地模拟了前列腺素的作用，通过增加房水经小梁网及葡萄膜巩膜房水两条流出通路而降低眼压。

【**适应证**】本品用于降低对其他降眼压制剂不能耐受或不够敏感（多次用药无法达到目标眼内压值）的开角型青光眼及高眼压症患者的眼内压。给药后4小时起效，8~12小时之内作用达到最大。

【**用法**】滴眼，每晚滴用1次。

【**药物护理**】常见的不良事件为：结膜充血、睫毛增生、眼部瘙痒、眼周皮肤色素沉着。于2~25℃室温下保存，并在4周内用完。

第五节 | 碳酸酐酶抑制剂

1. 乙酰唑胺 ［acetazolamide（醋氮酰胺、Diamox）］

【**药理作用**】乙酰唑胺通过特异性抑制睫状体上皮碳酸酐酶活性，减少房水的产生，引起眼压下降，但对正常眼内压无甚影响。

【**适应证**】适用于各种类型青光眼和黄斑水肿。口服吸收良好，口服后30分钟起效，降眼压作用可持续12小时。

【**用法**】口服，2次/日，每次0.125g，或3次/日，每次0.0625g。

【**药物护理**】

（1）不良反应观察：患者可引起暂时性近视，可能是由于睫状体水肿促使晶状体虹膜隔前移所致，减少剂量或停药，近视可消退。全身常出现困倦、面部和四肢麻木感，可引起肾脏并发症，如肾绞痛、泌尿系结石、肾病综合征等，长期应用可发生代谢性酸血症。

（2）注意事项：肝性脑病、肾功能减退、尿结石病史者不宜使用。长期应用需注意观察患者肾功能和血生化指标，避免脱水，使每日尿量保持在1500ml以上；同时加服钾盐、镁盐等，以防血钾过低。避免应用钙、碘及广谱抗生素等可增强碳酸酐酶活性的药。

2. 醋甲唑胺［methazolamide　tablets（尼目克司）］

【药理作用】本品为碳酸酐酶抑制剂，抑制碳酸酐酶作用比乙酰唑胺强60%。通过抑制房水生成而降低眼压，大部分患者用药后房水生成可减少40%。眼内通透性较乙酰唑胺强，较低剂量即有明显降眼压反应。降眼压作用呈剂量依赖性。口服1~2小时后产生降眼压作用，维持16~18小时。

【适应证】适用于原发性开角型青光眼、闭角型青光眼及某些继发性青光眼，局部用抗青光眼药眼压控制不理想患者的辅助治疗。因本品降眼压的同时对酸碱平衡影响较少，故对于患有严重阻塞性肺部疾患、容易引起肾结石形成的患者，推荐应用醋甲唑胺。老年人对本品也有很好的耐受性。

【用法】口服，初始用药可用25mg，2次/日。如降眼压效果不理想，剂量可加大为50mg，2次/日。

【药物护理】

（1）不良反应观察：常见的有恶心、厌食、感觉异常、不适、疲劳等不良反应。

（2）注意事项：慎用于有代谢性酸中毒及低血钾危险的患者。不能长期用于控制眼压。

3. 布林佐胺［brinzolamide（派立明）］

【药理作用】本品为碳酸酐酶抑制剂，通过抑制眼部睫状体的碳酸酐酶活性而减少房水的分泌，从而降低眼压。

【适应证】适用于高眼压症、开角型青光眼，也可作为对β受体阻滞剂无效、或者使用禁忌的患者单独的或协同的治疗药物。

【用法】滴眼，2~3次/日，每次1~2滴。

【药物护理】

（1）不良反应观察：常见的有味觉改变（口苦或异味）、一过性视物模糊、灼热感、异物感和眼部充血。全身反应可有头疼、四肢麻木和针刺感等。

（2）注意事项：滴用后应按压泪囊区3~5分钟，以免药液经鼻黏膜吸收引起全身不良反应。药物过量后应该进行对症和支持治疗。肾功能不全者禁用。

第六节　高渗脱水剂

甘露醇（mannitol）

【药理作用】本品进入血液循环后可提高血浆渗透压，由其直接及间接渗透作用而影响血-房水渗透压梯度，使玻璃体容积减小而降低眼压。

【适应证】适用于急性青光眼或一些内眼手术前后需要降低眼压时。用药后1小时可达最大降眼压作用，持续5~6小时。

【用法】20%溶液静脉滴注，单次剂量1.5~2g/kg，一般用250~500ml，滴速10ml/min。如需重复使用，应在首次给药后6~8小时给予首次的一半剂量。

【药物护理】

（1）不良反应观察：常见的副作用有多尿、头痛、背痛、头晕、腹泻、迷糊、心血管负担过重和肺水肿、注射部位轻度疼痛等。

（2）注意事项：①甘露醇使用时间不宜过长、剂量不宜过大。②应用期间应注意水电解质平衡，注意低颅压综合征，注意勿漏出血管外，否则可发生局部组织肿胀甚至引起组织坏死。热敷后肿胀可消退。③气温低时常析出结晶，可用热水（80℃）温热，振摇溶解后使用。

第七节 抗 代 谢 药

1. 5-氟尿嘧啶［flurouracil（5-FU）］

【药理作用】本药为抗肿瘤抗生素类药，通过竞争性抑制胸苷酸合成而阻断DNA合成，抑制结膜下成纤维细胞增生，减少胶原合成及瘢痕形成，促进形成房水外流的巩膜瘘道。

【适应证】适用于难治性青光眼眼外滤过术后滤过泡有瘢痕化倾向时。

【用法】以含5-FU 5mg的溶液作球结膜下注射，开始1周每日1次，以后隔日1次，给药次数可达10次。

【药物护理】

（1）不良反应观察：对角膜有毒性作用，可引起角膜上皮损伤。并有可能使结膜伤口渗漏，滤过泡囊性变。

（2）注意事项：结膜下注射后，用大量生理盐水冲洗结膜囊，以免伤口渗漏造成角膜上皮损伤。

2. 丝裂霉素C［mitomycin C（MMC）］

【药理作用】本药为抗肿瘤抗生素类药，可抑制DNA合成、成纤维组织增生，减少瘢痕形成，促进形成房水外流的巩膜瘘道，作用比5-FU强100倍，也具有抗新生血管的作用。

【适应证】适用于青光眼滤过手术抗瘢痕化。

【用法】当切开球结膜后和切穿前房之前，以浸泡

0.2～0.4mg/ml MMC溶液的棉片，在结膜下及巩膜瓣下贴敷1～5分钟，再用100ml以上生理盐水冲洗伤口。

【药物护理】

（1）不良反应观察：对角膜有毒性作用，并对睫状体上皮和它的供养神经有毒性作用。术后可能发生结膜伤口渗漏和滤过泡过分囊性变。

（2）注意事项：贴敷时间不能太长，贴后用100ml以上生理盐水冲洗伤口，以免损伤周围组织。

第六章　散瞳与睫状肌麻痹药的特点与护理

1. 阿托品（atropine）

【药理作用】本品为阻断M胆碱受体的抗胆碱能药，具有散瞳、麻痹睫状肌、抑制分泌、扩张血管、解痉止痛和促进新陈代谢等作用。

【适应证】适用于虹膜睫状体炎、角膜炎、巩膜炎、儿童白内障手术前及检影、验光前扩瞳等。用药后，在30~40分钟时散瞳作用最大，持续7~10天；调节麻痹作用在1~3小时最大，持续7~10天。滴眼次数视病情需要而定。

【用法】滴眼。散瞳检查：1次1滴，滴药后30~50分钟进行检查；验光检查：1次1滴，每10分钟一次，连续3次，待瞳孔完全扩大、对光反射消失后进行验光。治疗性用药2次/日，每次1~2滴。

【药物护理】

（1）不良反应观察：全身反应可有口干、眩晕、严重时瞳孔散大、皮肤潮红、心率加快、兴奋、烦躁、谵语和惊厥。

（2）注意事项：滴眼后立即用手指压迫泪囊部3~5分钟，避免药水流入鼻腔，被鼻黏膜吸收而致中毒。青光眼或青光眼可疑者、器质性心血管系统有病变者忌用。

2. 复方托吡卡胺〔compound tropicamide（美多丽）〕

【药理作用】本品是由托吡卡胺和去氧肾上腺素组成的复方制剂。托吡卡胺具有阿托品样的阻断副交感神经作用，可引起散瞳和睫状肌麻痹。去氧肾上腺素具有肾上腺素样的交感神经兴奋作用，表现为散瞳和局部血管收缩。具有散瞳作用快，恢复期短特点。

【适应证】适用于眼科检查和诊断时的散瞳、验光。用药后 5 ~ 15 分钟即开始散瞳，持续 1 ~ 1.5 小时，约 5 ~ 10 小时瞳孔恢复至滴药前水平。

【用法】滴眼。散瞳检查：1 次 1 滴，每 5 分钟一次，连续 3 次。治疗性用药 2 ~ 3 次 / 日。

【药物护理】

（1）不良反应观察：可有暂时性局部烧灼感，亦可使开角型青光眼患者眼压轻度升高。

（2）注意事项：本品对严重高血压、动脉硬化、糖尿病、甲亢患者慎重使用。不适于 12 岁以下的少年儿童散瞳验光。青光眼和具有房角狭窄、前房浅等眼压上升因素的患者禁用。

3．散瞳合剂

【药理作用】本品由 1% 阿托品、1% 可卡因、0.1% 肾上腺素等量混合而成，具有散瞳作用。

【适应证】适用于虹膜睫状体炎及其他葡萄膜炎等瞳孔不易散大者，遵医嘱。

【用法】结膜下注射，每次 0.1 ~ 0.4ml。

第七章　防治近视及抗视疲劳药的特点与护理

1. 珍珠明目（海珠神）

【药理作用】本品采用南珠为主要原料，并配以中药材提取精制而成，具有消炎明目之功效。

【适应证】适用于视力疲劳症和慢性结膜炎。

【用法】滴眼，3～4/日，每次1～2滴。

【药物护理】开瓶后使用不要超过1个月。

2. 甲基硫酸新斯的明〔neostigmine methylsulfate（近视明）〕

【药理作用】为可逆性抗胆碱酯酶药，具有抗胆碱酯酶作用，缩瞳作用较弱。

【适应证】适用于治疗青少年假性近视。

【用法】滴眼，3～4/日，每次1～2滴。

【药物护理】支气管哮喘者慎用。

第八章 人工泪液和眼用润滑剂的特点与护理

1. 右旋糖酐 70 [dextran 70 （泪然、倍然）]

【药理作用】本品为复方制剂，其组分为右旋糖酐 70 和羟丙甲纤维素 2910，是拟天然泪液的灭菌滴眼液，含有能使角膜上皮细胞正常生长的保存剂 Polyguad，可使细菌细胞壁破溃而死亡。且本品含一定量的胆固醇和黏蛋白，有稳定泪膜的作用。

【适应证】减轻眼部干燥引起的灼热感、刺激感等不适症状，保护眼球免受刺激，减轻由于暴露于风沙或阳光下造成的眼部不适。

【用法】滴眼，3~4次/日，每次1~2滴。

【药物护理】不良反应有眼部疼痛、视物模糊、持续充血及刺激感加重。如滴眼后病情加重或持续 72 小时以上，应停用本品，并到医院诊治。泪然开盖一个月后，不能继续使用；倍然为单独小包装，打开包装后必须一次性用完，不能重复使用。

2. 羧甲基纤维素钠 [carboxymethylcellulose sodium （潇莱威、瑞新、Celluvisc）]

【药理作用】羧甲基纤维素钠含有天然眼液中所含的电解质，因此不仅可有效地缓解眼部干燥的刺激症状，而且补充了眼液中的电解质，使之达到平衡。具有温和保护和持续长效的润滑作用。

　　【适应证】适用于治疗干眼症或因阳光、风、沙等引起的眼部烧灼、刺痛等不适感及角膜术后的应用。

　　【用法】滴眼，3～4次/日，每次1～2滴。

　　【药物护理】因药物的黏稠性，应用后可有短暂的视力模糊。本品不含保存剂，打开包装后必须一次性用完。药物变色或成雾状不得继续使用。

　　3.卡波姆［carbomer（唯地息）］

　　【药理作用】本品含有卡波姆（聚丙烯酸）的亲水凝胶，可黏着在角膜表面，并在眼球表面形成液体储库，增加在眼球表面的黏着和保留时间。每眨眼1次，凝胶中的水分即可部分释放以补充泪液，可有效地保护敏感的角膜和结膜上皮，防治干眼症的继发症状。

　　【适应证】干眼症、泪液分泌减少的替代治疗。

　　【用法】滴眼，依病情轻重，每日3～5次或更多。

　　【药物护理】因药物的黏稠性，应用后可有短暂的视力模糊。药品保存温度不应超过25℃。

　　4.透明质酸钠［hyaluronate sodium（爱丽）］

　　【药理作用】透明质酸钠能够促进角膜损伤部位细胞的连接和伸展，防止角膜干燥，并起到稳定泪液的作用。因此可促进角膜上皮损伤的愈合。

　　【适应证】适用于眼干燥病、手术后、外伤和配戴隐形眼镜等引起角膜上皮损伤的患者。

　　【用法】滴眼，依病情轻重，3～5次/日或更多。

　　【药物护理】不良反应偶可见瘙痒感、刺激感等。配戴软性隐形眼镜患者需取下隐形眼镜后才可使用本品。

　　5.维生素A棕榈酸酯［vitamin A palmitate（诺沛）］

　　【药理作用】维生素A缺乏或供给不足会对角结膜上皮细胞造成损害。局部应用维生素A可以治疗干眼症中由于泪膜的不连续或维生素A代谢障碍造成的角膜角质化、角膜上皮损伤，改善视力，促进角膜愈合。另外，本品是以聚丙烯酸980为基剂的黏性水溶液，局部应用后可在角结膜上快速形成一层润滑和保护作用的薄膜，延长与角膜接触时间，维持泪膜稳定。

【适应证】适用于角结膜炎干燥症、泪膜不稳定或角膜缺乏湿润所产生的干眼症。

【用法】滴眼，3~5次/日，每次1滴。

【药物护理】第一次开封前，凝胶必须在冰箱中贮藏（2~8℃）。开封后，凝胶可以在室温（15~25℃）稳定30天。因药物的黏稠性，应用后可有短暂的视力模糊。

第九章 抗过敏药的特点与护理

1. 羟甲唑啉［oxymetazoline（迪立托、欧斯啉）］

【药理作用】本品系α肾上腺素受体激动剂，可迅速收缩眼部血管，改善眼部充血症状。本品作用迅速，疗效相对持久，而且反跳性充血反应较少，一般不改变眼压及瞳孔大小，亦不影响全身血压。

【适应证】适用于缓解过敏性和其他非感染性结膜炎的结膜充血，解除由于过敏、干眼、游泳、烟雾、配戴隐形眼镜、眼疲劳等引起的结膜充血。

【用法】滴眼，4～6次/日，每次1～2滴。

【药物护理】

（1）不良反应观察：敏感病人可引起瞳孔散大导致眼压升高。

（2）注意事项：本品禁用于闭角型青光眼、重度窄角型青光眼的患者。慎用于未经控制的高血压、心律失常、糖尿病、甲亢患者。

2. 萘扑维［naphazolin and chlorphenamine and vitamine B12（萘敏维、艾维多、润洁）］

【药理作用】主要成分：维生素B12、马来酸氯苯那敏和盐酸萘唑林。萘唑林为拟肾上腺素药，能减少结膜血管充血；氯苯那敏具有较强的抗组胺作用，缓解眼部过敏症状；维生素B12具有重要的亲神经性作用，与中枢及周围的有髓鞘神经纤维代谢有密切的关系，可保持上述纤维功能的完整性。

【适应证】适用于眼疲劳、结膜充血、眼痒等。

【用法】滴眼，3～4次／日，每次1～2滴。

【药物护理】偶见瞳孔散大、加重充血、刺激、眼部不适、流泪、眼压升高。闭角型青光眼患者和过敏者禁用。高血压、糖尿病、甲亢、感染或外伤患者应慎用。

3．色甘酸钠［cromoglicate sodium］

【药理作用】本品是肥大细胞膜稳定剂，阻止肥大细胞脱颗粒，抑制组胺、5-羟色胺等过敏介质的释放，能够有效的治疗I型变态反应疾病。

【适应证】适用于预防春季过敏性结膜炎及其他过敏性眼病。

【用法】滴眼，4～6次／日，每次1～2滴。

【药物护理】滴眼后有轻微刺痛感但可耐受。于好发季节前2～3周使用。

4．洛度沙胺［lodoxamide（阿乐迈）］

【药理作用】本品是肥大细胞膜稳定剂，既能稳定肥大细胞脱颗粒、又能抑制嗜酸性粒细胞趋化作用，具有双重抗过敏作用。

【适应证】适用于春季卡他性结膜炎及其他过敏性眼病。一般用药7日显效。

【用法】滴眼，4次／日，每次1～2滴。

【药物护理】用药时忌配戴软性角膜接触镜。

5．依美斯汀［emedastine（埃美汀）］

【药理作用】本品是一种高选择性组胺H$_1$受体拮抗剂，与神经、血管中的组胺H$_1$受体紧密结合，阻止受体与组胺结合，缓解过敏引起的眼痒及红肿。具有良好的穿透能力、高效能与高度亲和能力。

【适应证】适用于过敏性结膜炎。

【用法】滴眼，2～4次／日，每次1～2滴。

【药物护理】最常见不良反应是头痛、流泪等。3岁以下小儿用药安全性尚未确立。

6. 马来酸非尼拉敏/盐酸萘甲唑啉［pheniramine maleate naphazoline hydrochloride（那素达）］

【药理作用】本品所含马来酸非尼拉敏为抗组胺药，可减轻过敏症状；盐酸萘甲唑啉为血管 α_1 受体激动剂，可收缩眼部血管而缓解眼部炎症所致的充血。

【适应证】主要用于缓解因尘埃、感冒、过敏、配戴角膜接触镜、游泳以及眼睛疲劳等多种原因引起的眼痒和结膜充血，眼部变态反应及各种炎症性眼病。

【用法】滴眼，每3～4小时1次。

【药物护理】不良反应偶见瞳孔散大，眼压增高症状，闭角性青光眼患者禁用。单胺氧化酶抑制剂或拟交感神经药物与本品合用可加强前者的药效，可能会出现严重高血压危象。

7. 奥洛他定［olopatadine hydrochloride（帕坦洛）］

【药理作用】奥洛他定是肥大细胞稳定剂及相对选择性组胺H1-受体拮抗剂。活体和体外实验中均能抑制Ⅰ型速发型过敏反应。奥洛他定对α肾上腺素能受体、多巴胺受体、毒蕈碱Ⅰ型和Ⅱ型受体及5-羟色胺受体没有作用。

【适应证】主要用于治疗过敏性结膜炎。

【用法】滴眼，每日2次。

【药物护理】主要不良反应有头痛，视力模糊，烧灼或刺痛感，眼干。开盖4周后应不再使用。

8. 吡嘧司特［pemirolast potassium（研立双）］

【药理作用】研立双滴眼液主要成分吡嘧司特钾，能强效抑制细胞外以 Ca^{2+} 内流和细胞内 Ca^{2+} 的释放，能抑制磷酸二酯酶活性，升高细胞内环腺苷酸水平，同时，也能抑制花生四烯酸的释放和代谢，有效治疗Ⅰ型变态反应疾病。

【**适应证**】主要用于治疗过敏性结膜炎，春季卡他性结膜炎。

【**用法**】滴眼，每日2次（早、晚），每次1滴。

【**药物护理**】不良反应有眼刺激感，眼睑炎，眼部分泌物，结膜充血。开盖4周后应不再使用。滴眼时如眼药粘到眼睑皮肤等处时，应马上擦去。

第十章　眼科手术表面麻醉药的特点与护理

1. 丁卡因（tetracaine）

【药理作用】丁卡因水溶液呈弱酸性，滴眼后与弱碱性的组织液接触形成游离碱影响神经纤维细胞膜，阻断感觉神经的传导而产生表面麻醉作用。丁卡因有良好的表面组织穿透力，麻醉作用迅速，对黏膜上皮损伤少，不收缩血管，不损伤角膜上皮，不影响眼压及瞳孔，且耐热，可经高压消毒。

【适应证】适用于眼科表面麻醉，用于眼部手术时表面麻醉、角膜异物剔除或眼外伤、拆除角结膜缝线、电光性眼炎作止痛用。用药后1~3分钟起效，维持20~40分钟。

【用法】滴眼。

【药物护理】有一定刺激性，易损害角膜上皮，个别有过敏现象。与碱性药物混合可导致药效消失。

2. 丙美卡因Proparacaine（爱尔凯因）

【药理作用】本品为酯类局麻药。其作用强度与丁卡因相似，作用迅速。因毒性较大，不作注射用。

【适应证】适用于眼科表面麻醉，如手术缝合及取异物；结膜及角膜刮片；结膜下注射；前房角膜检查、三面镜检查及其他需要表面麻醉的操作。20秒起效，维持时间约15分钟或更长。

【用法】滴眼。

【药物护理】本品使用时禁止揉擦眼睛。长期使用可能引起角膜损伤，视力减退或伤口愈合延迟。如长期保存应置于2℃~8℃，溶液变色后不应再使用。

第十一章　眼科术中常用药的特点与护理

1. 平衡盐溶液 [balanced salt solution（必施、BSS）]

【药理作用】本品组成成分与理化性质与房水相似，即含有眼组织代谢时所必需的营养成分、等渗、适宜PH值等。维持内眼手术中眼压，冲洗前房皮质，可作为玻璃体代用品及前房灌注液，对角膜内皮及其他眼组织的损伤较小。

【适应证】适用于玻璃体切除术时灌注入玻璃体腔作为置换液体，白内障手术、穿透性角膜移植术终形成前房。

【用法】手术中注入眼内。

【药物护理】不宜作静脉注射，存放阴凉处3～24℃为宜。

2. BSS plus（必施佳）

【药理作用】本品为增效的平衡盐溶液，含有眼组织代谢时所必需的营养成分、等渗、适宜PH值等，同时含有维持视网膜电活动的碳酸氢盐。

【适应证】适用于玻璃体切除术中玻璃体腔灌注液体。

【用法】手术中注入眼内。

【药物护理】偶有角膜混浊。两部分完全溶合才能够使用，开盖后6小时内使用。

3. 透明质酸钠 [sodium hyaluronate（爱维、奇胜、玻璃酸钠、Duovisc）]

【药理作用】本品为大分子多糖聚合体，具有良好的黏弹性，其黏稠度比房水或生理盐水高20万倍，具有润滑、阻隔、渗透、支撑等作用。可保护角膜内皮、形成前房，维持前房恒定深度，可抵抗玻璃体压力和虹膜脱出，并有术中止血效果，可作为玻璃体代用品。

【适应证】适用于白内障手术、人工晶状体植入术、青光眼手术、角膜移植术、视网膜脱离术等。

【用法】手术中注入眼内。

【药物护理】

（1）不良反应观察：眼内注入可引起一过性眼压增高，需予以对症处理。

（2）注意事项：避光，2～8℃冷藏，不能冷冻，忌0℃以下保存。

4. 过氟三丁烷胺〔perfluorotributylamine（重水、全氟萘烷）〕

【药理作用】重水为透明澄清液体，屈光指数接近于玻璃体，比重较大，几乎是水的2倍，注入后有机械压迫作用。表面张力大，与水形成的界面清楚，不与水和硅油混合，不与血液混合，眼内出血时不影响视线，压迫视网膜，有助于止血，不影响手术操作。

【适应证】适用于巨大裂孔性视网膜脱离，晶状体、人工晶状体脱入玻璃体腔的手术处理。

【用法】手术中注入眼内，手术结束时取出。

【药物护理】有原发性青光眼史者禁用。

5. 硅油〔silicone oil〕

【药理作用】硅油为一种惰性物质，透明，屈光指数与玻璃体相似，注入眼内能够清晰地观察眼底和进行光凝治疗。硅油比重小于水，易于促进视网膜平复而不易进入视网膜下。硅油注入玻璃体腔内不被吸收，在眼内的位置、形态、体积可保持较长时间的稳定。

【适应证】适用于复杂性视网膜脱离、巨大裂孔性视网膜脱离、牵拉性视网膜脱离、合并增殖性玻璃体视网膜病变的视网膜脱离。

【用法】手术中注入眼内。

【药物护理】

（1）不良反应观察：眼内注入可引起眼压增高，需密切观察及对症处理。硅油充填术后长期并发症可有白内障、青光眼、硅油乳化、视网膜毒性等。

（2）注意事项：硅油不可吸收、长期填充眼内有一定毒性，病人需定期门诊随访观察变化，并需再次手术取出。

6. 吲哚菁绿（indocyanine green，ICG）

【药理作用】本品为暗绿青色造影剂，可用于脉络膜血管造影。手术中可作为染色剂使用。

【适应证】适用于黄斑部手术中内界膜的染色、白内障手术中前囊膜的染色。

【用法】手术中注入眼内，染色时间不宜过长。

【药物护理】

（1）不良反应观察：高浓度时可能对视网膜有毒性。

（2）注意事项：①用附带的灭菌注射用水稀释，不能用其他溶液。浓度一般不超过0.5%。染色时间不宜过长。②如用于静脉注射应事先做过敏试验，有过敏既往史或有碘过敏既往史的患者（本制剂含碘）禁止使用。③注射ICG后要注意观察有无口麻、气短、胸闷、眼结膜充血、水肿等症状，一旦发生休克反应立即中止ICG试验，迅速采取急救措施，如输液、给升压药、强心剂、副肾皮质激素、吸氧、人工呼吸等。④注意避免光和热，遇光和热易变质。

第十二章　其他类药物的特点与护理

1. 七叶洋地黄双苷［esculin and digitalisglycosides（施图伦）］

【药理作用】 本品所含的洋地黄苷和七叶亭苷为血管活性成分，可改善睫状肌的血液循环，增强睫状肌的调节能力，消除眼疲劳；还可减少毛细血管阻力，改善视网膜脉络膜的微循环，增加视网膜脉络膜的血流量。

【适应证】 适用于眼底黄斑变性、眼疲劳。

【用法】 滴眼，1次/日，每次1滴。

【药物护理】 戴隐形眼镜者滴药前先摘除眼镜，滴后至少15分钟后才能戴回。

2. 硫酸锌（Zinc sulfate）

【药理作用】 本品有收敛、杀菌作用，滴眼后可与眼球表面和坏死组织分泌物中的蛋白结合形成保护膜，并受损毛细血管，减轻局部充血。

【适应证】 适用于眦部睑缘炎、慢性结膜炎及沙眼等。

【用法】 滴眼，3~4次/日，每次1~2滴。

【药物护理】 不良反应：对结膜有一定刺激性，滴眼后有较长时间疼痛。

3. 复方樟柳碱（compound anisodine hydrobromide）

【药理作用】 本品可以加速恢复眼缺血区血管活性物质的正常水平，缓解血管痉挛，维持脉络膜血管的正常紧张度及舒缩功能，增加血流量，改善血流供应，促进缺血组织恢复。

【适应证】适用于缺血性视神经、视网膜、脉络膜病变。

【用法】患侧颞浅动脉旁皮下注射，每次2ml（急重症者可加球旁注射），每日1次。

【药物护理】不良反应：少数患者注射后轻度口干。眼出血急性期禁用，青光眼和心房纤颤者慎用。

4. 荧光素钠（fluorescein sodium）

【药理作用】本品是一种染料药，滴入结膜囊后可弥散在泪液内，对正常角膜上皮不能染色；当上皮缺损时，可通过该处进入细胞间隙而着绿色，从而显示出角膜损伤、溃疡等病变。本品流经小血管时，能在紫外线或蓝色光激发下透过较薄的血管壁和黏膜呈现绿色荧光，从而显示小血管行径和形态等，据此可用于眼底血管造影和循环时间测定。

【适应证】适用于眼科诊断用药，如角膜上皮微小的损伤、角膜瘘管及异物泪道阻塞的检查，滴眼后于裂隙灯显微镜下观察颜色，检查后用生理盐水冲洗；还可作为眼底血管造影剂。

【用法】滴眼或静脉注射。

【药物护理】滴眼剂应注意灭菌并防止污染。注射剂常见不良反应有过敏、恶心、呕吐、眩晕，多在注射后30秒内发生，反应发生率和严重程度与注射剂浓度和注入量有关。静脉注射后皮肤和尿液暂时染色，视物有黄色或粉红色感觉。先天性缺血性心脏病患者、肝功能严重不良及孕妇禁用，有药物过敏者慎用。

附录：眼科测量的正常值

一、解剖生理部分

1. 眼球　前后径24mm，垂直径23mm，水平径23.5mm

眼球内轴长（角膜内面～视网膜内面）22.12mm，容积6.5ml，重量7g

突出度12～14mm，两眼相差不超过2mm

2. 睑裂　平视时高8mm，上睑遮盖角膜1.5～2mm，长26～30mm

内眦间距30～35mm，平均34mm；外眦间距88～92mm，平均90mm

3. 角膜　横径11.5～12mm，垂直径10.5～11mm

厚度：中央部0.5～0.55mm，周边部1mm

曲率半径：前面7.8mm，后面6.8mm

屈光力：前面+48.83D，后面−5.88D，总屈光力+43D

屈光指数：1.337mm

内皮细胞数：2899±410/mm^2

4. 角膜缘　宽1.5～2mm

5. 巩膜　厚度：眼外肌附着处0.3mm，赤道部0.4～0.6mm，视神经周围1.0mm

6. 瞳孔　直径2.5～4mm（双眼差＜0.25mm）

瞳距：男60.9mm，女58.3mm

7. 结膜　结膜囊深度（睑缘至穹隆部深处）上方20mm，下方10mm

穹隆结膜与角膜缘距离上下方均为8～10mm，颞侧14mm，鼻侧7mm

8．泪器

泪小点：直径0.2～0.3mm，距内眦6～6.5mm

泪小管：直径0.5～0.8mm，垂直部1～2mm，水平部8mm，直径可扩张3倍

泪囊：长10mm，宽3mm

鼻泪管：全长18mm，下口位于下鼻甲前端之后16mm

泪囊窝：长17.86mm，宽8.01mm

9．泪液　正常清醒状态下，每分钟分泌0.9～2.2μl，每眼泪液量7～12μl，比重1.008，PH 7.35，屈光指数1.336，渗透压295～309mOms/L，平均305mOms/L

10．眼眶　深40～50mm，容积25～28ml

视神经孔：直径4～6mm，视神经管长4～9mm

11．眼外肌肌腱肌宽度　内直肌10.3mm，外直肌9.2mm，上直肌10.8mm，下直肌9.8mm，上斜肌9.4mm，下斜肌9.4mm

直肌止点距角膜缘　内直肌5.5mm，下直肌6.5mm，外直肌6.9mm，上直肌7.7mm

12．锯齿缘距角膜缘　7～8mm

13．赤道部距角膜缘　14.5mm

14．前房　中央深度2.3～3mm

15．房水　容积0.15～0.3ml，前房0.2ml，后房0.06ml

比重1.006，PH7.5～7.6，屈光指数1.3336～1.336，生成速率（2～3）μl/min

氧分压55mmHg，二氧化碳分压40～60mmHg

16．睫状体　宽度约6～7mm

17．晶状体　直径9mm，厚度4mm，体积0.2ml

曲率半径：前面10mm，后面6mm

屈光指数1.437

屈光力：前面 +7D，后面 +11.66D，总屈光力 +19D，正常情况下相当于20D凸透镜

18．玻璃体　容积4.5ml，屈光指数1.336

19．脉络膜　平均厚度约0.25mm，脉络膜上腔间隙10～35μm

20．视网膜

视盘：直径1.5×1.75mm

黄斑：直径2mm，中心凹位于视盘颞侧缘3mm，视盘中心水平线下0.8mm

视网膜动脉直径比例：动脉：静脉 =2：3

视网膜中央动脉：收缩压60～75mmHg，舒张压36～45mmHg

视神经全长40mm（眼内段1mm，眶内段25～30mm，管内段6～10mm，颅内段10mm）

二、检查部分

1．视功能检查

（1）视野：用直径为3mm的白色视标，检查周边视野

正常：颞侧90°，鼻侧60°，上方55°，下方70°

用蓝、红、绿色视标检查，周边视野依次递减10°左右

全自动中心视野检查

平均缺损值（MD）−2～+2

缺损方差（LD）0～6

矫正缺损方差（CLV）0～4

短期波动（SF）0～2

（2）立体视觉：立体视敏度 <60弧秒

（3）对比敏感度：函数曲线呈倒U型，也称为山型或钟型

2．泪液检查

泪膜破裂时间10～45秒；<10秒为泪膜不稳定

Schirmer试验正常值10~15mm/5min；＜10mm/5min为低分泌，＜5mm/5min为干眼

3. 眼压和青光眼的有关数据

平均值10~21mmHg；病理值＞21mmHg

双眼差异不应大于5mmHg

24小时波动范围不应大于8mmHg

房水流畅系数（C）：正常值0.19~0.65μl/（min·mmHg），病理值≤0.12μl/（min·mmHg）

房水流量（F）：正常值1.84±0.05μl/min，＞4.5μl/min为分泌过高

压畅比（P/C）：正常值≤100，病理值≥120

巩膜硬度（E）：正常值0.0215

C/D比值：正常≤0.3，两眼相差≤0.2，≥0.6为异常值

饮水试验：饮水前后相差：正常值≤5mmHg，病理值≥8mmHg

暗室试验：试验前后眼压相差：正常值≤5mmHg，病理值≥8mmHg

暗室加俯卧试验：试验前后眼压相差：正常值≤5mmHg，病理值≥8mmHg

病理值：试验前后眼压差≥1.064kpa（8mmHg）

4. 眼底荧光血管造影　　臂－脉络膜循环时间平均8.4秒

臂－视网膜循环时间为7~12秒

主要参考文献

1. 瞿佳. 眼视光学理论和方法. 北京：人民卫生出版社，2004.
2. 陈燕燕. 眼耳鼻喉口腔科护理学. 北京：人民卫生出版社，2006.
3. 席淑新. 眼耳鼻喉口腔科护理学. 北京：人民卫生出版社，2006.
4. 吕帆. 接触镜学. 北京：人民卫生出版社，2012.
5. 王勤美. 屈光手术学. 北京：人民卫生出版社，2004.
6. 瞿佳. 眼科学. 北京：高等教育出版社，2009.
7. 吕帆. 斜视弱视和双眼视处理技术. 北京：高等教育出版社，2005.
8. 赵堪兴. 斜视弱视学. 北京：人民卫生出版社，2011.
9. 徐亮. 低视力学. 北京：人民卫生出版社，2015.
10. 褚仁远. 眼病学. 北京：人民卫生出版社，2011.

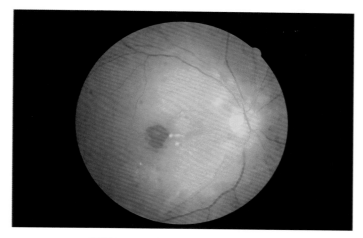

彩图1-2-1 视网膜中央动脉主干阻塞

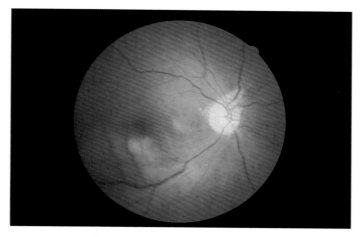

彩图1-2-2 视网膜中央动脉分支阻塞